Täterin - Gewalt- und Sexualstraftaten von Frauen

„Jenseits von richtig und falsch liegt ein Ort. Dort treffen wir uns."
—Muhammad Rumi *Sufi-Mystiker und persischer Dichter*

Sigrun Roßmanith

Täterin - Gewalt- und Sexualstraftaten von Frauen

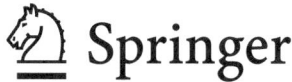

Sigrun Roßmanith
Wien, Österreich

ISBN 978-3-662-62277-3   ISBN 978-3-662-62278-0   (eBook)
https://doi.org/10.1007/978-3-662-62278-0

© Springer-Verlag GmbH Deutschland, ein Teil von Springer Nature 2020
Das Werk einschließlich aller seiner Teile ist urheberrechtlich geschützt. Jede Verwertung, die nicht ausdrücklich vom Urheberrechtsgesetz zugelassen ist, bedarf der vorherigen Zustimmung des Verlags. Das gilt insbesondere für Vervielfältigungen, Bearbeitungen, Übersetzungen, Mikroverfilmungen und die Einspeicherung und Verarbeitung in elektronischen Systemen.
Die Wiedergabe von allgemein beschreibenden Bezeichnungen, Marken, Unternehmensnamen etc. in diesem Werk bedeutet nicht, dass diese frei durch jedermann benutzt werden dürfen. Die Berechtigung zur Benutzung unterliegt, auch ohne gesonderten Hinweis hierzu, den Regeln des Markenrechts. Die Rechte des jeweiligen Zeicheninhabers sind zu beachten.
Der Verlag, die Autoren und die Herausgeber gehen davon aus, dass die Angaben und Informationen in diesem Werk zum Zeitpunkt der Veröffentlichung vollständig und korrekt sind. Weder der Verlag noch die Autoren oder die Herausgeber übernehmen, ausdrücklich oder implizit, Gewähr für den Inhalt des Werkes, etwaige Fehler oder Äußerungen. Der Verlag bleibt im Hinblick auf geografische Zuordnungen und Gebietsbezeichnungen in veröffentlichten Karten und Institutionsadressen neutral.

Fotonachweis Umschlag: © Dima Aslanian/Adobe Stock

Planung/Lektorat: Katrin Lenhart

Springer ist ein Imprint der eingetragenen Gesellschaft Springer-Verlag GmbH, DE und ist ein Teil von Springer Nature.
Die Anschrift der Gesellschaft ist: Heidelberger Platz 3, 14197 Berlin, Germany

Vorwort

Marianne war blass, dünnhäutig, wirkte hart. Mit den zusammengepressten Lippen erschien ihr an sich schönes Gesicht fast welk, es hatte einen resignativen Zug angenommen. Das Leben hat es wohl nicht so gut gemeint mit ihr, dachte ich, als ich Marianne das erste Mal in der grauen Untersuchungszelle des landesgerichtlichen Gefangenhauses in Wien gegenübersaß. Ich hatte das Gefühl, dass es sich um eine zerbrechliche junge Frau handelte, die viel zu früh ihr Kind bekommen hatte, noch dazu von einem gewalttätigen Partner, der Mutter und Tochter schlug und sich außerdem an ihrer 4-Jährigen vergangen haben soll. Auch Marianne wurde angelastet, das kleine Mädchen geschlagen, gegen die Wand geschleudert und selbst sexuelle Handlungen mit vaginaler Fingerpenetration durchgeführt zu haben, zur Strafe.

Das Ganze war aufgeflogen, als die Nachbarin das kleine Mädchen wie am Spieß brüllen hörte und immer wieder dumpfe Schläge gegen die Wand vernahm. Das Kind wies blaue Flecken auf, war verstört, kratzte sich unentwegt im Gesicht und riss sich die Kopfhaare aus. Die Kleine bewegte sich auch komisch, ging etwas breitbeinig, und sie trug immer noch Windeln. Bei der Untersuchung im Spital wurde festgestellt, dass ihre Scheide stark entzündet war und Verletzungen aufwies. Allmählich kam heraus, dass beide Eltern das Kind furchtbar misshandelt und beide schmerzvolle sexuelle Handlungen an der Kleinen verübt hatten. Der Mann war teilgeständig, Marianne verantwortete sich leugnend.

Ich habe selbst drei Kinder, bin seit 40 Jahren Psychiaterin, 23 Jahre davon forensische Psychiaterin, also Gerichtsgutachterin. Mein Schwerpunkt liegt auf den weiblichen Gewalt- und Sexualstraftäterinnen. Zusätzlich betreue ich Patienten der Wiener Unfallspitäler und führe meine Privatpraxis für Psychiatrie, psychotherapeutische Medizin und Neurologie, beides seit 33 Jahren.

Der Fall Marianne liegt 8 Jahre zurück. Er war einer von Tausenden Untersuchungen, die ich geführt habe.

Bei Mariannes Untersuchung bekam ich den Eindruck, als wäre ihr beschuldigter Partner der eigentliche Gewalttäter, und sie habe, in abhängiger Beziehung zu ihm, seine grausamen Gewaltaktionen einfach mitgemacht. Die Untersuchung dauerte mehrere Stunden, die Stimmung schwankte zwischen fad und trostlos, eine mühsame Arbeit. Sie hielt sich stets vage, gab so gut wie nichts zu, zeigte kein Interesse, an der Aufklärung mitzuwirken, schien desinteressiert und demotiviert. Psychiatrisch war eine Persönlichkeitsstörung festzustellen, Hinweise auf Zurechnungsunfähigkeit gab es nicht.

Erst zu Hause, als ich die Untersuchungsergebnisse studierte, fiel mir auf, dass ich völlig vergessen hatte, sie nach den angelasteten Sexualdelikten zu fragen, was mich nicht nur erstaunte, sondern mehr erschreckte: Ich hatte ihre eigene Verleugnung und die Verdrängung der sexuellen Gewalthandlungen an der kleinen Tochter übernommen. Das Tabu, das über Gewalt- und Sexualdelikten von Frauen herrscht, war offenbar auch in mir wirksam geworden. Damit war mir klar, dass es weder vor Gutachtern noch vor der Justiz Halt macht. Was auch bedeutet, dass weder Prävention noch Therapie für die Täterinnen adäquat gelingen können. Selbst wenn eine Verurteilung erfolgte, wobei diese Delikte für gewöhnlich gar nicht zur Sprache kommen. Es war diese Erfahrung, die meine Neugierde weckte, aus der letztlich dieses Buch entstand.

Es ist das Interesse und die Neugierde, das Staunen, wozu Menschen fähig sind, die mich dazu veranlassen, mich mit dem Thema zu befassen. Ich möchte wissen, wie es zu plötzlichen Selbstmordhandlungen, unverständlichen Verstümmelungen, schweren Gewalthandlungen gegenüber den Liebsten und Tötungen von Fremden kommt. Welche Motive eine Mutter hat, die Gewalt oder sexuelle Handlungen an ihren Kindern ausübt. Es fasziniert, dass die wenigsten etwas über die Sexualstraftaten von Frauen wissen wollen, und dass die Taten von Frauen und Männern so unterschiedlich bewertet werden.

Deshalb begab ich mich auf Recherche, stellte fest, dass es im Vergleich zu männlichen Delinquenten wenig wissenschaftliche Literatur zur weiblichen Gewalt und noch weniger zur weiblichen Sexualdelinquenz gab. Immer wieder las ich Diskussionen darüber, dass Frauen nicht aus sich heraus gewalttätig würden, sondern durch die männliche Ordnung dazu funktionalisiert werden. Nicht zuletzt hatte selbst ich diese Verleugnung der jungen Täterin in mir wahrgenommen.

Das unausrottbare Gute-Mutter-Tabu verstellt den Blick auf weibliche Gewalt und erst recht auf weibliche Sexualdelinquenz. Frauen als Täterinnen von Gewalt- und Sexualdelikten existieren in den öffentlichen Zahlen des Hellfeldes kaum. Dunkelfeldstudien liegen gar keine vor. Als Gegengewicht dazu zeigen die Opferbefragungen ein völlig anderes Bild, als die Kriminal- und Verurteilungsstatistiken ausweisen. In Zeiten der #MeToo-Bewegung, wo übergriffige Machtmänner zu Fall gebracht werden, ist es auch an der Zeit, dass Frauen in den eigenen Reihen Nachschau halten. Nicht um das weibliche Geschlecht zu diskriminieren, zu verraten oder schlecht zu machen. Es geht nicht darum, die Täterinnen an den Pranger zu stellen, wie das oft vorgeworfen wird, es braucht vielmehr den vorurteilsfreien Einblick in das Thema. Nur wer die Würde achtet, hat den Blick frei für das Ganze. Die Tabus gehören entstaubt, neu aufgearbeitet.

Ich möchte genau über die Themen sprechen, die im Dunklen liegen, über die viele nichts wissen und schon gar nicht darüber reden wollen. Die dunkle Seite der weiblichen Seele. Ich spreche darüber, wertfrei, ohne zu richten oder zu beschönigen. Es gehört einfach dazu. Zum Leben. Zum Ganzen.

Durch meine Arbeit konnte ich Einblicke in diese Bereiche bekommen. Das verdanke ich allen Menschen, denen ich begegnet bin. Freiwillige, die mich im Leid aufgesucht haben, ebenso wie alle, denen ich durch gerichtlichen Auftrag als Gutachterin vorgesetzt wurde. Sie gaben mir wertvolle Lebenseinsichten. Geschichten, die kein Krimi oder Theaterstück besser schreiben können.

Das Buch beinhaltet einige dieser Geschichten. Ich möchte sie Ihnen erzählen, Sie mitnehmen auf einen Weg, auf dem ich Ihnen etwas zeige, was im Verborgenen liegt. Ich lade Sie herzlich ein, mich auf diesem Weg ins Tabu zu begleiten. Es gehört ein bisschen Mut dazu, aber ich verspreche Ihnen, es wird eine spannende Reise.

Anmerkung: In dem vorliegenden Buch wird aus Gründen der besseren Lesbarkeit und Übersichtlichkeit auf gegenderte Formulierungen verzichtet. Selbstverständlich sind immer alle Geschlechter gemeint.

Auch sind alle personenbezogenen Daten in den Fallbeispielen so verändert, dass eine Identifizierung nicht möglich ist.

Wien, im August 2020   Sigrun Roßmanith

Inhaltsverzeichnis

1	**Einleitung**	1
1.1	Frauen als Gewalttäterinnen	1
1.2	Männer haben keine Opferrolle	8
1.3	Täterinnen im Überblick	13
	Literatur	16
2	**Geschichte**	19
2.1	Frauenbilder in der Mythologie und der Religion	19
2.2	Die dunkle Seite der Frau in der Kunst	27
2.3	Geschichte der Straftäterinnen	31
2.4	Theorien zur Frauenkriminalität	37
2.5	Exkurs: Der freie Wille? Erkenntnisse aus der Neurowissenschaft	42
	Literatur	49
3	**Auslöser und Motive für eine Tat**	53
3.1	Psychische Störungen	57
	3.1.1 Persönlichkeitsstörungen	58
	3.1.2 Organisch bedingte Störungen	72
	3.1.3 Schizophrenie und primär psychotische Störungen	76
	3.1.4 Affektive Störungen	84
	3.1.5 Stressassoziierte Störungen	90
	3.1.6 Dissoziative Störungen	93
	3.1.7 Abhängigkeitserkrankungen	94

　　　　3.1.8　Impulskontrollstörungen 103
　　　　3.1.9　Störungen der Sexualpräferenz 105
　　　　3.1.10　Intelligenzminderungen 117
　　3.2　Motive für eine Tat. 120
　　　　3.2.1　Mächtige Gefühle. 120
　　　　3.2.2　Affekt- und Impulstaten 126
　　　　3.2.3　Barmherzigkeitstötungen 131
　　　　3.2.4　Vorgetäuschte Handlungen 133
　　　　3.2.5　Motivlose Delikte. 140
　　Zitierte und weiterführende Literatur 144

4　Täterinnenprofile. 149
　　4.1　Mütter, die töten 150
　　4.2　Täterinnen, die ihre Angehörigen töten 157
　　　　4.2.1　Geschwistertötung 158
　　　　4.2.2　Elterntötung. 162
　　4.3　Sexualstraftäterinnen 170
　　　　4.3.1　Missbrauchstäterinnen 174
　　　　4.3.2　Sexueller Missbrauch in Institutionen 177
　　　　4.3.3　Vergewaltigerinnen. 183
　　　　4.3.4　Lockvögel und Mittäterinnen. 192
　　　　4.3.5　Pornografie und Prostitution 194
　　4.4　Beziehungstäterinnen. 197
　　　　4.4.1　Beziehungsfantasien und -modelle 202
　　　　4.4.2　Homosexuelle Beziehungstäterinnen 207
　　　　4.4.3　Stalkerinnen. 212
　　4.5　Gewalttätige Mädchen(gangs) 218
　　4.6　Amokläuferinnen 223
　　4.7　Räuberinnen und Raubmörderinnen 226
　　4.8　Auftragstäterinnen 229
　　4.9　Terroristinnen und Selbstmordattentäterinnen. 231
　　4.10　Serienmörderinnen. 235
　　Zitierte und weiterführende Literatur 239

5　Strafvollzug und Prävention 245
　　Literatur 255

Über die Autorin

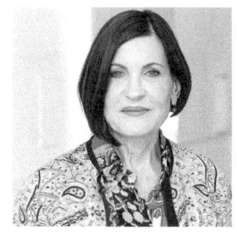

Dr. med. Sigrun Roßmanith
In meiner Jugend saß ich jeden Sonntagabend vor unserem kleinen Transistorradio. Ich wartete gespannt auf das Hörspiel „Wer ist der Täter". Die Kennmelodie ist mir heute noch im Ohr. Damals wurden ausschließlich Männer als Täter präsentiert, zumindest in meiner Erinnerung.

Die Leidenschaft für Kriminalhörspiele führte später zu meiner Ausbildung als forensische Psychiaterin. Davor war ich schon lange als klinische Psychiaterin und Psychotherapeutin tätig. Meinen Entschluss zur forensischen Ausbildung stärkte die zeitgleiche Erfahrung, als ich eine Mutter, die ihre beiden Kinder tötete und ungewollt überlebte, mehrere Monate hindurch in einem Unfallspital betreute. Ihre Geschichte war so, als ob ich meinem eigenen Albtraum unmittelbar ins Gesicht schaute. Als ich ihr vermittelte, was sie angerichtet hatte – sie hatte keine Erinnerung daran –, sprach sie tonlos: „Das kann nicht sein, ich kann mir doch nicht das Liebste genommen haben." Sie nahm sich Monate nach der Kindstötung selbst das Leben. Davor wurde sie psychiatrisch begutachtet und als schuldfähig erachtet. Ich fand die Expertisen damals nicht schlüssig. Heute denke ich anders darüber.

Der Weg zur Gutachterin war steinig, schwieriger als anfangs gedacht. Das Handwerkszeug der Strafgerichtsgutachterei will von Grund auf gelernt sein. Selbst als erfahrene klinische Psychiaterin musste ich vieles neu lernen.

In meiner Begutachtungspraxis bin ich mit Frauen als Täterinnen und häufiger noch als Opfer befasst. So bildet es auch die Verurteilungs- und Kriminalstatistik ab. Die Gewalt- und Sexualtäterin existiert scheinbar nicht. Mit dem vorliegenden Buch möchte ich Licht in das Dunkel eines gesellschaftlichen Stereotyps bringen.

Heute höre ich keine Kriminalhörspiele mehr. Die besten Geschichten schreibt das Leben selbst.

1

Einleitung

1.1 Frauen als Gewalttäterinnen

Ich las die gelbe Schrift auf dem Buchcover *Mehr als das Herz gebrochen*.

Ich musste an Roberta denken, eine zum Tatzeitpunkt 35-jährige Frau, die ihren Mann im Schlaf tötete. Nachdem sie leidenschaftlichen Sex miteinander hatten. Ich führte ihre Begutachtung im Gefangenenhaus durch, als sie genau diesen Satz sagte: „Mir wurde mehr als das Herz gebrochen." Damit wollte sie ihre Stimmung, die zum Delikt geführt hatte, verständlich machen. Keine Kränkung, keine seelische Verletzung rechtfertigen das Töten eines Menschen. Aber dieser Satz blieb hängen. Jetzt las ich ihn wieder als Buchtitel.

Es waren die beiden Worte „mehr als", die mich berührten, weil sie die tiefe seelische Verletzung der Beschuldigten ausdrückten. Ich fragte mich sofort selbst, ob mir schon einmal jemand „mehr als das Herz gebrochen" hat. Ja, ich kannte das. Es ist wesentlich, als Gutachterin nicht nur fachlich kompetent, sondern auch intuitiv und gefühlvoll wahrzunehmen. In der Beurteilung der Schuldfähigkeit ist zwar stets Affektneutralität geboten, dennoch mache ich mir Notizen, wenn Beschuldigte Gefühle in mir auslösen. Die Professionalität war bei Robertas Begutachtung gegeben. Aber ich schrieb mir den Satz auf. Als Zusatzinformation.

Ich hatte mir vor meiner Untersuchung den Gerichtsakt durchgelesen. Die Beamten, die Roberta festgenommen hatten, beschrieben sie als Furie. Schreiend, beschimpfend, unwillig, uneinsichtig. Obwohl sie mit der Festnahme gerechnet haben musste. Sie wollte am Tatort bleiben, im Schlafzimmer des Ehepaars. Angrenzend an die Wohnung lag die Schlosserei, das Familienunternehmen des Mannes, das sie gemeinsam geführt hatten. Als die Beamten das Zimmer betraten, wirkte Roberta verwahrlost, ungepflegt, war aggressiv und wollte unbedingt noch in der Schlosserei alles in Ordnung bringen, bevor sie abgeführt wurde. Es brauchte erhebliche Körperkraft, um sie mitzunehmen. Nun saß mir eine ernste Frau gegenüber. Ganz anders, als beschrieben. Eine Diskrepanz, die ich oft erlebe. Ein Mensch hat zwei Seiten.

Die Anzeige gegen die Frau war am Montagmorgen hereingekommen, als die Arbeiter der Schlosserei vor verschlossener Tür standen. Sie vermissten Roberta und ihren Mann, Fragen kamen auf. Die Tat war bereits Freitagnacht erfolgt.

Nach Feierabend hatte Roberta die Schlosserei abgeschlossen und war in ihre Wohnung nebenan gegangen. Ferdinand, ihr Mann, war wieder einmal „kurz weg", um noch Besorgungen zu machen, wie er ihr per SMS schrieb. Spätabends kam er heim. Sie stellte ihn zur Rede. Er war alkoholisiert, genervt, hatte bloß Ausreden. Sie glaubte ihm kein Wort. Die Stimmung wechselte, sie solle ihm keine Vorwürfe machen, die nicht stimmten, er liebe sie doch so sehr. Er schwor es. Sie glaubte ihm. Wieder einmal. Sie hatten leidenschaftlichen Sex miteinander. Sie nahm es nicht gleich wahr, so glücklich war sie, in seinen Armen zu liegen und die Welt um sich herum zu vergessen. Dann stieg es ihr in die Nase, das Parfum an seinem Hals und in seinem Haar. Es war nicht ihres. Ein herber Duft. Keine ganz junge Frau dachte sie. Fragte sich, zu wem der Geruch wohl gehören könnte, kurz glaubte sie, ihn zu kennen, verwarf den Gedanken aber wieder.

Ferdinand war ein attraktiver, charmanter Mann, gern auf Festen unterwegs, 2 Jahre älter als Roberta. Er wusste, wie man mit Frauen umging. Beim Feiern trank er etwas zu viel. Ihre Mutter hatte sie vor der Hochzeit mit ihm gewarnt. Er würde ihr nie allein gehören, hatte sie gesagt. Roberta fand es altmodisch, einen solchen Besitzanspruch an sich und ihren Partner zu stellen. Er sagte ihr, er hätte noch nie eine so ungewöhnlich schöne Frau wie sie getroffen. Das schmeichelte ihr. Sie wollte nur ihn und beweisen, dass alle anderen falsch lagen. Das war 10 Jahre vor der Tat. Sie waren unsterblich ineinander verliebt, begehrten einander ständig. Die Sexualität blieb spannend und erfüllend, auch über die Jahre der Ehe hinweg. Diskussionen und Streits wurden in den Armen des anderen gelöst, Spannungen im lustvollen Miteinander kanalisiert. Eine Kunst, die nur wenige Paare beherrschen.

Nach der Geburt des ersten Kindes vermutete Roberta erstmals, dass Ferdinand fremdging. Es kränkte sie, aber es sollte ihr Glück nicht zerstören. Gerüchten schenkte sie kein Gehör. An sich lief die Ehe gut, bis ihr jemand erzählte, ihr Mann hätte ein Verhältnis mit einer Kundin, einer Geschäftsfrau. Sie hörte von weiteren Frauen. Neben der Kränkung hatte sie Angst, ihr Gesicht zu verlieren, vor ihrer Mutter und allen anderen, die sie gewarnt hatten.

Dazu kam der Verrat. Er stritt immer alles ab, belog sie. Nur ein einziges Mal gestand er ihr eine Affäre, schwor, es wäre ein Ausrutscher gewesen, der nie wieder vorkommen würde. Das war 2 Jahre vor der Tat. Danach hatte sie nicht mehr gefragt. Bis ihr das fremde Parfüm in die Nase stieg.

Nach dem Liebesakt stellte sie ihn zur Rede. Woher der weibliche Duft an seinem Hals käme. Er tat ihre Fragen ab, fühlte sich belästigt, schlief einfach ein. Sie sprang wie von Sinnen auf ihn los. Landete mit ihren Knien auf seinem Hals. Blieb, drückte ihm die Halsgefäße ab, nahm ihm die Luft, brach ihm die Rippen. Dabei schrie sie sich alles aus der Seele. Als sie fertig war, war er tot.

Bei der Hauptverhandlung gab es ein Geschworenengericht. In Österreich entscheiden bei Strafrahmen von 5 Jahren bis lebenslang 8 Vertreter des Volkes über Schuld oder Unschuld. Gemeinsam mit den Berufsrichtern wird das Strafausmaß bestimmt. Ein Prozess lebt von der Stimmung, der Einstellung und Lebensprägung jedes einzelnen Richters, Geschworenen, Staatsanwalts, Verteidigers und Sachverständigen. Dazu kommt der Eindruck, den die Angeklagten hinterlassen. Es ist ein spannendes gruppendynamisches Geschehen, der Verlauf oft nicht vorhersehbar.

Roberta wirkte im Gerichtssaal gebrochen, blass, schweigsam, müde. Die Untersuchungshaft hatte sie geprägt. Sie bekam Medikamente, galt als suizidgefährdet. Den Tatvorgang erzählte sie ähnlich wie mir bei der Untersuchung. Die Stimmung im Saal war belastend. Zeugen wurden vernommen. Sie beschrieben die Ehe als gut. Als letztes wurde eine langjährige Freundin, Rosi, in den Zeugenstand gerufen. Sie war etwa so alt wie Roberta, wirkte vital, charmant, lustig. Sie brach sofort in Tränen aus, als ihr die ersten Fragen gestellt wurden. Sie entschuldigte sich, sah Roberta an und sagte fast tonlos: „Ich weiß, dass ich mitschuldig bin."

Auch sie hatte mit Ferdi, wie sie das Opfer nannte, ein Verhältnis gehabt, sie hätte ihm nicht widerstehen können. An dem Tag, als er starb, hätten sie sich getroffen. Vermutlich war sie seine letzte Geliebte gewesen. Alle waren sprachlos. Auch ich. Und überlegte, ob es die Wahrheit oder eine Empfehlung ihres Anwalts war. Die Aussage wirkte echt. War es wahrscheinlich ihr Parfum gewesen, das Roberta an Ferdinands Hals gerochen hatte, ging es mir durch den Kopf. Roberta fiel aus allen Wolken, verbarg ihr Gesicht, begann laut zu schluchzen. Nun weinten beide, Angeklagte und Zeugin.

Ich war verblüfft über die Wende, fragte mich, ob das Auswirkungen auf das Urteil haben würde. Intuitiv zählte ich die Frauen unter den Geschworenen, die sich mit Roberta identifizieren könnten. Es waren 6 Frauen und 2 Männer. Die Chancen standen gut. Ich fühlte mich wie in einem spannenden Krimi. Deswegen liebe ich Gerichtsverhandlungen. Sie sind meistens so lebensnah und fesselnd, dass ich mich der Stimmung nicht entziehen kann. Seit ich Gerichtsgutachterin bin, gehe ich nicht mehr ins Theater, schaue mir keine Krimis mehr an. Was ist die Fantasie gegen eine Lebensgeschichte?

Das Urteil stand erst nach Stunden fest, es herrschte Totenstille bei der Verkündung. Roberta wurde nicht wegen Mordes verurteilt, sondern wegen Körperverletzung mit tödlichem Ausgang. Die Geschworenen hatten einstimmig entschieden, dass sie nicht beabsichtigt hatte, den Ehemann zu töten, schenkten der tiefen Kränkung, die ihr „mehr als das Herz brach", Glauben. Wohl nicht zuletzt wegen des Geständnisses von Rosi. Damit entging Roberta einer lebenslangen Haftstrafe und erhielt nur 6 Jahre Freiheitsentzug. Ein erstaunliches Urteil. Ich überlegte, ob Robertas und Rosis Aussagen wirklich stimmten. Aber das wussten nur sie selbst.

Es gibt in Gerichtsprozessen häufig Überraschungen, manchmal zu Gunsten, manchmal zu Ungunsten der Angeklagten. Bei Gericht wird Wahrheit gesucht und ein Urteil gesprochen. Nicht immer stimmt das eine mit dem anderen überein.

Sie werden von der Öffentlichkeit und den Behörden kaum thematisiert, Gewalttäterinnen und Sexualstraftäterinnen. In den Statistiken gelten sie als zu vernachlässigender Wert. Ihre Taten sind Tabuthemen in der Gesellschaft. Das ist aber kein Grund, die Thematik außer Acht zu lassen.

Im Gegenzug wird die Frau sehr oft als Opfer von Gewalt und sexuellen Übergriffen zum Thema gemacht. Es stimmt, dass sie viel häufiger Opfer als Täterin ist. Deshalb leben Frauen auch in einer einzementierten Opferrolle. Geschichtlich betrachtet, ist das nachvollziehbar. Frauen unterlagen jahrhundertelang dem patriarchalen System. Sie hatten kaum Rechte, dafür unterlagen sie umso mehr Geboten. Größtenteils hat sich das geändert, zumindest in unserer westlichen Welt. Frauen brechen aus dem veralteten System aus, werden selbstständiger, sind nicht mehr angewiesen auf ihren männlichen Vormund. Es gibt immer mehr Anlaufstellen, die in Notsituationen unterstützen. Frauen sind mutiger geworden, wehren sich gegen die Übergriffe der Männer. Auch das Verständnis, dass Frauen eine zentrale Rolle für die Existenz der Menschheit spielen, entfacht sich langsam aber kontinuierlich. Möchte man Neues erschaffen, hilft die Fähigkeit, gebären zu können. Das macht das weibliche Geschlecht widerstandsfähiger und zäher. Frauen sind härter im Nehmen, auch wenn man sie gern als die Schwächeren darstellt. Dieses Vorurteil schwindet. Davon fühlt sich wiederum die patriarchale Welt bedroht. Frauen werden in Beziehungen getötet, wenn sie unabhängig werden, sich loslösen, auf eigenen Füßen stehen können. Nicht zufällig gab es zuletzt in Österreich 40 Frauenmorde in einem Jahr – begangen von männlichen Tätern, zumeist vom Partner. Es ist die Angst, die Machtposition zu verlieren.

Das vorliegende Buch soll aber nicht die Leiden der Frauen als Opfer beleuchten, sondern die Leiden, die Frauen als Täterinnen anderen zufügen. Es soll Licht ins Dunkel jener Themen bringen, die wenig beachtet werden. Ignoranz lässt die Tatsache nicht verschwinden, sie macht es nur schwieriger, damit umzugehen.

Selten werden Frauen handgreiflich. Ihre Domäne liegt in der psychischen Gewalt, zumindest nach den Hellfeldstatistiken. Noch seltener wenden Frauen schwere Gewalt an und töten. Wenn, dann ist die Tat aber nicht weniger brutal als bei Männern. Frauen sind Beziehungs- und Konflikttäterinnen, meistens kennen sie ihre Opfer. Noch viel seltener verüben sie sexuelle Gewalt. Davon will niemand etwas hören, niemand will das Tabu antasten. Die Frau ist als gute, liebende Mutter verankert, und so soll es auch bleiben. Wir wollen nicht wissen, dass die Ehefrau ihren Gatten erschlägt, ihn schwer verletzt oder sogar tötet. Wir wollen nicht wissen, welche sexuellen Handlungen die eigene Mutter vollzieht, die Vorstellung der Zeugung an sich ist schon zu viel. Und am allerwenigsten wollen wir wissen, dass eine Mutter ihr Kind sexuell missbraucht oder sexuelle Handlungen an anderen vornimmt. Es wird verdrängt, dass Frauen neben ihrer hellen Seite auch eine dunkle haben. So wie alle Menschen.

Männer wiederum haben keinen Opferstatus. Sie gehen weit öfter und brutaler gegen Frauen vor als umgekehrt. Allerdings rechtfertigt das nicht, dass weibliche Gewalt im öffentlichen Diskurs ausgeklammert wird und sich das Stereotyp, Frauen seien Opfer und Männer Täter, nicht hinterfragen lässt. Zweifel daran oder neue Blickwinkel werden sofort als polemisch und frauenverachtend abgetan, als wolle man die männliche Aggression rechtfertigen. Weibliche Straftaten würden aus dem Zusammenhang gerissen, die Frau habe sich nur gewehrt.

Dieses Buch soll den Blickwinkel erweitern. Es richtet sich in einer den Menschen wertschätzenden Art nicht gegen Frauen, sondern soll eine ganzheitliche Perspektive aufzeigen. Unabhängig vom Geschlecht missachtet der Täter oder die Täterin das Grundrecht des einzelnen in einer Sozietät. Ein Abtun der Straftat fällt auf das Opfer zurück. Gerade Männer, die schwerer Gewalt und Misshandlung durch ihre Partnerin ausgesetzt sind, wurden lange nicht ernst genommen. Sie könnten sich doch selbst wehren. Zufluchtsorte gibt es so gut wie keine, Beratungs- und Behandlungsstellen für Männer noch nicht so lange.

Grundsätzlich kann man zwischen Gewalttäterinnen und Sexualstraftäterinnen unterscheiden. Die Statistik spricht von einem Frauenanteil an der Gewaltkriminalität im deutschsprachigen Raum von etwa 12–15 %. Sexualstraftäterinnen sind eine Rarität mit 2 % bis maximal 6 % weltweit. Eine

Unterteilung kann zusätzlich durch die Art, wie Frauen Gewalt per se ausüben, vorgenommen werden. Daraus ergibt sich eine bunte Palette, die das Buch thematisiert.

Um einen ersten Eindruck zu geben: Es gibt Mütter, die ihre Kinder töten, oder Pflegerinnen, die ihre Patienten misshandeln. Eifersüchtige Frauen, die sich von ihrem Mann betrogen sehen, gehen anders vor als Schizophrene, die sich durch ihre Mitmenschen bedroht fühlen. Eine Raubmörderin hat ein anderes Motiv für ihre Tat als eine Terroristin. Aber dazu mehr in den kommenden Kapiteln.

Bevor man sich weiter mit dem Thema der weiblichen Straftaten befassen kann, sollte Klarheit darüber geschaffen werden, wie Statistiken und Täterzahlen überhaupt entstehen. Denn je nach Quelle, Erhebung und Auslegung erscheint weibliche Gewalt in unterschiedlichem Licht. Der Öffentlichkeit bekannte Daten stammen aus dem Hellfeld, erhoben aus Kriminal- und Gerichtsstatistik. Opferbefragungen und Dunkelfeldstudien ergeben andere Zahlen.

Zum Verständnis: Der Nachbar einer jungen Frau erhebt Anzeige bei der Polizei mit Verdacht auf Kindesmisshandlung. Diesen ersten Schritt der Anzeige braucht es, um überhaupt von den Behörden wahrgenommen zu werden. Gerade Sexualstraftaten von Frauen kommen kaum zur Anzeige und bleiben damit im Dunkelfeld. Gelten der Nachbar und die Anschuldigung als glaubhaft, kommt es zur polizeilichen Ermittlung. Die junge Frau erscheint erstmals in der Hellfeldkriminalität als Tatverdächtige auf. Je nach Delikt, kann es passieren, dass manche strafbaren Handlungen aber gar nicht zum Vorschein kommen, weil bei den Ermittlungen zu viele Widersprüche auftauchen oder Zeugen und Beweise fehlen. Das Verfahren wird eingestellt, die Straftaten bleiben unentdeckt, im Dunkelfeld. Findet die Polizei ernstzunehmende Beweise für die Misshandlung, wird die Anzeige an die Staatsanwaltschaft weitergereicht. Sie muss feststellen, ob die Beweislage ausreicht, um Anklage zu erheben. Gibt es Verdacht auf eine psychische Störung, auf Suchtmittelgebrauch oder liegt eine psychiatrische Vorgeschichte vor, braucht es ein psychiatrisches Gutachten. Hier komme ich ins Spiel, als Gutachterin prüfe ich, ob Zurechnungsunfähigkeit vorliegt. Beträgt der Strafrahmen mehr als ein Jahr, braucht es auch die psychiatrische Expertise, ob eine geistige oder seelische Abartigkeit von höherem Grad vorliegt, und wie hoch die Gefährlichkeit einzustufen ist. Kommt es zur Verhandlung, kann die Angeklagte immer noch freigesprochen werden, womit sie in den Zahlen der Kriminalität nicht erfasst wird. Kommt es zu einer Verurteilung, scheint sie in der Gerichtsstatistik auf.

Kriminalstatistiken allein geben also keine verwertbare Auskunft über Frauen, die zu Täterinnen werden. Die häufigsten Delikte, durch die Frauen in der Statistik erfasst werden, sind unter anderem Betrug, Verleumdung und Geheimprostitution. Das widerspricht allerdings der Realität. Eine deutsche Studie (Döge 2011) zeigt bspw. auf, dass 25 % der Frauen Gewalt gegen ihren Partner, 20 % gegen ihre Kinder und fast 20 % gegen ihre Eltern anwenden. An der häuslichen Gewalt sind Frauen also vergleichsweise häufig beteiligt. Gleiches gilt bei Misshandlungen und Tötungen von Kindern. Je jünger das Kind, desto höher ist der weibliche Anteil unter den Tätern. Nur jede vierte Tat einer Täterin richtet sich gegen Fremde.

Das herrschende Bild, Frauen seien nur Mittäterinnen oder wehrten männliche Angriffe ab, ist also falsch. Frauen üben aus sich heraus Gewalt aus, manchmal auch als erste. Und das nicht aus dem Muss heraus, sich zu verteidigen. Vielmehr definieren sich Frauen in solchen Fällen durch physische Stärke – mit erheblichem Verletzungspotenzial für das Opfer –. Das Herunterspielen der weiblichen Gewalt kann zu erheblichem Schaden führen, denn die Schwere einer Tat darf nicht allein an der Handlung gemessen werden. Je heftiger die Übergriffe sind, desto schwerer wiegen die Folgen. Verletzungen heilen, während psychische und psychosoziale Probleme ein Leben lang erhalten bleiben können. Ausschlaggebend ist auch, wie bedrohlich und angsteinflößend die Gewalt wahrgenommen, und ob sie über einen kurzen oder langen Zeitraum ausgeübt wurde. Besonders einprägsam ist Gewalt, wenn ihr ein Kind innerhalb der Familie ausgesetzt ist und nicht ausweichen kann. Naturgemäß spielt auch die Altersasymmetrie von Täter und Opfer eine Rolle, beispielsweise wenn ein Kleinkind einem Erwachsenen wehrlos ausgeliefert ist.

Noch geringere Aufmerksamkeit als Gewalttäterinnen wird Sexualstraftäterinnen beigemessen. Die großen Missbrauchsskandale der Kirche sind ein gutes Beispiel. Auch in anderen Institutionen hat man Täterinnen gnädig ausgelassen. Sie blieben im Schatten und zum Großteil unentdeckt. Manchmal werden Frauen wegen ihrer Gewalttaten verurteilt, nicht jedoch wegen ihrer Sexualdelikte. Es wird gemutmaßt, dass die selektive Wahrnehmung in der Sozietät auch nicht vor der Justiz haltmacht: Frauen tun das nicht, und wenn wurden sie funktionalisiert, oder sie haben Männer einfach nur nicht von Gewalt- und sexuellen Handlungen an Opfern abgehalten. Das stimmt nur teilweise. In seltenen Fällen kommt es dazu, dass Frauen selbst mitmachen und sexuelle Erregungen an den grausamen Spielen zeigen.

Eines der erstaunlichsten Ergebnisse aus empirischen Untersuchungen ist, dass Frauen als Vergewaltigerinnen vornehmlich nicht aus sexuellen Motiven handeln, sondern die Sexualität vielmehr als Werkzeug für Strafe, Rache und

Gewaltanwendung einsetzen. Das bestätigen die Ergebnisse meiner eigenen Studie (Roßmanith 2019) wie auch der empirischen Analyse von verurteilten Sexualstraftäterinnen in Deutschland (Hunger 2019). Darauf werde ich in den kommenden Kapiteln (Abschn. 3.2 und 4.3) noch weiter eingehen.

1.2 Männer haben keine Opferrolle

Voilà, darf ich vorstellen: Pierre. Er schiebt einen Kinderwagen, barbusige Joggerinnen rennen an ihm vorbei. Er steht mit seinem Fahrrad an der Ampel und wird von Autofahrerinnen übel angemacht. Er kommt an einer Gruppe Frauen vorbei, eine pinkelt auf die Straße, die anderen pfeifen ihm nach, kreisen ihn ein, setzen ihm ein Messer an den Hals und fallen über ihn her.

Auf dem Polizeirevier sagt er aus, dass ihm die Frauen die Hosen runtergezogen und in die Hoden gezwickt hätten, er habe sich gewehrt, bis eine seinen Penis in den Mund nahm und zubiss. Es ist eine Polizistin, die das Protokoll aufnimmt und nicht sehr beeindruckt von seinen Schilderungen meint, er müsse doch nicht so übertreiben.

Pierre wird von seiner Ehefrau von der Polizeiwache abgeholt. Er musste ein paar Stunden auf sie warten, sie hatte noch ein wichtiges Meeting. Kurz vor dem Auto bricht es aus ihm heraus: Er ertrage diese feministische Gesellschaft nicht mehr. Seine Frau deutet auf sein Outfit, kurzärmliges Hemd, Flipflops und Bermudas, und sagt: „Wenn du so herumläufst, darfst du dich nicht beklagen."

Die Szenen in einem französischen Städtchen sind nicht wirklich passiert. Sie stammen aus dem Kurzfilm „Majorité opprimée" und zeigen eine verkehrte Welt. Regisseurin und Schauspielerin Eléonore Pourriat wollte damit auf die sexistischen Übergriffe von Machos auf Frauen aufmerksam zu machen. Der 10-Minuten-Film, den sie 2010 auf YouTube stellte, erzielte mehr als 5 Mio. Klicks. Bemerkenswert ist, dass keine Diskussion darüber aufflammte, dass so etwas tatsächlich vorkommt.

In unserer Gesellschaft haben Männer keinen Opferstatus. Sie sind es auch nicht gewohnt, als Opfer wahrgenommen zu werden. Das männliche Rollenverständnis verträgt sich nicht mit Ohnmacht und dem Erleiden von Gewalt. Der Mythos des stärkeren Geschlechts ist omnipräsent. Es ist Teil seiner Natur, mit Gewalt umgehen zu können, wer Schwäche zeigt oder gar weint, ist abgeschrieben. Als Junge gehört Raufen und Rangeln zum Leben, in der Pubertät zeigt man beim Armdrücken, wer der Stärkere ist. Gibt es eine Diskussion, kommen v. a. in bildungsschwächeren Kreisen rascher die Fäuste zum Einsatz als Worte.

Das hat zur Folge, dass körperliche Gewaltanwendung durch Frauen von Männern anders wahrgenommen wird. Männer beschweren sich viel später als eine Frau. Sie ist auf Gewalterfahrung sensibilisiert, nimmt sie sofort wahr, traut sich aber lange nicht, sich zu wehren, insbesondere bei sexuellen Belästigungen und Übergriffen. Männer interpretieren einen Übergriff meist gar nicht als solchen. Sie nehmen deshalb oft nicht wahr, dass sie gerade Opfer von weiblicher Gewalt geworden sind, und wenn, dann sehen sie eine geringere Bedrohung und Schwere darin. Sie müssen von Freunden und Bekannten erst wachgerüttelt werden, wenn sie argumentieren, dass die Partnerin einfach überfordert wäre, und glauben, es sei nur eine Ausnahme, selbst wenn es regelmäßig vorkommt. Sie schweigen und verdrängen. Daher kommt es nur in seltenen Fällen zu einer Anzeige.

Geht ein Mann zu den Behörden, kann es passieren, dass er nicht so ernst genommen wird, wie es ihm zustünde und er es verdiente. Vorurteile und die Herabstufung seines Ansehens sind keine Ausnahme. Ein Mann, der sich von einer Frau schlagen lässt, ist kein richtiger Mann. Ein Mann, der sich von seiner Frau sexuell nötigen lässt, sollte sich glücklich schätzen. Sie würde ihm etwas beibringen und gehöre nicht zum großen Pool derer, die man zur Sexualität erst überreden müsse. Der gute Rat der Exekutive war früher oft: Bitte, regle das zu Hause.

Das männliche Opfer wird in der Gesellschaft als minderwertig gesehen und büßt sein Prestige ein. Männliche Stärke und Souveränität sind mit der Opferrolle unvereinbar. Also schweigt die Mehrheit, schämt sich, darüber zu sprechen, lässt die Handgreiflichkeiten über sich ergehen in der Hoffnung, dass es bald aufhört oder künftig besser vermeidbar ist. Die Dunkelziffern sind entsprechend hoch einzuschätzen.

Männerberatungsstellen probieren immer wieder, den Ernst der Lage zu kommunizieren. Ihnen ist es zu verdanken, dass der Fokus nun auch auf die Frauen fällt, die gewalttätig sind und sexuelle Übergriffe tätigen. Hilferufe an solche Institution sind nicht so rar, wie gemeinhin angenommen. Männer, die von ihrer Partnerin zum wiederholten Mal blutig geschlagen und aus der Wohnung gesperrt wurden, die Ohrfeigen bekommen oder auf andere Art terrorisiert werden, sind keine Seltenheit. Freunde wissen meist nichts von den Vorgängen, es bleibt das Geheimnis des Paares – aus Scham.

Es liegen wenige empirische Studien vor, die sich mit dem Thema beschäftigen. Was vorliegt, liefert allerdings wichtige Erkenntnisse und leistet Aufklärungsarbeit zum Thema. Eine Studie erfolgte im Auftrag des Österreichischen Instituts für Familienforschung der Universität Wien (2011). Dafür wurden 1292 Frauen und 1042 Männer über Gewaltanwendungen gegenüber ihrer Person befragt. Psychische Gewalt erlebten dabei jeder 3. Mann und jede 3. Frau, die Geschlechter liegen also gleich auf. Wie so oft angenommen, ist psychische Gewalt also nicht spezifisch weiblich. Körperliche Gewalt erlebten zwei Drittel der Frauen und Männer primär durch Männer. Umgekehrt, geben etwa 18 % der Männer und 11 % der Frauen an, überwiegend weiblicher Gewaltausübung zum Opfer gefallen zu sein. Wenn eine Frau also physische Gewalt anwendet, trifft es laut diesen Ergebnissen öfter den Mann.

Demgegenüber steht eine andere Studie von der Männerarbeit der Evangelischen Kirche Deutschland (Volz und Zulehener 2008), bei der 1470 Männer und 970 Frauen befragt wurden. Dabei sollten nicht nur die physische Gewalt wie Tritte, Faustschläge oder Bedrohung mit einer Waffe erfasst werden, sondern auch subtilere Formen. Die Befragten sollten angeben, ob sie in den vergangenen 12 Monaten gestoßen, beworfen, beleidigt, bedrängt, beschimpft oder angeschrien wurden. Es zeigte sich, dass Männer zur sichtbaren physischen Gewalt neigen. Frauen hingegen tendieren dazu, zu kontrollieren und emotionale und verbale Gewalt auszuüben. Täter finden sich in beiden Geschlechtern fast gleich oft: 30 % Frauen, 34 % Männer. Allerdings, und das unterscheidet diese Studie von der österreichischen, gaben mehr Männer, nämlich 45 %, an, Gewalt erlitten zu haben. Bei den Frauen waren es 40 %.

Das öffentliche Bewusstsein entwickelt sich entschieden wider die Gewalt gegen Frauen, lässt jedoch Männer als Opfer weiterhin unberücksichtigt. Sie befinden sich in der Täterrolle, und es ist schwierig, konträre Meinungen zu fördern. Wieder ist es das Argument, dass Männer seltener unter weiblicher Gewalt leiden als umgekehrt, weil Frauen so etwas nicht tun würden. Doch jeder Mann, der von seiner Partnerin geprügelt wird und aus Scham oder falsch verstandener Loyalität schweigt, ist einer zu viel.

Die empirische Untersuchung der Universität Wien (Österreichisches Institut für Familienforschung et al. 2011) erhob auch sexuelle Gewaltübergriffe. Zu unterscheiden ist hier, wo Frauen und Männer Opfer solcher Übergriffe wurden. Bei Frauen sind es in gleicher Prozentanzahl die eigene Partnerschaft, öffentliche Orte oder der Freundes- und Bekanntenkreis. Bei Männern sind es überwiegend der Freundes- und Bekanntenkreis, öffentliche Orte und der Arbeits- oder Ausbildungsplatz. Körperliche Verletzungen trugen 58 Frauen und 7 Männer davon. Eine Anzeige bei der Polizei erstatteten 8 Frauen, aber kein einziger Mann.

Die Ergebnisse zeigen weiter, dass Männer im Laufe ihres Lebens zwar deutlich weniger Erfahrung mit sexuellen Übergriffen hatten, doch dass es passiert, ist Tatsache. Die Studie belegt, dass sich das Stereotyp durchaus gegenteilig beweisen lässt, Männer sind Opfer und Frauen Täter. Auch wenn es seltener vorkommt. Eine niederländische Multizenterstudie (de Vogel et al. 2016) über Genderunterschiede in der forensischen Psychiatrie setzt schon in der Kindheit an. Für die Untersuchung wurden jeweils 275 weibliche und männliche Probanden befragt. Man fand heraus, dass Männer wie Frauen als Kinder fast gleich oft psychisch oder körperlich misshandelt wurden. Mädchen erlitten dabei 2-mal häufiger, nämlich zu 53 %, sexuelle Übergriffe als Buben mit 26 %. Es wird allerdings vermutet, dass die Zahlen v. a. deshalb höher sind, weil Männer aus Schamgefühl oft schweigen.

Die Opfer zu finden, ist nicht einfach. Bisher hat die Dunkelfeldforschung häusliche Gewalt und sexuelle Übergriffe kaum untersucht. Die Kriminalstatistik gibt, wie eingangs erläutert, ein karges Abbild der Realität – zumindest in Österreich. In den USA veröffentlichten Public Health und Scientific American in den Jahren 2014 und 2017 Studien über sexuelle Übergriffe an Männern. Dafür wurden amerikanische (Kriminal-)Statistiken des Bureau of Justice Statistics (BJS), des Center for Disease Control and Prevention (CDC) und der National Crime Victimization Survey (NCVS) herangezogen (Stemple und Meyer 2014, 2017).

Die Daten des CDC ergaben etwa, dass Frauen und Männer gleich oft von sexuellen Übergriffen betroffen sind. Dabei geben männliche Opfer überwiegend Frauen als Täterinnen an. Die Studie ergab, dass 79 % der Männer im Laufe ihres Lebens von weiblichen Täterinnen dazu genötigt wurden, in sie einzudringen oder sie zu penetrieren. Aus der Sicht der Wissenschaft fällt das unter Vergewaltigung. Auch bei anderen Formen der sexuellen Nötigung berichteten Männer von Täterinnen. Bei der Untersuchung des NCVS kam heraus, dass 58 % der gesamten männlichen Opfer durch Schläge oder Ähnliches verletzt und gefügig gemacht wurden. Essenzielle Aufklärung erbrachte die Studie des Scientific American auch über Vergewaltigungen in Gefängnissen. Die meisten sexuellen Übergriffe geschehen hinter Gittern, eine Tatsache, die wenig beleuchtet wird. Gerade in Haftanstalten für Frauen geht die Gefahr weniger von den männlichen Aufsichtspersonen aus als von den Insassinnen. Die amerikanischen Kollegen zeigen also klar auf, dass Vergewaltiger auch in ihrer weiblichen Form deklariert werden müssen, als Vergewaltigerinnen.

Interessant bei der Gegenüberstellung der Geschlechter ist der Unterschied bei den Tatwerkzeugen und Motiven. Im deutschsprachigen Raum verwenden Frauen seltener Schusswaffen als Männer. In den USA sind Mann und Frau dabei fast gleichauf, weil es dort leichter ist, an eine Waffe zu kommen. Überwiegend greift die Frau zum Messer oder anderen Haushaltsgegenständen, da sie überall verfügbar sind. Die Pfannen und Kochlöffel schwingende Frau ist noch vorstellbar, bei Frauen, die ihre Partner prügeln und mit bloßen Händen schlagen, lässt die Fantasie nach. Besonders am statistisch bevorzugten Tatort: den eigenen vier Wänden.

Das ist darauf zurückzuführen, dass Frauen Beziehungs- und Konflikttäterinnen sind. Was bedeutet: Sie kennen ihre Opfer, meist sind es Partner, Kinder oder sonstige Familienangehörige. Sogenannte Zufallsopfer werden überwiegend von geisteskranken oder betrunkenen Frauen angegriffen. Häufig entstehen weibliche Übergriffe spontan aus Situationen, die entgleisen. Bei Beziehungstaten gibt es eine lange Vorgeschichte an unterdrückter Wut und aufgestautem Hass auf das Opfer und einen banalen Auslöser, der in eine Gewalteskalation mündet, in einer sog. akuten katathymen Krise. Damit ist ein psychischer Prozess gemeint, in dem Affekte maßgeblich das Handeln prägen und die seelische Balance völlig entgleist. Die Gewalt wendet derjenige an, der in der Beziehung den schwächeren und sozial weniger kompetenten Part einnimmt. Manchmal ist es auch die Person, die abhängiger ist und behauptet, mehr zu lieben. Ein banaler Trigger führt zur Eskalation, im verheerendsten Fall zur Tötung. Das ist bei Männern und Frauen gleich.

Zum Unterschied von männlichen Tätern sind Frauen bei schweren Gewalttaten seltener alkoholisiert. Die Ausnahme sind Suchtbeziehungen, in denen beide Partner regelmäßig und übermäßig Alkohol oder diverse Suchtmittel konsumieren und Gewalt alltäglich ist. Wenn Frauen ihre Partner töten, weil sie es sonst nicht schaffen würden, sich von ihnen zu trennen, planen sie über einen langen Zeitraum und müssen bedacht vorgehen, da der Mann üblicherweise körperlich stärker ist. Um ihre physische Unterlegenheit zu kompensieren, töten Frauen ihre Opfer beispielsweise im Schlaf, in Form von Blitzattacken mit abrupt schwerer Gewalt. Früher schrieb man ihnen v. a. Tötungen durch Gift zu. Gerne wurden sie als engelsgleiche Giftmörderinnen charakterisiert, die verführen und töten. Mittlerweile kann man Giftmorde nicht mehr zur weiblichen Domäne erklären, die Zahlen sind generell zurückgegangen, weil fast jedes Gift bei der Obduktion nachweisbar ist. Allerdings kommt es weiterhin vor, dass Medikamente, die direkt oder indirekt tödlich wirken, über einen längeren Zeitraum hinweg in immer höherer Dosis verabreicht werden. Der Nachweis der Tötungsabsicht gelingt dabei nicht immer, argumentiert wird ein Versehen.

Eine interessante psychologische Unterscheidung liegt bei Beziehungstaten im Motiv. Nach den Gendertheorien töten Männer eher, wenn die Frau sie verlässt. Der Gedanke, dass sie jemand anderem gehören könnte, ist unerträglich. Umgekehrt töten Frauen eher, um sich von ihrem Partner loszulösen, gewissermaßen als Befreiungsschlag. Voraussetzung ist, dass sie es überhaupt schaffen, sich gedanklich zu trennen, denn meist sind es abhängige Beziehungen, aus denen die Frauen ausbrechen wollen.

Kommt es zu Familientragödien, löscht der Mann im Gros der Fälle die ganze Familie aus und tötet anschließend sich selbst, oft durch Erschießen. Frauen hingegen verüben nach Tötung von Familienmitgliedern eher sog. mildere Selbsttötungsversuche, wie sich die Pulsadern aufzuschneiden oder eine Überdosis von Medikamenten einzunehmen, was oft misslingt. Sie überleben und werden gerichtlich belangt.

Ebenso wird noch auf die Gewalt in lesbischen und Transgender-Beziehungen eingegangen. Hier nur soviel: Frauenliebende, bisexuelle und Transfrauen wie auch bisexuelle und lesbische Frauen in gleichgeschlechtlichen Beziehungen sind, was den Opferstatus angeht, in derselben Lage wie Männer: Sie haben keinen, wenn auch aus anderen Gründen. Gewalt von Frau zu Frau wird fast noch mehr tabuisiert, weshalb die Opfer aus Angst vor Kritik, Beschimpfung, Ablehnung, Diskriminierung oder Entwertung vor Anzeigen ebenso zurückschrecken wie vor Hilfe von Beratungsstellen. Man weiß, dass Gewalt verbal, körperlich und sexuell ausgerichtet ist, Statistiken darüber existieren aber kaum.

Forensisches Beispiel
Gudrun ist allein auf der Straße am Weg nach Hause. Ein sichtlich betrunkener Mann redet die 25-jährige Transfrau an, als sie nicht antwortet, bedrängt und begrapscht er sie. Als er brutal versucht, sie zu küssen, wehrt sie sich mit einer Ohrfeige und einem Tritt, er stürzt und rührt sich nicht mehr. Gudrun nutzt die Gelegenheit und rennt in ihrer Angst weg, an Erste Hilfe denkt sie in dem Moment nicht. Die Sache kommt vor Gericht. Bei dem Mann, einem Alkoholiker in mittlerem Alter, war eine Gehirnerschütterung festgestellt worden. Er beruft sich auf Erinnerungslücken und dass er im Rausch nicht mitbekommen hätte, dass Gudrun gar keine Frau sei, sonst hätte er sicher nichts von ihr gewollt. Gudrun bricht in Tränen aus. Im Gerichtssaal ist man peinlich berührt, aber man spürt auch, wie sehr die junge Frau darunter leidet, nicht akzeptiert zu werden.

1.3 Täterinnen im Überblick

Jede Gewalttat hat ihren Vorläufer in der Fantasie. Mörderische Gedanken und Gefühle sind nur wenigen Menschen fremd. Dass die tatsächliche destruktive Umsetzung, die bis zur Tötung führt, frauenuntypisch sei, ist ein verbreitetes Vorurteil. Frauen sind weder die besseren Menschen noch die schlechteren. Und so scheint bei jeder Art von Straftat auch ein weiblicher Anteil in den Zahlen auf.

Die Gewalt- und Sexualstraftäterinnen haben durchaus eine Bandbreite. Eine extreme Ausprägung liegt bei Frauen vor, die Männer hinterlistig verführen, um sie anderen auszuliefern. Spioninnen setzen die Waffen der Frau kunstvoll ein, um Männer kaltblütig zur Strecke zu bringen. Sie wenden weniger körperliche Gewalt an, sondern arbeiten mehr mit emotionaler Ausbeutung, Verführungskunst verbunden mit Intellektualität, beeindruckenden Umgangsformen und betörender Erotik.

Auch Terroristinnen verschreiben sich einer Gewalt, die im Dienst einer Ideologie steht und das Töten als Mittel zum Zweck legitimiert. Dahinter steht ein politisches Ziel, eine höhere Idee, der sie und ihre Familien dienen können. Beim IS haben Frauen oftmals Schlüsselpositionen inne. Nicht nur, weil sie ideologischen Nachwuchs gebären, auch weil sie in ihrer Befehlsgewalt nicht zimperlich mit anderen Mitgliedern umgehen. Sie kontrollieren den Gehorsam. Ein ähnliches Vorgehen ist auch von den KZ-Aufseherinnen im Dritten Reich bekannt.

Um das eigene grausame Handeln zu hinterfragen, braucht es Selbstreflexion, die wiederum Mut erfordert, den die wenigsten haben. Gewalttäterinnen sprechen kaum über ihre Taten, sie haben keinen Stellenwert für sie. Ausnahmen bilden junge Frauen und Mädchen, die häufig damit auftrumpfen, wozu sie imstande waren.

Was Raub betrifft, stehen Frauen in der brutalen Vorgangsweise den Männern um nichts nach. Sie greifen öfter zu Schusswaffen als früher und machen ihre Opfer mundtot, wenn sie die Beute nicht freiwillig aushändigen. In seltenen Fällen kommt es zum Raubmord, bei dem das Opfer nach Gewaltanwendung seinen schweren Verletzungen erliegt.

Einen Sonderfall in der absichtlichen Tötung stellen Amokläuferinnen dar. Man nimmt an, dass jeder 20. Amoklauf von Frauen begangen wird. Dabei unterscheiden sie sich nicht von den männlichen Tätern, außer dass die Gewalthandlung meist schon im familiären Raum beginnt und wahllos auf andere, oft unbeteiligte Personen übergreift.

Grundsätzlich werden Frauen sehr selten zu Mörderinnen. Wenn doch, töten sie absichtlich oder unabsichtlich ihre Kinder, ihre Partner oder Bekannte (Leuschner 2020). Die Tötung von Neugeborenen ist sogar im österreichischen Gesetz gesondert geregelt. Die Ausnahmesituation der Geburt, die nur für Frauen gilt, ist in milderem Strafrahmen im sog. Gretchenparagraf § 79 StGB festgelegt. Die Straftat ist eine Spezifität von Müttern, daran haben auch Babyklappen und die Möglichkeit der anonymen Geburt noch zu wenig geändert. Kinder und Jugendliche werden von Frauen in seltenen Fällen absichtlich getötet. Gründe für den unbeabsichtigten Tod sind meistens vergessene Versorgung, körperliche Züchtigung oder krankhaft motivierter erweiterter Selbstmord.

Ebenfalls typisch weiblich ist der sog. Liebeswahn, der sich v. a. auf unerreichbare Männer bezieht. In manchen Fällen sind die Täterinnen psychisch krank, in anderen verleugnen sie die Zurückweisung. Früher waren oft Geistliche die Opfer. Damit einher geht das Stalking, die sog. widerrechtlich beharrliche Verfolgung, die mittlerweile auch Einzug ins Strafgesetzbuch gefunden hat, wahrscheinlich wegen der Häufung der Vorfälle. Problematisch wird es, wenn zur Rache noch Rufmord und Rufschädigung dazukommen und Existenzen vernichtet werden. Mittels Cybermobbing und Cyberstalking gelingt das besonders gut, weil damit rasch ein großes Publikum erreicht werden kann.

Zu den Sexualstraftäterinnen zählen häufig Frauen, die Kinder missbrauchen. Dies ist ein Ersatz für symbiotische Beziehungen in einer Verschränkung mit dem eigenen Kind oder anderen ans Herz gewachsenen Kindern, die die Frauen kennen oder von diesen betreut werden. Unter dem Tarnmantel von Gesundheitspflege, Waschritualen oder Massagen verstecken sich sexuelle Übergriffe, die immer Gewalthandlungen darstellen.

Die Frauen zeigen kaum psychiatrische Auffälligkeiten und fallen daher in der Gesellschaft nicht auf. Das gilt auch für Vorgesetzte wie Erzieherinnen und Lehrerinnen, die ihre Schutzbefohlenen missbrauchen. Sie werden in der Sozietät anders gewertet als Männer, die dasselbe Delikt verüben. Eine Lehrerin, die ihren Schüler missbraucht, würde den Jugendlichen eher in die Liebe einweisen. Es schwebt eine verbotene Romantik über der Tat, die gern in Literatur und Film verarbeitet wird. Vollzieht ein Mann solche Handlungen, wird er festgenommen und als pädophil abgestempelt.

Die Opfer sprechen nicht über das, was ihnen zugestoßen ist, außer man redet sie direkt darauf an. Es trifft Mädchen ebenso wie Jungen, manchmal auch Kinder und Jugendliche mit Behinderung. Je jünger und wehrloser die Opfer, desto leichter gelingt es, sie gefügig zu machen oder sie zur Erfüllung ihrer Wünsche zu zwingen. In seltenen Fällen nötigen Frauen andere Erwachsene zu sexuellen Handlungen. Gewalt gibt es auch in homoerotischen und Transgenderbeziehungen. Ein weiteres Tabu, über das nicht geredet wird. Bislang noch gar nicht interessiert man sich für Vergewaltigerinnen, die wohl nur vereinzelt vorkommen.

An den Rändern der abnormen Sexualpraktiken tummeln sich manche Frauen, die ihre Haustiere als Partner sehen und die symbiotische Verschränkung auch sexuell nutzen. Es scheiden sich hier die Geister zwischen Zoophilen und Tierschützern. Die einen meinen dem Hund etwas Gutes zu tun, wenn er Leberwurst von der Vagina schlecken darf, die anderen erachten es als grobe Misshandlung und Tierquälerei. Einschlägige Chatrooms geben da gut Einblick.

Bis vor kurzem ging man davon aus, dass Frauen keine Perversionen – die man heute Paraphilien nennt – kennen. Infolge der aufgetretenen Fälle ist man davon allerdings abgerückt. Es ist anzunehmen, dass sich Frauen als Gewalt- und Sexualstraftäterinnen im Dunkelfeld durch alle Bildungsschichten ziehen. Im Hellfeld der Statistiken tauchen dagegen nur die unteren Bildungsschichten auf. Das verzerrt die Realität.

Kommt es zu einer Anzeige, ohne die es kein Verfahren geben kann, folgt der übliche Weg in fünf Schritten: Anklage, gerichtlicher Prozess, Zeugeneinvernahme, gerichtlicher Beschluss, Freiheitsstrafe beziehungsweise Geldstrafe, Bewährung oder auch Freispruch. Außer es liegt eine psychische Störung, ein Tötungsdelikt oder Zweifel an der Zurechnungsfähigkeit vor. Dann ist der Strafvollzug für Gewalt- und Sexualstraftäterinnen nicht so einfach.

Der erste Schritt ist die gerichtliche Begutachtung einer solchen Täterin. Hier wird unterschieden zwischen Zurechnungsfähigkeit und Zurechnungsunfähigkeit mit oder ohne höhergradige Abnormität. Das Ergebnis ist ausschlaggebend: Wird die Frau als gefährlich, geistig abnorm aber zurechnungsfähig psychiatrisch eingestuft, wird sie in eine Anstalt für geistig abnorme Rechtsbrecher eingewiesen. In Österreich gibt es keine eigene Anstalt für höhergradig abnorme Täterinnen, sondern sie werden im Frauengefängnis im Sonderstrafvollzug für geistig abnorme Rechtsbrecherinnen angehalten. Wird die Frau als zurechnungsunfähig psychiatrisch beurteilt und höhergradig abnorm, wird sie in eine forensische Psychiatrie eingewiesen. Die Möglichkeit, behandelt und später als geheilt entlassen und resozialisiert zu werden, gibt es in Österreich erst seit der Strafrechtsreform Mitte der 1970er-Jahre. Der Maßnahmenvollzug stellt nicht auf Therapierbarkeit sondern auf Gefährlichkeit und höhergradige Abnormität ab. Die Sozietät wird geschützt. Es gibt auch die bedingte Maßnahmenunterbringung. Sie gilt v. a. für zurechnungsunfähige Täterinnen, deren Gefährlichkeit schon vor der Hauptverhandlung maßgeblich verringert werden konnte – meist durch erhaltene Medikamente – und die sich bereit erklären, die Weisungen des Gerichts zu erfüllen. In Kap. 5 werde ich den Strafvollzug noch ausführlich behandeln.

Literatur

Döge P (2011) Männer die ewigen Gewalttäter? Gewalt von und gegen Männer in Deutschland. Springer VS, Wiesbaden

Hunger U (2019) Verurteilte Sexualstraftäterinnen. Eine empirische Analyse sexueller Missbrauchs- und Gewaltdelikte. Duncker & Humblot, Berlin

Leuschner F (2020) Täterinnen. Hintergründe und Deliktstrukturen von Straftaten durch Frauen. Forens Psychiatr Psychol Kriminol 14:130–140

Österreichisches Institut für Familienforschung, Kapella OA, Baierl C, Rille-Pfeiffer C, Geserick E, Schmidt M in Kooperation mit Schröttle M (2011) Gewalt in der Familie und im nahen sozialen Umfeld. Österreichische Prävalenzstudie, Wien.

Roßmanith S (2019) #Me-too einmal anders. Frauen als Sexualstraftäterinnen. Ausgezeichnetes Poster, DGPPN Kongress, Berlin

Stemple L, Meyer IH (2014) The sexual victimization of men in America: new data challenge old assumptions. Public Health Online. https://www.ncbi.nlm.nih.gov/pmc/articles/PMC4062022/. Zugegriffen am 29.06.2020

Stemple L, Meyer IH (2017) Sexual victimization by women is more common than previously known. American Scientist Online. https://www.scientificamerican.com/article/sexual-victimization-by-women-is-more-common-than-previously-known/. Zugegriffen am 29.06.2020

de Vogel V, Bouman YHA, Lancel HM, Stam J (2016) Gewalttätige Frauen. Eine Multicenter-Studie über Genderunterschiede in der Forensischen Psychiatrie. Forensische Psychiatrie Psychotherapie 23:279–302

Volz R, Zulehener PM (2008) Männer in Bewegung. Ein Forschungsprojekt der Gemeinschaft der Katholischen Männer Deutschlands und der Männerarbeit der Evangelischen Kirche in Deutschland. Forschungsreihe Bd 6. Nomos, Baden-Baden

2
Geschichte

2.1 Frauenbilder in der Mythologie und der Religion

Die Themen rund um Gewalt- und Sexualstraftäterinnen sind in unserer heutigen Zeit tabu, obwohl sich ihre Taten durch die Jahrhunderte der Menschheitsgeschichte ziehen. Sagen, Mythen und Religionen aus der ganzen Welt erzählen von mordenden Müttern, verführerischen Männermörderinnen und Elterntöterinnen ebenso wie von idealisierten Mutterfiguren. Die Vorkommnisse wurden in Geschichten aufgearbeitet und symbolisch dargestellt. Sie halfen den Menschen zu verstehen und besser mit Bedrohungen und Ängsten umzugehen.

Besonders in den antiken Reichen, Griechenland und Rom, beschäftigte man sich gerne mit den Lastern der Menschheit. Die Erzählungen darüber sind fester Bestandteil der Mythologie. Im Mittelalter gab es Märchen und Sagen, wobei die Figur der Hexe die Rolle eines zentralen Frauenbildes einnimmt. Auch in den christlichen und hinduistischen Religionen finden sich weibliche Figuren, die ein Abbild davon geben, wie die Frau in ihrer Sozietät gesehen wurde.

Vorweggenommen sei der Begriff des „Archetypus" des Schweizer Psychiaters Carl Gustav Jung. Abgeleitet von der Theorie der seelischen Urbilder. Sie sind im kollektiven Unbewussten der Menschheit verankert und ergänzen das individuelle Unbewusste des Einzelnen. Jeder Mensch trägt sie in sich. Sie entstehen durch Beziehungserfahrungen, den eigenen, denjenigen der Familiensippe und auch des Kollektivs. In Urbildern sind gute und schlechte Anteile zu einem Ganzen vereint. In allen Religionen und Kulturen gibt es eine derartige Vereinigung der Gegensätze zu einem idealisierten Ganzen. Und auch die Aufspaltung in ausschließlich gute und ausschließlich böse Urbilder. Ein Beispiel dafür ist der Archetypus der großen Mutter, der sich in jeder Frau verwirklicht als schutzgebender, gebärender und liebevoller Mutteranteil, nach dem sich Menschen stets sehnen. Auch Sterbende rufen noch nach der Mutter, suchen Einssein in Angst und Schmerz. Allerdings weist auch dieses Urbild einen zerstörerischen Anteil auf, der aus dem Bewusstsein verdrängt und abgespalten wird. Leben spenden und Leben nehmen sind stets miteinander verbunden, ebenso wie jeder Mensch konstruktive und destruktive Kräfte aufweist. Die dunklen Anteile der Persönlichkeit werden in der analytischen Psychologie „der Schatten" genannt. Jeder hat Schattenanteile, die allerdings selten an sich selbst sondern meist an anderen wahrgenommen und dort bekämpft werden. Wer den eigenen Schatten ausklammert, verliert seine Kraft. Nur als Ganzes sind wir stark. Dass auch die geliebte und idealisierte eigene Mutter eine dunkle Seite hat, wird gern verdrängt, findet sich aber in den zahlreichen Müttergöttinnen wieder.

Im Hinduismus lassen sich zwei konträre Mutterarchetypen feststellen. Die Göttin Parvati stellt die Weltenmutter dar. Sie symbolisiert die ideale, liebende, sanftmütige, gütige und beschützende Mutter und Ehefrau. Eine ihrer Erscheinungsbilder ist Kali, auch „die Schwarze" genannt. Sie verkörpert Parvatis dunkle Seite und ist Göttin der Zerstörung, des Todes, aber auch der Erneuerung. Mit ihrer Kraft beschützt sie die Menschen vor Dämonen und Ungerechtigkeit, vernichtet, was nicht mehr gebraucht wird, und ebnet damit den Weg ins Neue. Sie versinnbildlicht das „Stirb und Werde", von dem Johann Wolfgang von Goethe (1820) in seinem Gedicht „Selige Sehnsucht" in dem Sammelband *West-östlicher Divan* schreibt. Und auch Hermann Hesse (1919) verpackt das Symbol in seine Erzählung *Demian. Die Geschichte einer Jugend*. Darin heißt es: „Wer geboren werden will, muss eine Welt zerstören."

Bei den Griechen verkörpert die Göttin Gaia die dunkle und helle Seite in einer Figur. Sie ist die personifizierte Mutter Erde, die Leben hervorbringt und gleichzeitig die Toten in ihrem Schoß aufnimmt. Diese Vorstellung hat Sigmund Freud, der Begründer der Psychoanalyse, in seinem Todestriebkonzept aus dem Jahr 1920 aufgenommen. Darin hält er fest, dass der weibliche „Urschoß", den Lebens- und Todestrieb symbolisieren, auch bezeichnet als Eros und Thanatos. Damit liegt in der Frau, die Fähigkeit Leben zu geben, aber auch zu nehmen. Diese Macht der Frau machte Freud allerdings Angst. Vielleicht ein Grund, warum seine Ausführungen zur Weiblichkeit nicht unbedingt schmeichelhaft sind.

In der katholischen Kirche hat man die „negative" Seite der Frau einfach ausgeblendet, wie sich bei Maria, der Himmelskönigin, erkennen lässt. Sie stellt das Frauenideal dar, klammert aber die sinnlichen Eigenschaften des Weiblichen aus. Friedrich Nietzsche (1984) schreibt dazu: „Das Christentum gab dem Eros Gift zu trinken, er starb zwar nicht daran, aber entartete zum Laster." Durch die unbefleckte Empfängnis wird das Laster ausgeblendet. Deshalb ist Maria fern der Erotik und Sexualität, frei von Sünde. Sie verkörpert die idealisierte unerreichbare Mutter Gottes. Im Widerspruch dazu erscheint die Aussage in den Briefen des Apostels Paulus: Jesus wurde „vom Weibe geboren". Stellt sich die Frage, wann die „heiligste Jungfrau Maria", wie Johannes Paul II sie nannte, ein ganz normales Weib aus Fleisch und Blut wurde. In manchen Mariendarstellungen hält sie das Jesuskind und einen Apfel – ein Hinweis auf den Sündenfall –.

Eine Frau, die im Christentum nicht ganz so unschuldig dargestellt wird, ist Maria Magdalena oder Maria von Magdala. Es ranken sich diverse Gerüchte um sie, von den Evangelisten wird sie als Begleiterin Jesu beschrieben. Trotzdem haftet ihr das Bild der Sünderin an. In Irland soll es bis 1996 nach ihr benannte Magdalenen-Heime gegeben haben, römisch-katholische Auffangstelle für gefallene Mädchen und Frauen.

Im alten Testament ist Eva die Urmutter, sie und Adam sind die Erschaffer der Menschheit. Allerdings brachte sie das Verderben ins Paradies und war schuld an der Vertreibung aus dem Paradies. Als Evas Gegenheldin gilt Lilith, die ebenfalls im alten Testament im Buch „Jesaja" erstmals erwähnt wird. Nach der Überlieferung war sie die erste Frau, die Jahwe geschaffen hat. Auch in Goethes *Faust* erklärt Mephisto sie zu Adams erster Frau. Sie widersetzte sich aber und floh aus dem Garten Eden. Sie wurde verdammt, dämonische Kinder zu gebären, wanderte unaufhörlich durch die Nacht, schlich sich in die Träume von Männern, in die Nähe von gebärenden Frauen und tötete deren Neugeborene. Lilith wurde auch als „Kindbettdämonin" (Trattner 2016) bezeichnet. Einseitig betrachtet wurde sie stets mit dem Archetypus des Bösen in Verbindung gebracht. Im Eigentlichen ist sie sowohl Spenderin als auch Zerstörerin des Lebens und Symbolfigur der weiblichen Urkraft.

In der griechischen Mythologie sind die weiblichen Urbilder manchmal düster aber stets ganzheitlich gezeichnet. Die Griechen verstanden, dass jede gute Seele auch eine schlechte hat. Eros und Thanatos ergeben die beiden Pole, die erst für die seelische Ganzheit sorgen. Deshalb findet sich in den Erzählungen auch die dunkle Mutter, Hekate, wieder. Der Dichter Hesiod, der im 7. vorchristlichen Jahrhundert lebte, erwähnte sie als Tochter der Titanen Perez und Asteria. Die Göttin der Totenbeschwörung und Herrin der

Gräber wacht über die Tore zwischen den Welten und agiert als Vermittlerin zwischen Himmel, Erde und Unterwelt. Ihrer Schwester Circe haftet noch weit mehr Destruktivität an. Ein fließender Übergang.

Medusa, die einzig Sterbliche der Gorgonen, vereint in ihrer Gestalt am eindrücklichsten den Todes- und Lebenstrieb. Einerseits bildet sie die unerschöpfliche Fruchtbarkeit der Frau ab, die selbst noch im Tod Kreaturen gebiert, in diesem Fall Schlangen auf ihrem Kopf. Andererseits sorgte Athene, die Göttin der Weisheit und des Krieges, dafür, dass jeder bei ihrem Anblick zu Stein erstarrt. Das Weibliche verkörpert somit das „Dunkle, Unheimliche und Ungeformte, sozusagen die Nachtseite menschlicher Existenz" und wird damit viel eher zur „Metapher des Todes als des Lebens und der Liebe", so die deutsche Soziologin und Psychoanalytikerin Christa Rohde-Dachser (1991).

Medusa symbolisiert auch den „destruktiven Urschoß" (Roßmanith 2011). Es ist das Haupt der Medusa, das aus tiefenpsychologischer Perspektive dem Genital der Frau gleichgesetzt wurde (Freud 1940c). Umgeben von Schlangenhaut und Schamhaar, befindet sich in der Mitte das Abbild eines „gigantischen Mundes als Eingang zur Hölle" (Walker 1988).

Ein schöneres Antlitz zeigt Aphrodite, die Göttin der Liebe. Sie gilt als faszinierende, betörende Verführerin, die auch eine grausame Seite hat. Am Pulsschlag des Lebens sitzend, vereint sie in sich Lebens- und Todestrieb. Denn sie liebt nicht nur den zarten Duft der Rosen, sondern auch die berauschende Wirkung des Schlafmohns und der Zypressenzweige, beide erinnern an den Tod. Sie ist Quelle des Lichts und Göttin der Nacht. Sie verführt „himmlisch zärtlich" und „sinnlich grausam" (Bog 1987) und betrog ihren hässlichen, hinkenden Gemahl, Hephaistos, mit Göttern und Sterblichen. Sie hasste den Krieg, liebte aber den Kriegsgott, Ares. Mit ihren hypnotisch verführerischen Waffen trieb sie so manchen Geliebten in den Wahnsinn.

Die Urbilder der Weiblichkeit finden sich nicht nur bei den Göttern, sondern auch in Erzählungen von Sterblichen. Sagen ranken sich um die Tötung von Familienmitgliedern, Inzest und Kannibalismus. Sie zeigen die vielen Gesichter der Frau: Medea, Elektra, Antigone, Lulu, Penthesilea, Undine. Ihre Namen ziehen sich durch die Weltliteratur und die Kunst. Dabei handelt es sich um archetypische Figuren, abseits der Urmutter, die positive und negative Anwandlungen zeigen.

Medea
Rasend vor Schmerz wird die Schöpferin zur Zerstörerin.
Vorweg: Streng genommen gab es gar keine Kindesmörderin Medea. Sie ist ein archetypisches Phantasieprodukt des Euripides, der eine Auftragsarbeit für die Stadt Korinth verfasste. Er sollte die Einwohner vom religiösen Kult

der Göttin Medea, die Heilerin und Zauberin in Korinth war, abbringen. Wenn wir uns dennoch der unseligen Frauengestalt zuwenden und ihr Wirklichkeitscharakter verleihen, so wissen wir aus der Überlieferung Folgendes über sie:

Medea vereint die Gegensätze der Weiblichkeit in sich: Schöpferin, Bewahrerin, Zerstörerin. Sie ist die Tochter der Mondgöttin Idya und Aietes, dem König von Kolchis. In manchen Überlieferungen stammt sie auch von Göttin Hekate ab. Medea ist Priesterin, vertraut mit Heilkunde und Magie. Als die Argonauten in ihr Heimatland kommen, um das goldene Vlies zu stehlen, lernt sie Iason kennen. Er verspricht, sie würde „für immer geehrt sein", sofern sie ihn bei seiner Mission unterstütze. Die Götter sorgen dafür, dass sich Medea in Iason verliebt und ihm tatsächlich hilft, ihrem Vater das goldene Vlies zu entwenden. Vom Elternhaus geächtet, flieht sie mit ihrem Geliebten nach Korinth. Je nach Überlieferung gebiert sie 2–14 Kinder. In dem neuen Land bleibt Medea allerdings die Ausgestoßene. Iason hat Angst um seine Reputation und möchte die Prinzessin von Korinth, Tochter des Königs Kreon, heiraten. Seine Frau Medea schickt er in die Verbannung, die Kinder bleiben bei ihm. In rasender Eifersucht sendet Medea der Prinzessin ein vergiftetes Kleid, an dem sie zugrunde geht. Aus Rache ermordet Medea auch König Kreon, ihre eigenen Kinder und Iason. Danach flieht sie nach Athen und heiratet König Aigeus, wodurch sie die Stiefmutter von Theseus wird, der den Minotaurus tötet. Wegen eines Konflikts mit dem Stiefsohn muss sie Griechenland verlassen und zieht nach Asien. Von da an gehen die Geschichten sehr auseinander.

Abgeleitet von der Sage entstand der Begriff des Medea-Syndroms, das für die Kinds- und Rachetötung steht. Damit wird das Stereotyp der friedfertigen Frau zerschlagen und die männliche Angst vor der weiblichen Macht und Zerstörung geweckt. In der feministischen Literatur werden Medeas Taten als verständliche Reaktion auf tiefe Kränkung und die erlittene Schmach verteidigt. Es war eine Tat aus Verzweiflung. Auch zeigt die Gestalt den sadistischen Anteil enttäuschter Liebe auf, der in der Auslöschung der Familie mündet.

Elektra
Die Grausamkeit wird eine Sache der Liebe.
Bei Elektra richtet sich das Motiv der Rache gegen die Mutter. In der griechischen Mythologie ist sie die Tochter des Agamemnon und der Klytämnestra. Als ihr Vater, König von Mykene, aus dem Trojanischen Krieg zurückkehrt, wird er von seiner Frau und ihrem Geliebten Aigisthos ermordet. In Elektra flammt tödlicher Hass gegen die Mutter auf, ausgelöst durch die in-

nige Liebe zu ihrem idealisierten toten Vater. Als ihr Bruder Orest durch das Orakel von Delphi dazu aufgefordert wird, den Vater zu rächen, unterstützt Elektra ihn dabei bereitwillig. Gemeinsam nehmen sie Blutrache an ihrer Mutter Klytämnestra und an Aigisthos. Nach einiger Zeit heiratet Elektra ihren eigenen Vetter Pylades, den besten Freund ihres Bruders. Sie bekamen zwei Söhne.

Der Elektra-Komplex bezeichnet den weiblichen Ödipuskomplex, ein Begriff aus der analytischen Psychologie C. G. Jungs. Gegenstück zum männlichen Ödipuskomplex, bei dem der Sohn eine überstarke Bindung zur Mutter und Feindseligkeit gegenüber dem Vater hegt. Elektra, die Vatertochter, schafft die Identifikation mit der Mutter nicht. Stattdessen macht sie Klytämnestra für den Tod des geliebten Vaters verantwortlich und tötet sie. Der antike Stoff wurde in zahlreichen Werken der Literatur, am Theater und in der Musik verarbeitet. Je nach Interpretation wird Elektra unterschiedlich dargestellt.

Antigone
Es ist das höchste Gut, sich selbst treu zu bleiben.

Die Tochter des Ödipus, der unwissentlich seinen Vater tötet und seine Mutter Iokaste heiratet, wird als Frau dargestellt, die gegen das patriarchale System auftritt. Wie Elektra wird sie als Vatertochter gesehen. Nach der Tragödie von Sophokles beginnt ihre Geschichte mit dem Fall ihrer beiden Brüder vor den Toren Thebens. Polyneikes hat zuvor im Kampf um die Stadt Theben das Schwert gegen seinen Bruder Eteokles erhoben, die beiden starben im Zweikampf. Kreon wird zum neuen König der Stadt, verbietet allerdings den Leichnam des Verräters Polyneikes zu beerdigen. Er lässt den Toten vor den Toren liegen. Antigone möchte ihre Schwester Ismene von einem würdigen Begräbnis für ihren Bruder überzeugen. Diese hilft ihr nicht, fügt sich der Gesellschaftsordnung, in der Männer herrschen und Frauen gehorchen. Antigone widersetzt sich dem Verbot und beerdigt ihren Bruder, der als Sohn ihres Onkels Kreon gleichzeitig ihr Neffe ist, vor den Toren Thebens. Kreon sieht sich in seiner Macht und Herrschaft angegriffen: „Wenn sie sich ungestraft das leisten darf, bin ich kein Mann mehr, dann ist sie der Mann!" Zur Strafe lässt der König Antigone lebendig einmauern. Sie erhängt sich.

Die Antigone des Sophokles (1978) ist Galionsfigur für mutig entschlossene Frauen, die sich selbst treu bleiben. Sie verkörpert den Gegenpol zum duldend dienenden Weiblichkeitsstereotyp. Als Ideal weiblicher Autonomie fügt sich Antigone nicht und bezahlt dafür mit ihrem Leben. Eine zeitlose Tragödie, wie sie in Beziehungstaten immer wieder vorkommt, wenn Frauen getötet werden, und wenn Frauen ihren Partner töten, um sich zu befreien.

Antigone hat keinen Mord begangen, aber sie lebt auch in Frauen weiter, die ideologisch erstarrt und entschlossen sind, das eigene Gesetz über alles andere zu stellen, sei es auch durch Terror und Gewalt. Es ist ein schmaler Pfad, wo Authentizität beginnt und Einpassung in eine herrschende Ordnung endet.

Penthesilea
Ambivalenz ist nur in der Vereinnahmung zu lösen.
   Penthesilea ist die Tochter der Amazonenkönigin Otrere und des Kriegsgottes Ares. Es ist naheliegend, dass sie selbst die Königin der kriegerischen Amazonen wird. Im Trojanischen Krieg eilen sie den Trojanern zu Hilfe. Dabei trifft sie auf Achilles. Ab hier schlägt die Geschichte, je nach Interpretation, zwei unterschiedliche Pfade ein.
   Im griechischen Sagenkreis bringt Achilles Penthesilea um. Als er ihr den Helm abnimmt, verliebt er sich allerdings in sie und bedauert seine Tat. Bei Heinrich von Kleist (1983) ist es umgekehrt. In seiner Fassung wird Achilles von Penthesilea getötet.

> Hetzt alle Hund' auf ihn! Mit Feuerbränden.Die Elephanten peitschet auf ihn los!Mit Sichelwagen schmetter auf ihn ein,und mähet seine üpp'gen Glieder nieder!

Bei seinem Anblick verliebt sie sich allerdings in ihn. Um ihm nahe zu sein, verleibt sie sich Teile von ihm ein. Es ist Abbild ihrer Verschmelzung mit ihm, was auch heute noch bei kannibalistischen Taten vorkommt. Im Volksmund heißt es, jemanden zum Fressen gern zu haben. Man möchte eins werden mit einer geliebten Person. Einswerden erfolgt nicht nur in liebender Form, sondern geschieht auch in einem destruktiven Kampf und bei Tötung. Die deutsche Schriftstellerin Christa Wolf schrieb dazu: „Wir vernichten, was wir lieben, das ist, auf eine allgemeine Formel gebracht, die Aussage der Penthesilea." In der Sage sind Liebe und Hass, Erotik und Aggression aufs Engste miteinander verschränkt. Eine zeitlose Gegebenheit.

Undine
Vom Masochismus und der idealen Liebe.
   Undine gilt als Prototyp für die weibliche Sehnsucht nach der idealen Liebe, durch die sie erlöst würde, die aber unweigerlich in die Vernichtung führt. Die Fabel vom Nixenwesen Undine wurde bereits von Paracelsus aufgezeigt und erzählt in der Fassung von Friedrich de La Motte-Fouquè (1811)

die Sage von der Liebe der Wassernixe Undine zum Ritter von Huldbrand. Undine erhielte, sofern die beiden heiraten würden, von den Wassergeistern eine Seele. Doch die Beziehung zerbricht an der Untreue des Mannes, er heiratet Bertalda, eine Menschenfrau. Drei Tage nach der Hochzeit mit der Konkurrentin tötet Undine den treulosen Ritter mit einem Kuss, mit dem sie die Unauflöslichkeit ihres Bündnisses besiegelt.

Auch Andersens Märchen „Die kleine Meerjungfrau" greift das Thema auf. Und in abgewandelter Version wird das Undine-Motiv von Jean Giraudoux (1939) als Theaterstück *Ondine* übernommen, in dem die Protagonisten Hans und Undine heißen. Als Hans für seine Untreue getötet wird, muss Undine ihre Liebe zu ihm vergessen. Sie erinnert sich selbst dann nicht, als sie seinen Leichnam sieht. Sie sagt: „Wie hätte ich ihn geliebt." Worte, die mir Frauen, die ihre Geliebten getötet haben, mehrfach berichtet haben.

Auch eine junge Asiatin, deren Partner ihr Treue geschworen und sie dann nicht gehalten hatte, rächte sich auf Undinen-Art: Sie schob ihm bei einem Kuss eine Zyankalikapsel in den Mund und manipulierte sie so geschickt mit der Zunge, dass er die Kapsel zerbeißen und schlucken musste. Sie verschränkte die Liebeshandlung mit der Tötung, und wurde dadurch mit ihm eins, ohne störende Dritte. Kannte sie die Geschichte der Undine oder war ihr Handeln einfach destruktives Abbild enttäuschter Liebe, die zeitlos präsent ist?

Der Film „Undine", der im März 2020 in Deutschland Premiere hatte, bringt den Stoff in die Jetztzeit. Undine arbeitet als Historikerin und Museumsleiterin, die sich auf die urbane Entwicklung Berlins spezialisiert hat. Als Johannes, der Mann, den sie liebt, sie verlässt, bricht für Undine die Welt zusammen. Anders als die Sagenfigur wehrt sich die moderne Undine aber gegen das ihr auferlegte Schicksal. Sie wolle niemanden umbringen und auch nicht einfach gehen, hieß es im Trailer.

Lulu
Von der Kindfrau zur Femme Fatale.

Die Geschichte der Lulu wird am eindrucksvollsten vom Schriftsteller Frank Wedekind (1989) erzählt. Ihr haftet der Archetypus der ungehemmten Natur an. Sie zieht Männer wie Frauen in ihren Bann. Später verkörpert sie als Femme Fatale die Unnahbare und gleichzeitig verhängnisvolle Verführerin.

Wedekind verpackt ihren Werdegang in zwei Teile, „Der Erdgeist" und „Die Büchse der Pandora". Zu Beginn ist Lulu eine Kindfrau, unschuldig, verführerisch, auf der Suche nach der wahren Liebe. Sie ist allerdings unzähmbar, betrügt jeden ihrer Partner und führt sie in den Tod. Nach der

Flucht aus dem Gefängnis baut sie sich ein luxuriöses Leben als Prostituierte auf. Ihr letzter Kunde ist Jack the Ripper, jener weltberühmte Serienmörder, dem mehrere Prostituiertenmorde im Londoner East End angelastet wurden und dessen Identität nie geklärt wurde.

Wedekinds Drama widmet sich der Auslieferung des Menschen an seine Triebe sowie der Flüchtigkeit menschlicher Beziehungen. Das Werk sollte der Enttabuisierung der Sexualität dienen und stellte verfestigte Moralvorstellungen und gesellschaftliche Konventionen in Frage. Die Hauptfiguren wiederholen stets von Neuem idente Beziehungsmuster, was Sigmund Freud als Wiederholungszwang bezeichnet hat.

2.2 Die dunkle Seite der Frau in der Kunst

Mythologie, Sagen und Märchen sind Inspirationsquellen für die bildende Kunst, und auch das Thema der dunklen und hellen Seite der Frau hat die Leinwände belebt. Wie in der Mystik haben auch Gemälde oder Statuen hohen Symbolcharakter. Symbole sind ähnlich den Archetypen „ewige Bilder und Sinnbilder" (Eliade 1998) aus Mythen und Märchen. Durch sie wird die Verständigung im kollektiven Ganzen möglich. Die Symbolsprache ist die einzige Fremdsprache, die jeder versteht, wie Erich Fromm, Psychoanalytiker, Philosoph und Sozialpsychologe, es formulierte.

Kunstobjekte sensibilisieren durch ihren Symbolgehalt den Zugang zum Unbewussten. Es verweben sich stets bewusst wahrnehmbare und unbewusste Anteile, also Abstraktion und Bild. Kunst und Kultur führen den Betrachter dadurch in die tiefen Schichten der Persönlichkeit.

Besonders, wenn ein Gemälde oder eine Statue einen Archetypus, also Gegensätze, in sich vereint, wird es spannend, weckt es das Interesse des Menschen. Sigmund Freud sprach dabei von der Faszination für das Unheimliche. Es reißt den Menschen aus seiner Wunschwelt heraus.

Zur Grundthematik der künstlerischen Darstellung einer weiblichen Figur und dem, was sie beim Betrachter auslöst, tragen Archetypen in Form von Fabelwesen bei. Sphinx und Phönix dienen als symbolhafte Vereinigung von Gegensätzen, ebenso wie der Drache als Abbild der Unersättlichkeit der Satyr.

Mythische Mischwesen haben stets Brückenfunktion zwischen animalischen und göttlichen Anteilen, unabhängig der jeweiligen Religionszugehörigkeit. Ihnen werden übermenschliche Fähigkeiten zugesprochen, aber auch zerstörerisch lüsterne Anteile. Gerade diese ambivalente Spannung trägt bei den Betrachtern zur Faszination bei.

Sphinx
Tier und Mensch spiegelt sich in der Natur des Menschen.
Die Sphinx ist eine Mischgestalt, halb Tier, halb Mensch. Der Körper eines Löwen und der Kopf einer Königin oder eines Königs. Sie repräsentiert die Vereinigung des animalischen und des geistigen Prinzips. Zu Beginn sollte damit der Animus dargestellt werden, also das männliche Prinzip im Unbewussten der Frau. Im kulturellen Wandel wurde daraus später die Anima, das weibliche Urprinzip im Unbewussten des Mannes. Mit der weiblichen Sphinx assoziierte man überwiegend die Urängste der Auslieferung an das Weibliche. Die Sphinx ist allmächtige Schutzfigur und angsteinflößendes Ungeheuer in einem (Roßmanith 2011).

Phönix
Die Auferstehung gelingt auch nach der Zerstörung.
Tiefenpsychologisch steht der Phönix für die Verschränkung des Lebens- und Liebesprinzips mit dem Todesprinzip, dem Aggressionstrieb. Generell wird ihm die Fähigkeit zur Selbsterneuerung zugeschrieben. Mit den Urkräften des Menschen stellt er sich der ewigen Notwendigkeit der Metamorphose. Letztlich werden dem Phönix damit sogar göttliche Fähigkeiten zugeschrieben. Er kann Leben erschaffen.

Die wechselseitige Verschränkung von Anfang und Ende, die in Geburt und Tod erfahren wird, ist Frauen vertraut. Sie sind ständig konfrontiert mit Loslassen und Neubeginn, körperlich spürbar bei Menstruation, Orgasmus, Geburt und Klimakterium. Prinzipiell findet dieser Prozess bei allen Menschen auch in der Psyche statt, wenn er nicht destruktiv gehemmt wird. Gerade in Krisensituationen entzünden sich immer wieder dieselben Konflikte mit wechselnden Beteiligten. Wenn die Konflikte nicht gelöst werden, münden sie in selbst- und fremdaggressiven Handlungen.

So sehr Menschen das Vertraute suchen, so sehr erstarren sie im Ewiggleichen. Ein Festhalten mündet immer wieder in Gewalteskalationen, gegen sich selbst oder gegen andere. Es ist die Destruktion, die den Neubeginn erzwingt. Man könnte es als Wiederholungszwang deuten, wie ihn Freud beschreibt. Das gibt dem Ganzen etwas Schicksalhaftes.

Der Drache
Der Kampf des Guten mit dem Bösen.
Nach der analytischen Psychologie symbolisiert der Drache eher die zerstörenden und verschlingenden Aspekte des Mutterarchetyps, der mit

den lebenspendenden Kräften eng verschlungen ist. Der Drache wird assoziiert mit dem Schatten, den dunklen, unterdrückten Anteilen der Persönlichkeit, die ins Unbewusste verbannt wurden. Der Drachenkampf ist aus tiefenpsychologischer Sicht Symbol für den Kampf des Guten mit dem Bösen.

Satyr

> Weh spricht: Vergeh!Doch alle Lust will Ewigkeit –,– will tiefe, tiefe Ewigkeit! (Nietzsche 1891)

Der Satyr ist Abbild des unersättlichen Lustprinzips, stellt die ewige Gier dar, die sich von ungebremsten Triebkräften animalisch gesteuert, über Gewissen und Mahnungen der Vernunft hinwegsetzt. Dieser „Verfall an die Sinnlichkeit", wie ihn der deutsche Sexualforscher und Mediziner Hans Giese (1962) bezeichnete, sucht süchtig Erlösung vom Leid. Als Satyriasis wurde früher ein krankhaft gesteigerter männlicher Geschlechtstrieb bezeichnet, der in der Nymphomanie ein weibliches Gegenstück hatte. Süchtige Sexualität, wie sie auch bei Frauen vorkommt, kann einen gefährlichen Aspekt aufweisen, da andere für eigene Bedürfnisse funktionalisiert und Intimitätsgrenzen gesprengt werden, ungeachtet deren eigener Wünsche. Bei sexuellem Missbrauch und Vergewaltigung findet sich diese Konstellation auch bei Frauen als Täterinnen.

Jeder Mensch braucht konstruktive Abwehr- oder Schutzmechanismen. Besonders mit der Sublimierung gelingt es – dem einen besser, dem anderen schlechter –, dass negative Gefühle, aggressive Impulse, mörderische Gedanken kultiviert, auf eine „höhere Ebene" gehoben und dort ausgelebt werden können, ohne dass jemand zu Schaden kommt. Davon lebt die Kunst und die Kultur, aber auch die Bildung. Sie sind der Motor der „Zivilisation".

Diese „Veredelung" destruktiver Triebe durch künstlerische Umgestaltung versteht man noch besser, wenn man sich die künstlerische Darstellung der mordenden oder kämpferischen Frau ansieht. In der (patriarchalen) Kunst wird sie meist verführerisch und erotisch dargestellt. Der kaltblütige Mord ist ein Motiv, mit dem die Täterin heroisiert oder ganz einfach sexualisiert wird. Auf die Art verliert die gewalttätige Frau das Beängstigende, Irritierende, das ihr sonst anhaftet. Die Kunst entzieht ihr die Gefährlichkeit, sie wird auf ein erotisch betörendes, verführerisches, sexuelles Wesen reduziert. Nicht unwahrscheinlich, dass das vielleicht auch das unbewusste Motiv jener Männer ausmacht, die Mörderinnen umwerben und heiraten wollen.

Ein uraltes und immer wieder aufgegriffenes Motiv für die Erotisierung einer Täterin ist die biblische Judith, die Holofernes erschlägt. Sie wird als heilige Mörderin, als verführerische Figur oder als stolze und triumphierende Heldin dargestellt. Vom 19. bis zum 20. Jahrhundert wird Judith als verräterische Frauenfigur zur Bedrohung für Männer. Diese Femme Fatale wandelt sich wiederum zur schönen Jüdin und im späten 20. Jahrhundert zur Projektionsfläche feministischer Künstlerinnen. Betrachtet man die Entwicklung des Judith-Bildes über die Jahrhunderte, lässt sich die Schwierigkeit erkennen, die berechnende Gewalttat einer Frau an einem Mann nicht nur zu akzeptieren, sondern auch darzustellen.

Die Geschichte von Judith und Holofernes stammt aus dem Alten Testament. Judith ist eine wunderschöne und fromme jüdische Witwe. Um ihre Stadt zu retten, die vom syrischen Feldherrn Holofernes belagert wird, verführt sie ihn und setzt ihn mit einer List außer Gefecht. Betört von ihrer Schönheit lässt er sich auf ein Gelage ein, bei dem sie ihn mit schwerem Wein betrunken macht und enthauptet.

Judith ist die klassische magisch-dämonische Frau. Sie bedient sich spielerisch ihrer sinnlich-erotischen Reize, um den Mann zu verführen, und hat kein ersichtliches Problem damit, ihn danach zu töten. Ein unvergängliches Phänomen, das sich auch bei Lulu wiederfindet. In der Geschichte gab und gibt es immer wieder Frauen, die Sex als List einsetzen und ihre männlichen Opfer entweder selbst töten oder sie verraten und ausliefern und damit dem Tod preisgeben. Eigentlich wird Judith aber als Heroine gefeiert, die zum Wohle ihres Volkes einen Tyrannen ermordet. Das Motiv wurde unzählige Male aufgegriffen. Unter anderem auch von der Barockmalerin Artemisia Gentileschi, die vermutlich ihre selbst erlittene Vergewaltigung in das Bildnis der kaltblütigen Mörderin Judith projizierte.

Auch der Jugendstil-Maler und Bildhauer Franz von Stuck schuf die tötende Judith als wunderschöne Frau, die Holofernes, vielleicht sogar nach einer Liebesnacht, den Kopf abschlägt. Franz von Stuck hat das Motiv der erotischen Mörderin lange vor seiner Judith beschäftigt, wie man unschwer seiner Werkesammlung entnehmen kann.

Giovanni Segantini, ein Vertreter des realistischen Symbolismus, verwandelte seine negativen Gefühle der früh verstorbenen Mutter gegenüber in sein Bild „Die bösen Mütter" (1894). Segantini war 7 Jahre alt, als seine Mutter starb, zu der er eine innige Verbindung hatte. Er blieb zeitlebens ein Suchender, aber auch ein Getriebener, dem der Psychoanalytiker Karl Abraham (1911) eine schwere Depression attestierte.

Obwohl Figuren aus Mythologie und Kunst seit jeher ein archetypisches Bild abgeben, scheinen wir uns immer noch ungern damit abzufinden, das

Helle und das Dunkle in einer Person – nämlich zuallererst in uns selbst – zu akzeptieren. In ihrem Bestreben, die Frau aus ihrer ewigen Unterdrückung herauszuholen, hat die Emanzipation die negativen Anteile der Frau lieber dem Mann zugeschrieben. Emanzipierte Frauen stehen jedoch zu ihren Stärken wie Schwächen und schöpfen aus beiden Kraft.

2.3 Geschichte der Straftäterinnen

Die Geschichte der Gewalt- und Sexualstraftäterinnen bildet einen spannenden Bogen, der zeigt, wie sich das Ansehen der Frauen und ihrer Taten in der Sozietät entwickelt hat. Selbst Sagen und Märchen, die gern auf wahren Begebenheiten basieren und mit der Mystik verwoben werden, setzen sich mit Ereignissen aus dem echten Leben auseinander, nehmen Problematiken der Gesellschaft in ihre Erzählungen auf. Manchmal kommen einem die Geschichten extrem brutal vor, betrachtet man aber die damaligen Verhältnisse, werden sie nachvollziehbar.

Zum Beispiel im Falle der Kindstöterinnen. Immer wieder taucht das Thema des Infantizids in verschiedensten Formen in der Literatur auf. Die Tötung des Nachwuchses scheint zuerst grausam, war aber im antiken Griechenland und im Römischen Reich erlaubt. Tötungen von Neugeborenen waren bis 315 n. Chr. ein Instrument der Geburtenkontrolle.

Auch uneheliche Kinder überlebten häufig nicht. Eine ledige Mutter wurde in der damaligen Gesellschaft geächtet und bekam auch keinerlei Unterstützung von der Kirche. Dass verzweifelte Mütter den Ausweg nur in der Abtreibung oder der Kindstötung sahen, war keine Seltenheit. In der Literatur ist das bekannteste Beispiel dafür die Gretchentragödie aus Goethes *Faust*. Gretchens Tat basiert auf der wahren Geschichte der Susanne Margareta Brandt, die ihren unehelichen Sohn nach der Geburt tötete und 1772 in Frankfurt dafür öffentlich hingerichtet wurde. Der Fall löste eine Diskussion aus, zu der auch Immanuel Kant (1986) Stellung nahm. Er plädierte in seiner *Grundlegung zur Metaphysik der Sitten* darauf, dass unverheiratete Mütter, die ihr Kind töten, nicht bestraft werden sollten. Darauf bezieht sich letztlich auch der Gretchen-Paragraf im österreichischen Strafgesetzbuch. Frauen, die unter der Geburt töten, dürfen mit einem milderen Urteil rechnen.

Auch bei den Sexualstraftäterinnen wird man in der Geschichte schon früh fündig. Selbst dieses Thema taucht in der Literatur auf und beruht auf wahren Begebenheiten. Sexueller Missbrauch und körperliche Gewalt durch Frauen gab es schon vor Christus. Der römische Senator und Autor Titus Petronius (1986) zum Beispiel beschrieb in seinem satirischen Roman *Satyricon* die

Vergewaltigung eines 7-jährigen Mädchens. Rund um das Bett standen dabei Frauen, die zusahen und Beifall klatschten. Sexuelle Übergriffe an Kindern waren in der Antike normal.

Im 18. und 19. Jahrhundert gab es in Europa Schlafplätze zu mieten, wo Kinder mit im selben Bett schliefen. Auch dabei sollen sich Frauen an den Minderjährigen vergangen haben.

Zahlreiche Überlieferungen geben ein Bild über Sexualstraftäterinnen aus der Geschichte. Der französische Rechtsmediziner Auguste Ambroise Tardieu schrieb 1857 über sexuellen Kindesmissbrauch, der nicht nur von Männern, sondern auch von Frauen ausgeübt wird. Der französische Jurist Paul Bernard (1886) berichtete darüber, dass es in Frankreich in den Jahren 1874–1884 zu Verurteilungen von 181 Frauen wegen sexuellen Missbrauchs an Kindern kam.

Sigmund Freud soll in seiner frühen Kindheit selbst Opfer von sexuellen Übergriffen seines Kindermädchens geworden sein. Er verschwieg die Vorfälle und fing sich damit einige Kritik ein. Der Psychoanalytiker schrieb zwar in seiner Abhandlung *Zur Ätiologie der Hysterie* (Freud 1896), dass jede Form der familiären sexuellen Grenzüberschreitung schwerwiegende Folgen nach sich zöge, betonte aber in seiner Triebtheorie die Fantasie einer solchen Erfahrung. Dem realen Charakter und seinen Folgen schenkte er weniger Aufmerksamkeit. Damit stellte er die Erinnerungen der Opfer und ihre Glaubwürdigkeit massiv in Frage, was hitzige Debatten in der Wissenschaft nach sich zog.

Im 20. Jahrhundert publizierte der deutsche Kriminologe Erich Wulffen Daten von 24 Sexualstraftäterinnen, die Kinder missbrauchten (Wulffen 1934). Die meisten davon waren Einzeltäterinnen: Mutter und Sohn, Mutter und Tochter, Tante und Neffe, Großmutter und Enkel. Zwei der Frauen verübten die sexuellen Übergriffe gemeinsam mit ihrem Ehemann. Der Arzt Maurice Chideckel schrieb im Jahr 1935 von Erzieherinnen, die Kinder aus sexuell sadistischer Lust schlugen (Chideckel 1935). Die wissenschaftliche Diskussion führt bis in die Gegenwart. Im Jahr 1980 verwies der amerikanische Sozialwissenschaftler Lloyd de Mause auf die unterschätzte Problematik des sexuellen Missbrauchs durch Frauen (de Mause 1980).

Mit dem Millennium änderte sich langsam der Blickwinkel und Frauen als Missbraucherinnen und ganz vereinzelt auch als sexuelle Gewalttäterinnen rückten in den Fokus des wissenschaftlichen Interesses.

Zu den weiblichen Straftäterinnen gehörten über Jahrhunderte hinweg auch die Frauen, die als Hexen galten. Auch wenn wir das heute nicht mehr so sehen, die Hexe war der Dauerbrenner der Neuzeit. Die Frau war in der Sozietät des Mittelalters als minderwertig angesehen und immer einem männlichen Vormund unterstellt. Sie hatte keine Rechte und wurde gern für Unerkläliches verantwortlich gemacht, immer mit dem Verweis auf ihre magischen Fähigkeiten.

Mit dem Aufkommen der Hexenverfolgung war es ein Leichtes, unbequeme Frauen loszuwerden. Sie wurden für alles verantwortlich gemacht: tote Kinder, Seuchen, Ernteausfälle, schlechtes Wetter. Hexerei war sogar ein legitimer Scheidungsgrund. Im Mittelalter war die Scheidung durch die Kirche nicht möglich. Bezichtigte der Gatte seine Frau allerdings der Hexerei, durfte die Ehe aufgelöst werden. Das wurde dankbar ausgenutzt, um sich als Mann von seiner in die Jahre gekommenen, langweilig gewordenen oder unliebsamen Gattin zu entledigen.

Übrigens gab es auch männliche Hexer, die verurteilt wurden. Der Anteil liegt aber nur bei 20–25 %.

Spannend ist auch die Entwicklung der Opferwahl, wer als Hexe erachtet wurde: Zu Beginn waren es meist ledige, alte und sozial schlechter gestellte Frauen aus dem bäuerlichen Umfeld. Aus Angst vor ihrem Einfluss in der Gesellschaft unterstellte man später auch adeligen und höher gestellten Damen Hexerei, weil sie die abstrusen Verfolgungswellen hätten beenden können. Natürlich gab es auch Motive wie Neid, Eifersucht oder Habgier, immerhin fiel der Reichtum anteilsmäßig dem Denunzianten zu. Eine Antipathie oder ein Nachbarschaftsstreit konnte also flugs am Scheiterhaufen enden.

Der Glaube unter der Bevölkerung an die Magie darf nicht außer Acht gelassen werden, er war sogar Bestandteil des Strafrechts in frühmodernen Staaten. Damit war die strukturelle und massenhafte Verfolgung geebnet und rechtlich legitimiert. Aufgrund der Geständnisse, die man mit der Folter erzwang, richtete die patriarchale Gesellschaft Mitteleuropas zwischen 40.000 und 60.000 Menschen hin – drei Viertel davon Frauen –. Die einzige Hexe, die in Wien verbrannt wurde, war übrigens Elisabeth Plainacher, der man die Schuld an vielen Todesfällen in ihrer Familie gab. Unter Folter gab sie zu, ihre Verwandten verhext, an Hexensabbaten am Ötscher teilgenommen und Gewitter heraufbeschworen zu haben und überhaupt mit dem Teufel in Verbindung zu stehen. Sie wurde 1583 im heutigen dritten Bezirk verbrannt. Die Angst vor der mächtigen Frau war neben dem Glauben und der Religion sicherlich ein tiefkeimendes Motiv.

Eine Straftat, die damals Hand in Hand mit der Hexerei ging, war der Giftmord. Das Wissen über Gift wurde lange Zeit der Mystik und Zauberei zugeschrieben. Bereits im römischen Recht gehörte der Giftmord zu den Zaubereidelikten. Grund dafür war die Unkenntnis darüber, welcher Mord durch eine Vergiftung oder einen Zauber herbeigeführt worden war. Das verdeutlicht auch das lateinische Wort „veneficus", das sowohl Zauberer als auch Giftmischer bedeuten kann. Der Begriff kommt in der Strafvorschrift des römischen Diktators Lucius Cornelius Sulla um 81 v. Chr. vor: dem Erlass „Lex Cornelia de sicariis et veneficis 189". Darin ist erstmals der Umgang mit Meuchelmördern, Zauberern und Giftmischern rechtlich erfasst (Dertinger 2016).

Die erste dokumentierte Serienmörderin, die mit Gift tötete, war Locusta (Newton 2002). Sie soll im Rom des ersten Jahrhunderts für viele einschlägige Verbrechen verantwortlich gewesen sein. Im Jahr 54 trug ihr Neros Mutter Agrippina auf, ein Pilzgericht zuzubereiten, das Kaiser Claudius beim zweiten Versuch erfolgreich ins Jenseits beförderte. Kurz nach der Ermordung von Claudius bestieg Nero den Thron, der seine „Helferin" schützte und vor der Hinrichtung bewahrte. Dafür verlangte er von ihr, sie solle Britannicus, den Sohn des Claudius, töten, der ihn als „Thronräuber" beschimpfte. Ihr erster Versuch schlug fehl. Die zweite Dosis Gift erfüllte den Zweck, und Locusta stand weiterhin unter Neros Schutz. Als Nero Selbstmord beging, war sie seinen Feinden letztlich doch ausgeliefert. Im Jänner 69 fand Locusta ein grausames Ende. Ihre Hinrichtung fiel mit dem römischen Agonalia-Fest am 9. Jänner zusammen. Sie wurde von einer für diesen Zweck abgerichteten Giraffe öffentlich vergewaltigt und von wilden Tieren zerrissen.

Im Mittelalter verstärkte die katholische Kirche die Verbindung von Giftanwendungen und Zauberei. Sie tat beides als Bündnis mit dem Teufel ab. Ein Religionsverbrechen gegen den christlichen Glauben. Die gängige Bestrafung dafür: der Scheiterhaufen. Im Gesetz des oströmischen Kaisers Justitian I. von 534 n. Chr. werden Giftmörder, Flüsterer und Zauberformeln unter dem Überbegriff „artes odiosae", also den verhassten Künsten, zusammengefasst. Erst durch die Entmystifizierung schaffte es das Delikt, von der Hexerei losgelöst und im Recht verankert zu werden. Mittlerweile zählt es ohne Sonderstellung zum Tötungsdelikt.

Der weiblichen Attribution des Giftmordes ist schwer beizukommen, obwohl die Statistik mittlerweile zeigt, dass weibliche und männliche Täter sich das Gleichgewicht halten. In der frühen Kriminalistik hieß es, dass der Giftmord vorwiegend von Frauen begangen wird, darüber war man sich einig. Es wurde postuliert, dass der Giftmord auf besondere Weise der passiven Anlage der Frau entspreche, die aus ihrer körperlichen und seelischen Schwäche hervorginge. Das Gift als mittelbare Macht, die Ersatz für jene Macht ist, die der Frau von der Natur konstitutionell nicht zugewiesen wurde. Die unbemerkte Art, mit der sich der Giftmord vollziehe, seine Lautlosigkeit und Heimlichkeit kämen der Natur der Frau entgegen. Das im Anschluss an die Tat oft geheuchelte Mitleid und der Verweis auf die hingebungsvolle Pflege der Opfer, zeige die weibliche Fähigkeit zur List, Intrige und Verstellungskunst. So die Gedanken der damaligen Kriminalisten, natürlich allesamt Männer. Auch hier verwirklicht sich das Stereotyp, der minderwertigen Frau und der dunklen Seite.

Aus heutiger Sicht stimmt es zwar, dass Frauen ihre körperliche Schwäche gegenüber Männern durch Hilfsmittel aufwiegen, jedoch ist der Giftmord nicht generell der Frau zuzuordnen. Gleiches gilt für die Listigkeit und das Heuchlerische. Sind der Täterin Gefühle und Emotionen fremd, kann das auf eine Psychopathie hinweisen, die sie zu einer Serienmörderin machen kann. So wie man es der Giftmörderin Gesche Margarethe Gottfried nachsagte, die 1828 in Bremen verhaftet wurde. 15 Personen tötete sie durch Vergiftung, darunter ihre Eltern, ihre 3 Kinder, den zweiten Ehemann und ihren Verlobten. Ihr Verteidiger plädierte auf einen „seelengestörten Zustand", auf den ihr emotionsloses Vorgehen, ihre fehlende Reue und ihre Gewissensbisse hindeuten sollten. Er sprach von einer „giftmordsüchtigen Monomanie". Gesche Gottfried gilt als eine der berüchtigtsten Giftmörderinnen der deutschen Geschichte und wurde 1831 in Bremen hingerichtet.

Die Historie zeigt, dass das Stereotyp der friedfertigen Frau überwiegend widerlegt wurde, aber immer noch relevant ist. Es ist schwierig, jahrhundertealte Vorstellungen aus den Köpfen der Menschen zu löschen. Einen weiteren Versuch macht ein Blick ins Dritte Reich. Unter den Nationalsozialisten spielten Frauen eine nicht zu unterschätzende Rolle. Sie billigten und unterstützten die Verbrechen gegen die Menschlichkeit, was völlig im Gegensatz zu dem Stereotyp steht, dass die Frau in Kriegen eine ausschließlich helfende und heilende Funktion einnahm. Ebenso wird gern ihre Widerstandfähigkeit betont. Gänzlich außer Acht lässt man dabei ihre Grausamkeit, die sich insbesondere bei den KZ-Aufseherinnen Bahn bricht.

Man weiß, dass Aufseherinnen brutal sadistisch vorgingen, sich aber meist nicht schuldig fühlten, da sie meinten, nur ihre Pflicht getan zu haben. KZ-Überlebende beschrieben sie manchmal sogar brutaler als ihre männlichen Kollegen (Heid 2010). In Deutschland wurden im Frauen-KZ Ravensbrück zwischen 1942 und 1944 ungefähr 3500 Frauen zur SS-Aufseherin ausgebildet. Manche blieben vor Ort, andere wurden in die Frauenabteilungen anderer Konzentrationslager geschickt. Man schätzt den weiblichen Anteil der KZ-Aufseher auf etwa 10 %.

Viele Frauen meldeten sich freiwillig, wegen des hohen Lohns, der guten Verpflegung und der Aufstiegschancen. Es gab daher auch Frauen in politischen Machtpositionen, die mit den Männern nahezu gleichrangig waren und ihre Macht ausnutzten, um Denunziationen, bestialische Entscheidungen im Dienst des Regimes zu unterstützen und auch auszuüben. Frauen sahen ihre Karrierechancen identisch mit denen der Männer, waren stolz über ihr regimekonformes Verhalten, hatten das Gefühl, sich zu emanzipieren. Ein

Trugbild, das die Nazis den Frauen bewusst vermittelten. Die Diskriminierung war nicht gleich ersichtlich. Außer man las Adolf Hitlers *Mein Kampf*. Darin galt die Emanzipation als ein „vom jüdischen Intellekt erfundenes Wort", „dessen Inhalt von demselben Geist geprägt" sei. Die Frauenbewegung habe von der weiblichen Bestimmung abgelenkt, Hausfrau und Mutter zu sein. Die Frau war dem Mann im NS-System also klar unterstellt, keinesfalls gleichwertig. Selbstlos und aufopfernd sollte sie den Nachwuchs des Regimes gebären, für das sie mit dem Mutterkreuz ausgezeichnet wurde. Erst im Laufe des Krieges zog man Frauen auch für härtere Arbeiten in der Waffenproduktion und der Landesverteidigung ein. Die einseitige Theorie, dass Frauen nur Opfer des Nationalsozialismus waren, wird damit widerlegt, sie waren auch Täterinnen.

Andererseits gab es Frauen, die tatsächlich nichts wahrnahmen, obwohl sie unmittelbar in Hitlers Umkreis tätig waren. Traudl Junge, eine der vier Sekretärinnen von Hitler zwischen 1942–1945, sprach in einem ausführlichen Interview in dem Dokumentationsfilm „Im toten Winkel – Hitlers Sekretärin" von André Heller und Othmar Schmiderer (2002) über ihre Zeit beim Führer. Hitler hatte ihr noch sein Testament im Bunker diktiert. Sie fühlte sich ein Leben lang schuldig, obwohl sie keine Schuld traf. Im letzten Telefonat mit André Heller – sie lag schon im Sterben – sagte sie: „Lieber Herr Heller, das hat einen Sinn gemacht", sie meinte die Interviews für den Film, „denn ich bin jetzt in der Lage mir zu verzeihen. Ich habe meine Geschichte losgelassen, nun lässt mich das Leben los." (Wiener Zeitung, 2. Februar 2002). Kurz vor ihrem Tod stellte sie auch noch das schon 1947 abgefasste, aber damals nicht verlegte Buch *Bis zur letzten Stunde – Hitlers Sekretärin erzählt ihr Leben* fertig. Frauen wie sie pauschal zu verurteilen, ihnen Schuld an dem Geschehen zu geben und im Nachhinein zu postulieren, sie hätten anders handeln müssen, schlägt ins Leere. Sie ahnten nichts von den Gräueltaten. Traudl Junges schonungslose Offenheit in den Erzählungen bringt das zutage, was in der Dokumentation treffend als „Banalität des Bösen" bezeichnet wurde, und oft gerade deswegen so wenig offenkundig sichtbar ist.

Umgekehrt gab es die sog. Straftäterinnen aus Sicht des NS-Regimes, Widerstandskämpferinnen wie Sophie Scholl, die nach dem Zusammenbruch des NS-Regimes für Traudl Junge (2003) ein mahnendes Vorbild blieb. Obwohl die beiden nahezu gleich alt waren, hatte nur Sophie Scholl frühzeitig erkannt, was im Dritten Reich vorging. Traudl Junge machte sich das ein Leben lang zum Vorwurf.

Viele dieser „Straftäterinnen" der NS-Zeit kamen in die Konzentrationslager. In Deutschland gab es zwei eigene Frauen-KZs. Zuerst im bayrischen Moringen (1933) und, als das voll war, ein zweites in Ravensbrück in Mecklenburg (1938). Dort wurden bis Ende 1944 etwa 42.000 Frauen aus 23 Nationen festgehalten (Schmölzer 1990).

Es sind die zwei Seiten der Frau und generell des Menschen, die schwer begreiflich sind. Besonders deutlich durchlebt man das als Leser des Weltbestsellers und Films *Der Vorleser* (Schlink 1995), um noch einmal einen Blick in die Literatur zu werfen. Zu Beginn geht es um die zärtliche Liebesbeziehung zwischen dem 15-jährigen Buben, Michael Berg, und der 36-jährigen Straßenbahnschaffnerin, Hanna Schmitz. Erst später erfährt der Junge von ihrer Karriere als KZ-Aufseherin, in der sie bei einem Bombenanschlag eine Gruppe von Frauen in einer Kirche verbrennen hatte lassen. Michael kann es nicht glauben, der Leser auch nicht. Wir können uns kaum eine KZ-Wärterin mit martialischer Härte und Befehlsgewalt vorstellen, die gleichzeitig als erotische Frau eine zärtliche Liebesbeziehung mit einem Minderjährigen führt. Die Stereotype werden in dem Meisterwerk entlarvt. Die Verstrickung der Frauen mit dem Nationalsozialismus wurden lange ignoriert, auch kamen sie bei den Prozessen nach dem Krieg glimpflicher davon als die Männer. Doch das Frauenideal, das nur den positiven Seelenteil zeigt, kann spätestens mit den NS-Frauen widerlegt werden.

Gewalt- und Sexualstraftäterinnen werden in unserer Gesellschaft immer öfter klar benannt. Nicht genug, aber Tendenz steigend. In den USA erstellt der Sicherheitsdienst des FBIs „Most-Wanted-Listen". Die Liste dient der amerikanischen Öffentlichkeit, um bei der Suche nach flüchtigen Kriminellen zu unterstützen. Im Jahr 1950 waren erstmals auch Verbrecherinnen angeführt.

Auch Europol fahndet. Unter dem Motto „Crime has no gender" will die europäische Polizeibehörde für Verbrechen sensibilisieren, die von Frauen begangen werden. Mit Fotos, Namen und Geschichten wird nach den gefährlichsten Straftäterinnen der EU gesucht.

2.4   Theorien zur Frauenkriminalität

Die geschichtliche Betrachtung der forensischen Psychiatrie führt unweigerlich zur Kriminologie und der Entstehung von Kriminalitätstheorien. Über die Jahrhunderte hinweg änderten sich die Ansichten hinsichtlich der Bedeutung von Anlage und Umwelt für kriminelles Verhalten. Einerseits ging man vom angeborenen Verbrechertum aus, andererseits von erworbenen Umwelt- und Sozialisationseinflüssen.

So gibt es völlig unterschiedliche Ansichten darüber, wie eine Frau zur Straftäterin wird und was eine solche ausmacht. Immer wieder strebte man danach, Kriminalität und Verrücktheit anhand äußerer Erscheinungsmerkmale und bestimmter Gene oder in Gehirnarealen festzumachen. Schon bei Aristoteles tauchte die Vorstellung auf, Selbstmord, Verbrechen und Laster aller Art ließen ein Volk untergehen. Hippokrates erachtete Verbrechen als „Tat eines Irrsinnigen". Im römischen Recht machte man einen Unterschied bei Personen, die mangels eigenen Willens nicht bestraft werden konnten, deren Taten krankhaft begründet waren. Im germanischen Recht stellte sich die Frage der Schuldfähigkeit erst gar nicht, da der Vormund für sämtliche Taten haftete.

Heute weiß man, kriminelles Verhalten wird durch vielschichtige Variablen ausgelöst. Es wird nicht durch ein einziges komplexes Merkmal vererbt, sondern in Form sog. kodierter Informationen. Abgesehen davon trägt jeder Mensch destruktive Anteile in sich, aber nicht jeder ist gewalttätig. Selbst bei konkret definierten Störungen sind Gene nicht allein entscheidend. Blickt man zurück in die jüngere Geschichte, so nahmen Vertreter der klassischen Kriminologie an, Personen begingen kriminelle Handlungen nach Abwägung der Vor- und Nachteile aufgrund eines freien Willensentschlusses. Demnach stellt sich immer wieder die Frage, ob wir unseren negativen Gefühlen und Impulsen nachgeben müssen oder Alternativen zur Verfügung haben. Es ist die Frage nach dem freien Willen, der in Abschn. 2.5 diskutiert wird.

Jeder Kultur- und Zeitgeist brachte diverse Kriminalitätstheorien hervor, die sich zwischen dem angeborenen Verbrechertum und den erworbenen Umwelt- und Sozialisationseinflüssen bewegten. Die weibliche Kriminalität war aber stets ein eigenes Thema. Man konnte es sich nicht erklären, galt eine Frau damals noch nicht einmal als vollwertiger Mensch. Gehen wir dazu ein paar Jahrhunderte zurück.

Im 18. Jahrhundert wurde in der Wissenschaft der Anthropologie der Mensch nur als männlich deklariert. Die Frau war, wenn überhaupt, die Abweichung der „Norm Mann". Auch der Kriminelle war unter den Abweichungen einzuordnen. Der Wissenschaft gab es Rätsel auf, wieso ein Mensch innerhalb einer Gesellschaft von den Normen abwich, ihre Regeln ganz bewusst brach und dadurch die göttliche Ordnung störte. Die kriminelle Handlung basierte zwar auf dem freien Willensentschluss, blieb aber ein männliches Phänomen.

Vor diesem Hintergrund lässt sich erahnen, wie dubios es war, eine Straftäterin zu verstehen. Denn sie verband im doppelten Sinne zwei Abweichungen: die der Frau und der Kriminalität. Ein Paradoxon, an das sich nur wenige Gelehrte wagten. Ein paar von ihnen kamen in Abschn. 2.3 bei der Auseinandersetzung mit den Missbrauchsfällen oder Giftmorden durch Frauen in der

Geschichte vor. Die dortige Erklärung, warum das Töten durch Gift typisch weiblicher Natur entspricht, zeichnete das damalige Frauenbild ab.

Zum Verständnis dieser Vorstellung, muss man aber noch ein weiteres Stück in der Zeit zurückgehen, in die Antike. Dorthin, wo die Lehre der Säfte den menschlichen Körper erklärte. So auch die angenommene körperliche und seelische Schwäche der Frau. Schuld dafür war eine spezifische Konsistenz der weiblichen Säfte. Daran setzte die katholische Kirche mit ihrer Theorie an und hängte dem weiblichen Wesen eine reizbare Einbildungskraft und mangelnde Verstandeskraft um. Durch diese Schwäche war sie gefährdet, dem Einfluss des Teufels zu verfallen, und damit der Sünde mehr zugetan zu sein als der Mann. Das lag auch an ihrem weiblichen Urtrieb zu gebären und damit an der Nähe zur Sexualität. Es wird verständlich, warum die heilige Mutter Maria ohne menschliche Befruchtung den göttlichen Sohn empfangen musste.

Ende des 18. Jahrhunderts kamen die Humanwissenschaften auf und mit ihnen die Theorie des Vernunftwesens. Der Verstand wurde aber nur dem Mann zugeschrieben, er besaß die Fähigkeit zur Sittlichkeit und zur vollen Selbstverantwortung. Die Frau blieb ein Naturwesen, konnte ihre Triebhaftigkeit und Leidenschaft nicht durch Vernunft bändigen. Zusätzlich argumentierte man die weibliche Unterlegenheit mit der natürlichen Ordnung. So wird dem Aufklärer Jean-Jacques Rousseau die Äußerung zugeschrieben: „Die Natur schuf den Mann zum Herrn der Schöpfung. Ist nicht das Weib kleiner, zarter, schwächer, geformt?" (Honegger 1991). Wir sind wieder bei der „Norm Mann".

Jede neue Erkenntnis in der Wissenschaft nahm man als Bestätigung für das Hierarchiegefüge her, für die Andersartigkeit der Frau. Die Anatomie betonte ihre schwächere körperlich-organische Konstitution. Die Entdeckung des Nervensystems sorgte dafür, dass der Frau die Sensibilität als vorherrschende Kraft im weiblichen Organismus zugeschrieben wurde. Im psychiatrischen Diskurs des 19. und 20. Jahrhunderts übernahm man die vorangegangenen Theorien und weitete sie aus. Die geschlechtliche Determination und Affektnähe führten zur Annahme, dass die Hysterie ein fundamentales Charakteristikum des weiblichen Wesens ist. Damit gingen eine nervliche Minderwertigkeit und psychische Erkrankung einher. Als Ursache für die Hysterie nannten die Psychiater eine erhöhte Reizbarkeit des Nervensystems oder eine pathologische Veränderung des weiblichen Genitalsystems. Also war die Biologie schuld am Verhalten der Frau. Typische Merkmale waren instinktgeleitete Handlungen, Unselbstständigkeit, die Unfähigkeit, Affekten, also Versuchungen, zu widerstehen, und die Neigung, sich zu verstellen. Das erinnert an die Spezifikation der weiblichen Giftmörderin.

Da die Mediziner als die neuen Priester galten, hinterfragte man solche Thesen auch nicht. Vielmehr suchte man nach immer neuen Beweisen und Erklärungen. Auch die Kriminalität der Frau erklärte man sich mithilfe des weiblichen Organismus. Erich Wulffen schrieb 1923 dazu: „Eine besondere Art dieses Sexualverbrechens ist das Weib, dessen ganzes Wesen in nicht missverstehendem Sinne Geschlechtlichkeit ist, die mit seiner Verbrechensausübung fast immer einen in der Verknüpfungsart variierenden Zusammenhang aufweist." Während der Menstruation war das „Weib" übrigens besonders anfällig.

Durch den Fokus auf die weibliche Sexualität, entwickelte sich die Prostitutionstheorie. Auf der einen Seite setzte man eine Verbrecherin und eine Prostituierte auf die gleiche Ebene, sowohl hirnanatomisch wie auch psychologisch. Das heißt, die Prostitution wurde als eigentliche Erscheinungsform der weiblichen Kriminalität gesehen. Auf der anderen Seite unterstellte man der Frau durch ihre körperliche Schwäche und geringere Intelligenz auch ein weniger häufiges Auftreten von Straftaten.

An dieser Stelle muss Sigmund Freud als Begründer der Psychoanalyse noch einmal genannt werden. Er nahm an, dass Menschen aus Schuldbewusstsein zu Verbrechern würden (Freud 1916). Sie könnten mit ihren unbändigen und verpönten Triebwünschen nicht fertig werden, begingen kriminelle Taten, um ihr Schuldbewusstsein zu beschwichtigen. Auch veröffentlichte Freud einige Theorien, die das Frauenbild tiefgehend prägten. Eine seiner bekanntesten Aussagen ist wohl (Freud 1940): „Zur Unterscheidung des Männlichen vom Weiblichen im Seelenleben dient uns eine offenbar ungenügende empirische und konventionelle Gleichstellung. Wir heißen alles, was stark und aktiv ist, männlich, was schwach und passiv ist, weiblich."

Es ist offensichtlich, dass hier die Wertvorstellungen seiner Zeit eingeflossen sind. Er erkannte die Kraft und die Macht der Frau, konnte aber nicht damit umgehen. Sie machte ihm Angst. Vielleicht beschrieb er deshalb in seinem Weiblichkeitskonzept die weibliche Stärke als männliche Minusvariante. Vielmehr wäre ihre Kraft eine Überkompensation, und ihre Schwäche wären der Neid und die Minderwertigkeitskomplexe. Er sprach vom sog. Penisneid der Frau. Sie würde sich nie ganz fühlen und das fehlende Glied überkompensieren. Das Geschlechtsleben der Frau erachtete Freud (1926) als „dark continent", als nicht begreifbaren oder ersichtlichen Bereich. Das bildete seine generelle Angst vor dem weiblichen Geschlecht ab und war überdies zu kurz gegriffen, wie auch C. G. Jung (1995) kritisierte.

Erst später begannen Wissenschaftler, die Theorien zu überdenken. Die geringe Anzahl an Sexualstraftaten durch eine Frau, erklärten sie sich dadurch, dass sich der generell schwächere weibliche Geschlechtstrieb in Passivität äußerte und damit vor sexuell kriminellen Handlungen schützte. Der stärkere Geschlechtstrieb des Mannes würde hingegen eher zu einem solchen Handeln führen. Auch die Kombination der weiblichen Chromosomen sollte zu mehr Stabilität im Verhalten der Frau führen. Genau wusste es aber niemand (Hunger 2019; Dertinger 2016).

Es entstand die Rollentheorie, die kriminelles Verhalten durch die unterschiedlichen Rollenmuster der beiden Geschlechter erklärte. Als Kind und Jugendlicher erlernt man in der Sozialisation geschlechtsspezifische Verhaltensmuster. Mädchen würden dabei eine passive, aber freundliche Rolle annehmen. Buben erleben einen traurigeren und härteren Umgang, der eher zu kriminellem Verhalten führt. Ein Ansatz, der in die richtige Richtung geht, aber kein Alleinstellungsmerkmal aufweist. Eine Vielfalt an Faktoren beeinflusst das Handeln eines Menschen.

Eine weitere Theorie ist die Kavalierstheorie. Dabei wird Männern wie Frauen immerhin die gleiche Anlage für kriminelles Verhalten zugeschrieben. Das weibliche Wesen könne es bloß besser verstecken. Schlussendlich setzte sich im Gedächtnis das Bild der friedfertigen Frau fest.

An dem rüttelte auch die Emanzipation nicht, ganz im Gegenteil, Aggression und Destruktivität wurden voll und ganz auf den Mann verlagert. Kommt es zu Gewaltausschreitungen oder sexuell strafbarem Handeln, gingen sie immer vom Mann aus. War es eine Frau, so wäre sie unter männlichem Einfluss gestanden. Auch nahm man an, dass es bei Gericht deswegen zu milderen Verurteilungen kommt.

Die feministischen Ansätze erklärten die geringe weibliche Kriminalitätsrate durch die Unterdrückung und Abhängigkeit der Frau vom Mann und ihre Art damit umzugehen. Um den Konflikt zu lösen, richtet die Frau ihre Aggression nicht gegen andere, wenn, dann nur als Reaktion auf erfahrene Gewalt oder zur Abwehr derselben, sondern primär gegen sich selbst. Das In-sich-Hineinfressen würde zu diversen Krankheiten und Süchten führen. Daraus entstand auch die Ansicht, dass Frauen häufiger in psychiatrischen Einrichtungen landeten und Männer in Gefängnissen.

Durch den gesellschaftlichen Strukturwandel der 1970er-Jahre und das wissenschaftliche Umdenken sind die meisten Ansätze der Vergangenheit überholt.

Somit wären die tiefverwurzelten Klischees und Stereotype entlarvt, ihre Wurzeln gefunden. Nun liegt es an unserer modernen Gesellschaft, als Vernunftwesen neue Perspektiven zu säen. Anregungen dazu bieten der Abschn. 2.5 und die nachfolgenden Kapitel. Die Neurowissenschaft soll den Anfang machen.

2.5 Exkurs: Der freie Wille? Erkenntnisse aus der Neurowissenschaft

Bevor ich tiefer auf die Motive und Auslöser einer Gewalt- oder Sexualstraftäterin eingehe, erscheint mir ein kurzer Exkurs ins Reich der Neurowissenschaft wichtig. Man kann es als alternativen Gedankengang zu Kap. 3 und als Anstoß für einen Paradigmenwechsel sehen. Es ist ein sehr kontroverses Thema, das Anregungen zum Diskurs liefert.

Die Frage, ob Menschen für ihr Handeln verantwortlich sind, wird seit der Antike, etwa bei Aristoteles und in der „Stoa", immer wieder gestellt. Freud und Vertreter der Psychoanalyse gehen davon aus, dass wesentliche Motivationen für unser Handeln unbewusst sind. Sozialwissenschaftler argumentieren, dass die Umstände, in die wir hineingeboren werden und unter denen wir aufwachsen, prägen. Schließlich stellen Vertreter der Hirnforschung den freien Willen als Illusion des Menschen hin. Sie argumentieren, dass jede bewusste Entscheidung nur Abbild von bereits Millisekunden davor ablaufenden Gehirnprozessen ist. Die Fähigkeit des Menschen, frei handeln zu können, hat grundlegende Bedeutung. Auch im Straf- und Zivilrecht ist es wesentlich, ob jemand für sein Handeln verantwortlich gemacht werden kann (Stompe und Schanda 2010; Sasz 2007).

Die Hirnbiologie befasst sich schon länger mit der Frage nach dem freien Willen. Neurobiologen vertreten die These, dass strafbares Handeln durch neurobiologische Defizite verursacht wird. Daraus ergibt sich, dass es keine Schuld und keine Verantwortung für strafbares Handeln geben kann. Eine Straffällige könnte also für ihre Taten nicht verantwortlich gemacht werden. Dabei kommt die Frage auf, ob demnächst nur mehr das Gehirn vor Gericht stehen wird. Klingt illusorisch, war allerdings vereinzelt schon Realität in Gerichtssälen.

Im Jahr 2011 stand in Como eine Täterin unter Anklage, ihre Schwester ermordet, deren Leiche verbrannt und ihre Eltern getötet zu haben. Es gab Uneinigkeit unter den beiden psychiatrischen Gutachtern, die über die Zurechnungsfähigkeit der Angeklagten entscheiden sollten. Man zog zwei Neurowissenschaftler hinzu. Bei deren Messungen kam heraus, dass im Vergleich mit 10 Kontrollpersonen anatomische Auffälligkeiten beim Gehirnvolumen vorlagen. Sie zeigten sich im limbischen System, das für die Emotionsverarbeitung zuständig ist. Zudem meinten die beiden, sog. Risikogene für gewalttätiges Verhalten nachgewiesen zu haben. Die Frau erhielt auf Grund ihrer Hirnbiologie Strafminderung, wider die Tatsache, dass sie des mehrfachen Mordes angeklagt war.

Demgegenüber steht ein Fall, der sich im November 2009 in Albuquerque, USA, zugetragen hat. Damals hat ein Richter an der Universität von New Mexico das Zeigen von Gehirnscans für die Verteidigung des Serienmörders Brian Dugan untersagt.

Zwei Jahre zuvor gab es einen Prozess, bei dem eine Frau einen Mann erstach, der sich über ihren Kopfschmuck und ihre traditionelle Gesichtsbemalung lustig gemacht hatte, die Zeichen ihrer Religion waren. Die Anwältin plädierte auf Zurechnungsunfähigkeit ihrer Klientin. Zwei psychiatrische und ein psychologisches Gutachten attestierten der Angeklagten eine geminderte Kritik- und Hemmfähigkeit. Ein Neuroforensiker, der noch hinzugezogen wurde, legte auffällige Gehirnscans vor. Eine Analyse der Gene zeigte ebenfalls Auffälligkeiten, die auf gewalttätiges Verhalten schließen ließen. Die Täterin bekam ebenfalls ein milderes Urteil.

Immer öfter werden vor Gericht neurobiologische Befunde herangezogen, um die Ursache für abweichendes Verhalten zu erklären. Es gibt durchaus Erkenntnisse, die das rechtfertigen. Die Wissenschaft fand zum Beispiel heraus, dass Schäden im Großhirn mit deutlichen Persönlichkeitsveränderungen und Beeinträchtigungen des Sozialverhaltens einhergehen können. Wichtig ist dabei auch der Zeitpunkt, an dem sich der Mensch die Schäden zugezogen hat. Stammen die Hirnschäden von der Geburt oder aus der frühen Kindheit, sind die Störungen im Sozialverhalten und der Persönlichkeit deutlicher nachzuweisen als nach Vorfällen im Erwachsenenalter. Es kann zu Störungen der Reizaufnahme und -verarbeitung kommen, die durch minimale Dysfunktionen des Gehirns verursacht werden, außerdem zu Fehleinschätzungen von Situationen und zu unüberlegten, kurzschlüssigen, sogar kriminellen Handlungen. Die Betreffenden sind vom Anreiz einer Situation so überwältigt, dass sie die angemessene Hemmung erst zu spät entwickeln. Anders gesagt: Sie führen die kriminelle Handlung aus, bevor sie die Folgen bedenken.

Als Ursache für diese Störungen nimmt man konditionierte Lernprozesse an, die positive Gefühle, Spannungsabbau und Beruhigung vermitteln. Es können aber auch gewisse neurobiologische und Persönlichkeitsfaktoren dafür verantwortlich sein, die mit veränderten Aktivitäten im Serotonin- und Dopaminsystem und Funktionsstörungen im Frontalhirn einhergehen.

Eine weitere Methode für die Darstellung von Defiziten ist der Vergleich von Positronen-Emissons-Tomografien (PET-Scans). Dafür injiziert man eine radioaktiv markierte Flüssigkeit, die auf den dreidimensionalen Bildern aktive Stoffwechselvorgänge im Gewebe erkennbar macht. Mit solchen Scans wollte man beweisen, dass das Gehirn einer Mörderin eine andere Beschaffenheit aufweist, als das von Normalpersonen. Dahinter steht die Theorie, kriminelles und gewalttätiges Verhalten mit Auffälligkeiten im Frontallappen der Großhirnrinde in Verbindung setzen zu können. Bei einer anderen Untersuchung wurde dieses bildgebende Verfahren angewandt, um pädosexuelle Gefühle auf Aktivitäten in bestimmten Hirnregionen zurückzuführen.

Unbestritten ist, dass neurobiologische Befunde auf gewisse Fähigkeiten oder Defizite hinweisen können. Das heißt, PET-Scans können neurologische Störungen und Krankheiten verdeutlichen, aber keine Erklärungen für strafbares Verhalten einer Täterin liefern. Jemand, der eine Hirnschädigung hat und dadurch Enthemmung und geminderte Kritikfähigkeit aufweist, hat in seiner Handlungsfähigkeit einen geringeren Spielraum. Trotzdem lässt sich kriminelles Verhalten nicht ausschließlich mit neurobiologischen Auffälligkeiten erklären. Auch wenn man „das Böse" im Gehirn des Menschen erkennen könnte, würde das nicht viel aussagen, weil jeder von uns Teile davon in sich trägt. Letztlich ist jeder Mensch in der Lage, ein Verbrechen zu begehen, jeder ist ein potenzieller Straftäter. Das hat der deutsche Strafverteidiger und Schriftsteller, Ferdinand von Schirach (2010), auf den Punkt gebracht: „Es ist die Situation, die das Verbrechen gebiert. Wir tanzen auf einer dünnen Schicht aus Eis, und manchmal bricht sie."

Es bräuchte bei einer neurowissenschaftlichen Untersuchung also auch die Unterscheidung zwischen Menschen, die böse denken, vs. denen, die böse handeln. Eine Person, die über einen Mord nachdenkt, ist anders zu behandeln, als jemand, der ihn auch ausführt. Jeder hat mal solche Gedanken. Es bedürfte eines Scans, der den Übergang vom Fühlen ins Handeln und die dazwischenliegende Entscheidung auch abbilden kann. Bisher war das noch nicht möglich.

Die Komplexität, die die Analyse anhand von Hirnscans erschwert, macht die Willensfreiheit aus. Darüber wird schon sehr lange Diskurs geführt, der sich auf sehr vielen Ebenen abspielt. Die zentrale Frage: Hat der Mensch einen freien Willen oder nicht? Dabei handelt es sich stets um eine philosophische Frage, die verschiedene Antworten hervorgebracht hat.

Einerseits wurde angenommen, dass der freie Wille Folge und Ausdruck des Denkens und Handelns ist. Andererseits wird auch vermutet, dass er ausschließlich auf Gehirnaktivitäten basiere. Die moderne Neurowissenschaft reduziert Entscheidungen auf ein Wechselspiel zwischen zwei Gehirnarealen: einem Teil des Stirnhirns, also einem präfrontalen Teil der Großhirnrinde, und dem limbischen System, das überwiegend die Gefühle und Triebe steuert.

Anders formuliert: Moralische Entscheidungen werden durch ein Abwägen von Vernunft und Gefühlen getroffen. Laut Hirnforschung trifft allerdings das Gehirn die Entscheidung, ehe es einem bewusst ist. Ergo würde der Mensch vom Gehirn ferngesteuert, könnte er für seine Handlungen nicht verantwortlich gemacht werden und wäre schuldlos, weil er nur

Befehle ausführe, auch wenn es seine eigenen sind. Ein Paradigmenwechsel, der die gesamte Justiz in Frage stellen würde. Die Suche nach einem Schuldigen gäbe es nicht mehr, sie wäre hinfällig. Das Gehirn säße allein auf der Anklagebank.

Ist der freie Wille also eine Illusion? Sind wir Marionetten unseres Zerebrums? Auszuschließen ist es nicht, dass Impuls- und Affekttaten aus Stoffwechselvorgängen und Aktivitätsänderungen im Gehirn hervorgehen. Es braucht allerdings die Klarstellung der Kausalität. Was kommt zuerst, die Veränderung im Gehirn oder der impulsive Durchbruch?

Zahlreiche Personen mit psychischen Krankheiten wurden im Hinblick auf Antworten untersucht. Aussagekräftige Ergebnisse wären ein Anfang, um Theorien aufstellen zu können. Doch trotz der enormen Fortschritte der PET-Scans ist man selbst bei klar definierten psychiatrischen Erkrankungen wie der Schizophrenie noch weit von zufriedenstellenden Erklärungsmodellen entfernt.

Und selbst, wenn ein auffälliger Hirnscan vorläge, kann aus psychiatrisch forensischer Sicht nicht auf eine grundlegend gestörte psychische Verfassung der Täterin oder auf eine allfällige Zurechnungsunfähigkeit geschlossen werden. Erst wenn sich psychiatrisch klinische Auffälligkeiten feststellen ließen, die mit dem Scan übereinstimmen, könnte das Auswirkungen auf die forensische Beurteilung haben. Das bedeutet, dass sich für eine Täterin, die auf dem PET-Scan einen Abbau von Gehirnvolumen aufweist, aber psychiatrisch klinisch unauffällig ist, keine Voraussetzung für eine krankhafte Störung der Zurechnungsfähigkeit begründen ließe.

Auch wenn eine Ungleichzeitigkeit zwischen der hirnbiologischen Aktivität und der davor liegenden bewussten Entscheidung gegeben wäre, könnte man noch nicht von einer fehlenden Verantwortungsfähigkeit ausgehen. Denn jeder Mensch kann entscheiden, ob er jemanden mit dem Messer tötet oder nicht. Und auch die spezifische Person entscheidet nicht immer gleich. Eine Tat ist immer das Resultat eines Entscheidungsprozesses, abhängig von der Situation, in der man sich gerade befindet. Generell haben Menschen nämlich durchaus Hemmungen jemanden zu töten.

Dahinter stehen evolutionsbiologisch angelegte Fähigkeiten und Hemmmechanismen, die durch soziokulturelle Entwicklungen verstärkt oder abgeschwächt werden. Auch wenn der freie Willen von der Neurowissenschaft als Konstrukt angezweifelt wird, besteht wohl ein fließender Übergang zwischen dem Einhalten und Übersteigen der Grenzen der Sozietät. Bestes Beispiel sind Beziehungstaten. Wenn Partner sich vom anderen abhängig fühlen, gibt es eine hohe Ambivalenz zwischen Liebe und Hass. Eine konstante Identifizierung ist nicht möglich. Kommt es zu einer Krise, wird der Partner zum Feind, zum Fremden. Die Gefühle sind ausgeschaltet. Dadurch ist das Tötungsdelikt überhaupt erst möglich.

Deshalb ist das Mitgefühl ein essenzieller Faktor, die Empathie. Das emotionale Einfühlen ist eng mit dem Nervenzellengeflecht im Scheitel- und Stirnlappen des Gehirns sowie in der Großhirnrinde verbunden, den sog. Spiegelneuronen. Sie befähigen uns, die Handlungen anderer gefühlsmäßig nachzuvollziehen. Auch die kognitive Empathie wurzelt in neuronalen Netzwerken im Stirnhirn und in Teilen der Großhirnrinde. Sie befähigt uns, anderen Menschen Gefühle und Gedanken zuzuschreiben. Psychopathinnen können das besonders gut. Sie erkennen sofort die Schwachstellen, Wünsche und Bedürfnisse ihrer Opfer und erlangen rasch ihr Vertrauen. Allerdings verfügen sie über wenig bis keine emotionale Empathie, sie haben kein Mitgefühl.

Der Grund dafür liegt in der frühen Kindheit. Das System der Spiegelneuronen ist zwar bei der Geburt bereits angelegt, muss aber im frühkindlichen Dialog mit den Bezugspersonen erst belebt werden. Um Mitgefühl zu erlangen, muss es also selbst erlebt werden. Die Bezugspersonen müssen zeigen, dass sie die Bedürfnisse des Kindes wahrnehmen und sich einfühlen können. In vielen Fällen ist das bei defizitärer Entwicklung, in dissozialen Kreisen und gewaltbehafteten Familiensystemen nicht möglich.

Psychopathinnen haben also meist eine schwere Kindheit hinter sich. Dazu kommen erlernte Moralvorstellungen, akzeptierte Verhaltensregeln, Konventionen des Zusammenlebens, die von der sozialen Gruppe und Kultur vorgegeben sind. Im Rahmen der Sozialisation, im Dialog mit Eltern und Mitmenschen verinnerlichen wir Gewissensinstanzen, die unterschiedlich ausgeprägt sein können. Es ist bekannt, dass Kinder mit dissozialen Stiefvätern eine solche Tendenz aufweisen können, ohne die genetische Veranlagung dafür aufzuweisen. Vor diesem Hintergrund ist auch in der Neurowissenschaft die Theorie entstanden, dass Impulsivität und Aggressionsbereitschaft Folgen einer fehlerhaften Emotionsregulation und Verarbeitung im Gehirn wären.

Adoptions- und Zwillingsstudien zeigten, dass eine gewisse genetische Disposition für Dissozialität besteht, aber auch Imitation und Identifikationsprozesse erheblich Einfluss haben. So üben Eltern, die selbst gewalttätig sind, richtungsweisenden Einfluss auf ihre Kinder aus. Und auch Stief- und Adoptionseltern prägen. Eigene Gewalt- und sexuelle Missbrauchserfahrungen fördern künftiges gewalttätiges Verhalten und können den Wandel vom seinerzeitigen „passiven" Opfer zur späteren „aktiven" Täterin begünstigen. Die frühe Traumatisierung von Täterinnen wurde stets betont, im Unterschied zu männlichen Straftätern, bei denen zweifelsohne ebensolche Erfahrungen bestehen, die aber wenig thematisiert werden.

Um die Komplexität des Themas zu erkennen, muss man verstehen, was bei psychiatrisch forensischen Untersuchungen überhaupt passiert. Dabei bezieht man sich ausschließlich auf die Beurteilung, ob krankhafte seelische Störungen maßgeblich das Tatgeschehen beeinflusst haben könnten. Es geht auch darum, ob die Voraussetzungen bestünden, zu einem sozial angepassten Verhalten überhaupt fähig zu sein. Dazu zählen die Planung von Handlungen, die Entscheidungsfindung, die Fähigkeit, Bedürfnisse und Impulse zu unterdrücken und Emotionen kontrollieren zu können.

In der forensischen Psychiatrie wird auch das sog. Diskriminationsvermögen geprüft. Dabei handelt es sich um die Einsichtsfähigkeit in das strafbare Handeln. Es kann durchaus sein, dass eine Täterin weiß, dass etwas verboten ist, es aber trotzdem tut.

Nehmen wir an, sie ist suchtkrank und braucht Geld, um sich Drogen zu kaufen. Sie begeht einen Raubüberfall, um an das nötige Kleingeld zu kommen. Bei der Tat muss sie diverse Entscheidungen treffen: Wen nimmt sie als Opfer, wo überfällt sie die Person, wie kommt sie an das Geld heran, wie reagiert, spricht und flüchtet sie? Es sind eine Fülle an Entscheidungen, getroffen von einer Suchtkranken mit nivellierter Persönlichkeit, die ihr zwingendes Bedürfnis nach Drogen über ihr moralisches Urteil stellt und dafür eine alte Frau als leichtes Opfer überfällt. Es ist zu banal anzunehmen, dass die Straftat lediglich auf diverse neurobiologische Veränderungen in ihrem Gehirn zurückzuführen ist.

Bei der Befragung gibt die Täterin an, sie hätte es nicht tun wollen, aber die alte Frau habe eben die Brieftasche offen in der Hand getragen. Sie habe keine Wahl gehabt, sie hätte schon Entzugserscheinungen gespürt. Ihre moralische Sensibilität ist herabgesetzt und dem eigenen Bedürfnis nachgeordnet. Sie nimmt in Kauf, dem betagten Opfer Leid anzutun, und findet sich mit den Konsequenzen einer auferlegten Freiheitsstrafe ab. Auf die Frage nach Schuldgefühlen oder Reue antwortete sie, dass ihr das Ganze schon leidtue. Es wirkt wie ein Lippenbekenntnis ohne emotionale Anteilnahme.

Die moralische Sensibilität ist sowohl individuell als auch kulturell unterschiedlich ausgeprägt und bildet sich in Schuld-, Scham- und Reuegefühlen ab. Nicht immer wird dem moralischen Urteil gefolgt, oft haben andere Motive, Bedürfnisse oder heftige Affekte ein größeres Gewicht. Für die forensisch psychiatrische Beurteilung der Zurechnungsunfähigkeit einer Täterin ist allerdings nur wesentlich, ob ihr Verhalten krankhaft gesteuert war. Die Motive sind nebensächlich. Beurteilt wird, wie schon erwähnt, die Einsichtsfähigkeit für die Straftat. Sie ist fast immer gegeben, außer die Angeklagte war betrunken, von Drogen benebelt, oder sie leidet unter akuten psychotischen Erkrankungen, die die Erinnerungsfähigkeit mindern. Ist das der Fall, muss geprüft werden, ob auch die Handlungsfähigkeit dadurch beeinträchtigt war. Erfahrungsgemäß und bestätigt durch Experimente hängt das Handeln von Menschen nicht davon ab, ob sie sich nun erinnern können oder nicht.

Die Beurteilung der Willensfreiheit der Täterin ist also nicht Aufgabe der forensischen Psychiatrie, es ist ein sittliches Werturteil und gehört zu den gerichtlichen Aufgaben. Die Annahme, dass eine Täterin auch anders handeln hätte können, als sie es getan hat, ist nicht zu beweisen. Auch die psychiatrische Beurteilung, ob jemand der Verführung hätte widerstehen können, ist nicht Aufgabe des forensisch psychiatrischen Sachverständigen, sondern obliegt einzig der gerichtlichen Beweiswürdigung.

Wesentlich sind die psychiatrische Beurteilung der Persönlichkeit der Täterin und ihr Bezug zum Tatgeschehen. Bei schweren Taten muss auch die künftige Gefährlichkeit der Person geprüft werden, wie bereits beim Strafvollzug erwähnt.

Die psychiatrische Schuldfähigkeitsuntersuchung weist stets eine zweistufige Struktur auf. Auf diagnostischer Ebene wird zunächst untersucht, ob eine der medizinischen Voraussetzungen für Zurechnungsunfähigkeit vorliegt. Auf der zweiten Ebene werden die Auswirkungen auf die psychischen Funktionen geprüft, insbesondere dahingehend, ob sich aus psychiatrischer Sicht die medizinischen Voraussetzungen einer Minderung oder Aufhebung der Einsichts- und erkenntnisgemäßen Handlungsfähigkeit zur Tatzeit begründen lassen.

Wesentlich ist der unmittelbare Zusammenhang zwischen den psychiatrischen Auffälligkeiten und der angelasteten Tathandlung. Selbst eine schizophrene Kranke, die sich über ihre Freundin ärgert und ihr einen so heftigen Stoß versetzt, dass sie zu Sturz kommt und sich eine schwere Körperverletzung zuzieht, ist aus psychiatrischer Sicht nicht zwangsläufig unzurechnungsfähig, weil sie an der schizophrenen Erkrankung leidet. Es sei denn, dass sie die strafbare Handlung unter dem unmittelbaren Einfluss der Erkrankung und nicht bloß aus Gründen des Ärgers ausgeführt hat.

Die alte forensische Psychiatrie ging noch weniger differenziert vor und erachtete Schizophrene, die strafbare Handlungen begingen, stets als unzurechnungsfähig. Die Kranken sind selbst dieser Ansicht, was sie nach einer strafbaren Handlung bei polizeilicher Befragung oder bei der psychiatrisch forensischen Befunderhebung auch äußern. Sie berufen sich auf ihre „Narrenfreiheit", die sie auch so benennen. Dem ist allerdings nicht so, wie ein Beispiel zeigt.

Eine 50-jährige Frau leidet unter chronischer Schizophrenie. Sie sucht immer wieder teure Restaurants auf, wo sie es sich ausgiebig schmecken lässt. Erstaunlicherweise wird sie auch immer bedient, denn bei der Übergabe der

Rechnung erklärt sie stets lakonisch, kein Geld zu haben. Sie habe eine Erwachsenenvertretung, die ihre finanziellen Belange regeln würde. Die herbeigerufene Polizei muss feststellen, dass die Angaben der Kranken richtig sind, sie hat tatsächlich einen Erwachsenenvertreter. Am Ende stellt sie bei den Beamten klar, dass ihr sowieso nichts passieren könne, weil sie unter Schizophrenie leide. Dem ist allerdings nicht so. Auch schizophrene Kranke wissen, dass sie für bestelltes Essen bezahlen müssen. Es ist also kein unmittelbarer Zusammenhang mit der schizophrenen Erkrankung zu erkennen. Ein mittelbarer aber schon, der eine Minderung der erkenntnisgemäßen Handlungsfähigkeit annehmen lässt: Chronisch Schizophrene weisen nivellierte, ethisch moralische Instanzen und eine geminderte Kritik- und Hemmfähigkeit auf. Die Persönlichkeit wirkt vergröbert, fehlangepasst. In dem Fall nimmt die schizophrene Täterin immer wieder aufs Neue in Kauf, dass es zu Schwierigkeiten kommt, wenn sie Essen geht und nicht bezahlt. Sie weiß aber, dass sie sich in finanziellen Belangen auf ihre Erwachsenenvertretung ausreden kann und die Angelegenheit somit nicht weiter verfolgt wird. Ginge man streng psychiatrisch forensisch vor, müsste eine geminderte erkenntnisgemäße Handlungsfähigkeit angenommen werden, entstanden aus einer krankheitsbedingten Beeinträchtigung der moralisch ethischen Instanzen. Die Fähigkeit zur Einsicht der strafbaren Handlung ist allerdings gegeben. Letztlich wäre also psychiatrisch nur eine Minderung der Zurechnungsfähigkeit festzustellen.

Durch den Exkurs zeigt sich, dass der Mensch ein sehr komplexes Wesen ist, dessen Freiheit offenbar eine Illusion ist. Wir erachten uns grenzenlos, ewig lebend, sind aber durchaus fähig, uns zu entscheiden, sobald wir gelernt haben, Verantwortung für unser Handeln zu übernehmen. Es mag diverse Einflussfaktoren geben, die unser Handeln prägen im Guten wie im Schlechten. Aber wir sind weder ausschließlich noch primär über neuronale Vernetzungen in unserem Gehirn festgelegt.

Warum eine Frau zu einer Straftäterin wird, welche Motive und Auslöser es dafür braucht, behandelt das nächste Kapitel (s. Kap. 3).

Literatur

Abraham K (1911) Giovanni Segantini. Ein psychoanalytischer Versuch. Deuticke, Leipzig/Wien
Bernard P (1886) Des attentats à la pudeur sur les petites filles. Octave Doin, Paris
Bog R (1987) Die Hexe. Kreuz, Zürich
Chideckel M (1935) Female sex perversions. The sexually aberrated woman as she is. Eugenics, New York

Dertinger M (2016) Mutter, Gattin, Mörderin. Eine Untersuchung zur Weiblichkeit und weiblicher Kriminalität in Recht und Literatur. Inauguraldissertation zur Erlangung der Doktorwürde der Philosophischen Fakultät der Universität Heidelberg 18.06.2016

Eliade M (1998) Ewige Bilder und Sinnbilder. Über die magisch-religiöse Symbolik. Insel, Frankfurt am Main

Freud S (1896) Zur Ätiologie der Hysterie. Conditio Humana, Bd VI. Fischer, Frankfurt am Main

Freud S (1916) Einige Charaktertypen aus der psychologischen Arbeit. Die Verbrecher aus Schuldbewußtsein. In: Freud S (Hrsg) (1999) Gesammelte Werke, Bd X. Fischer, Frankfurt am Main, S 390–391

Freud S (1926) Die Frage der Laienanalyse. Unterredungen mit einem Unparteiischen. In: Freud S (Hrsg) (1999) Gesammelte Werke, Bd XIV. Fischer, Frankfurt am Main, S 62–86

Freud S (1940) Abriß der Psychoanalyse. In: Freud S (Hrsg) (1999) Gesammelte Werke, Bd XVII. Fischer, Frankfurt am Main, S 63–138

Freud S (1940c) Das Medusenhaupt. Gesammelte Werk Bd XVII Schriften aus dem Nachlass. Imago Publishing, London

Giese H (1962) Psychopathologie der Sexualität. Enke, Stuttgart

v Giraudoux J (1939) Ondine. Piece en trois Actes. Grasset, Paris

v. Goethe W (1820) West-östlicher-Diwan. Carl Armbruster, Stuttgart

Heid L (2010) Frauen als Naziverbrecherinnen. Die vergessenen Rädchen. Süddeutsche Zeitung vom 17.05.2010

Heller A, Schmiderer O (2002) Im toten Winkel – Hitlers Sekretärin. Dokumentarfilm. Ausstrahlung: ORF I, 02.05.2020 um 22:55

Hesse H (1919) Demian. Fischer, Frankfurt am Main

Honegger C (1991) Die Ordnung der Geschlechter. Die Wissenschaften vom Menschen und das Weib 1750–1850. Campus, Frankfurt am Main

Hunger U (2019) Verurteilte Sexualstraftäterinnen. Eine empirische Analyse sexueller Missbrauchs- und Gewaltdelikte. Duncker & Humblot, Berlin

Jung CG (1995) Die Archetypen und das kollektive Unbewußte. Gesammelte Werke. Sonderausgabe, Bd 9. Walter-Verlag, Düsseldorf

Junge T (2003) Bis zur letzten Stunde – Hitlers Sekretärin erzählt ihr Leben. List Verlag, Leipzig

Kant I (1986) Grundlegung zur Metaphysik der Sitten. Reclam

Kleist H (1983) Penthesilea. Ein Trauerspiel. Mit einem Nachwort von Christa Wolf. Buchverlag Der Morgen, Berlin

de La Motte-Fouqé F (1811) Undine. Die Jahreszeiten, Berlin

de Mause L (1980) Hört ihr die Kinder weinen: Eine psychogenetische Geschichte der Kindheit. Suhrkamp, Berlin

Newton M (2002) Die große Enzyklopädie der Serienmörder. V.F Sammler, Graz

Nietzsche F. (1891): Also sprach Zarathustra. In: v. Schlechta K. (Hrsg.): Werke in drei Bänden. 2, Hanser München. S. 558.

Nietzsche F (1984) Jenseits von Gut und Böse. 4. Hauptstück. 168. Spruch. Insel, Berlin
Petronius T (1986) Satyricon. Ein römischer Schelmenroman. Reclam
Rohde-Dachser C (1991) Expedition in den dunklen Kontinent. Weiblichkeit im Diskurs der Psychoanalyse. Springer VS, Berlin
Roßmanith S (2011) Ein Blick in das Verborgene. In: Haag S (Hrsg) Schaurig schön. Ungeheuerliches in der Kunst. Christian Brandstätter, Wien
Sasz H (2007) Willensfreiheit, Schuldfähigkeit und Neurowissenschaften. Forensische Psychiatrie Psychologische Kriminologie 1:237–240
v. Schirach F (2010) Man kann keine Ehrfurcht vor dem Bösen haben. Interview, Jüdische Allgemeine. https://www.juedische-allgemeine.de/politik/man-kann-keine-ehrfurcht-vor-dem-boesen-haben/. Zugegriffen am 29.07.2020.
Schlink B (1995) Der Vorleser. Diogenes, Zürich
Schmölzer H (1990) Die verlorene Geschichte der Frau. 100.000 Jahre unterschlagene Vergangenheit, 2. Aufl. Edition Tau, Korneuburg
Sophokles (1978) Antigone. Reclam, Berlin
Stompe T, Schanda H (Hrsg) (2010) Der freie Wille und die Schuldfähigkeit. In Recht, Psychiatrie und Neurowissenschaften. Medizinisch wissenschaftliche Verlagsgesellschaft, Darmstadt
Tardieu AA (1857) Étude-médico-légale sur les attentats aux moeurs. JB Bailliére et Fils, Paris
Trattner K (2016) Liliths Kinder. Adams erste Frau in der Religionsgeschichte und modernen Populärkultur. Leykam, Graz
Walker B (1988) The woman's dictionary of symbols and sacred objects. Castle Book, HarperOne
Wedekind F (1989) Lulu. (Erdgeist. Büchse der Pandora). Reclam, Berlin
Wiener Zeitung Ein Monolog von Hitlers Sekretärin Traudl Junge. Update 07.04.2005 https://www.wienerzeitung.at/nachrichten/kultur/film/191154_Ein-Monolog-von-Hitlers-Sekretaerin-Traudl-Junge.html. Zugegriffen am 12.02.2002
Wulffen E (1923) Das Weib als Sexualverbrecherin. Langenscheidt, Berlin
Wulffen E (1934) Women as sexual criminals. American Ethnological Press, New York
Zeitung W. Ein Monolog von Hitlers Sekretärin Traudl Junge. Zugegriffen am 02.02.2002; Update: 07.04.2005.

3

Auslöser und Motive für eine Tat

Hinter einer Straftat steht immer ein Mensch. Ein Mensch mit einer Lebensgeschichte und einem Auslöser, der ihn in diesem Moment zu dieser Handlung treibt. Immer wieder höre ich: Ein normaler Mensch bringt doch niemanden um. Ich weiß schon, wie das gemeint ist. Trotzdem sind destruktive Anteile in jedem von uns vorhanden, und mörderische Gefühle vielen vertraut. Wie in Kap. 1 und 2 angedeutet, spielen viele Faktoren mit, die das Verhalten einer Person prägen.

Es beginnt bei den Genen und umfasst alle großen Stationen des Lebens von Zeugung, Schwangerschaft der Mutter und Geburt, über Kindheit und Jugend bis ins Erwachsenenalter. Stets ist es ein Wechselspiel zwischen individueller Anlage, Sozialisationserfahrungen und Erlebnisverarbeitung. Oft hatten Straftäterinnen in der Kindheit und Jugend selbst traumatische Erfahrungen, waren Gewalttätigkeit und sexuellen Übergriffen ausgesetzt. Vielleicht wechselten ihre Bezugspersonen häufig oder sie hatten Fremdunterbringungen zu verkraften. Oft gab es Trennungs-, Umzugs- und Verlusterfahrungen, viele erlebten Mobbing in Erziehungsheimen und Schulen.

Das alles sind keine letztgültigen Erklärungen und schon gar keine Entschuldigungen für eine Tat. Immerhin wird nicht jede Frau mit traumatischen Erfahrungen später straffällig oder gewalttätig. Und es gibt noch verschiedene andere Gründe, die Frauen zu Gewalttaten bringen, einige davon sind: psychische Störungen, Ängste, Wut, Hass und fehlende Wertschätzung, Demütigungen, Kränkungen oder dysfunktionale Copingmechanismen. Meist sind es verschiedene Faktoren, die zusammenspielen, samt einem Auslöser.

Grundsätzlich lassen sich mehrere Bereiche festlegen, die eine Rolle bei der Tat spielen. Einerseits geht es um Auslöser, die in der Person selbst liegen. Dazu gehören psychische Störungen, negative Emotionen, heftige Affekte oder auch das Mitleid. Die gleichen Taten werden aus besitzergreifender Liebe ebenso verübt wie aus Hass. Bei den sexuellen Straftaten spielen dysfunktionale Copingstrategien und abnorme sexuelle Vorlieben eine Rolle. Andererseits wirken konstellative Faktoren stets begünstigend: Berauschung, Übermüdung, vegetative Labilität und seelische Zerrüttung fördern Enthemmung und impulsives Handeln. Gewalt entsteht auch aus ohnmächtiger Wut, Rache, Eifersucht oder zur Hebung eines verletzten oder defizitären Selbstwertes. Besonders gefährliche Situationen sind Trennungen, Sorgerechtsstreitigkeiten mit endlosen Rosenkriegen.

Es gibt auch Taten, die motivlos wirken. Offen bleibt, ob sie nur so scheinen oder es auch sind. Möglicherweise hat die Täterin das Motiv für sich behalten, oder wir haben ihre Mitteilung nicht verstanden. Die Beurteilung, welches Motiv oder welcher Auslöser bei der Straftäterin ausschlaggebend war, obliegt stets dem Gericht. Wir Sachverständigen beurteilen das Motiv nur dann, wenn es wesentlich zur Beurteilung der Schuldfähigkeit beiträgt.

Ein gängiges Vorurteil in unserer Gesellschaft ist die Annahme, dass eine besonders grausame Tat nur von einer geisteskranken Täterin begangen werden könnte. Aus forensisch psychiatrischer Sicht stimmt das keineswegs. Schwere und außergewöhnliche Gewaltanwendung einer Tat stehen in keinem unmittelbaren Bezug zur Schwere der Störung einer Täterin. Dass Laien das so hartnäckig anders sehen, hilft ihnen vermutlich, nicht nachdenken zu müssen, ob es Situationen gäbe, in denen sie selbst womöglich zu solcher Gewalt fähig wären. Bei den meisten Täterinnen liegt übrigens keine psychiatrische Krankheit vor. Ist eine vorhanden, wirkt sie sich meist auf die Handlungen aus.

Einige psychische Krankheiten gehen, wenn sie unbehandelt bleiben, mit Gewalttätigkeit einher, v. a. schizophrene und primär psychotische Störungen wie der Wahn oder schizoaffektive Störungen. Es ist ein weibliches Spezifikum dieser Täterinnengruppe, vor einer schweren Gewalttat noch nie strafrechtlich in Erscheinung getreten zu sein. Die krankhaft begründete Gewalt ist meist eingebettet in eine verzerrte Realitätswahrnehmung und dient der Abwehr gefühlter Bedrohung.

Die pathologische Ausformung der Aggression findet sich auch bei diversen anderen psychischen Störungen wieder. Daher scheint sie in der Internationalen Klassifikation psychischer Störungen (ICD-10, DSM-V) als Kriterium auf. Und zwar bei einigen Persönlichkeitsstörungen wie traumatischen Störungen, dem Einfluss von Alkohol und Suchtmitteln, bei hirnorganischen

Störungen und, wie erwähnt, bei Erkrankungen aus dem Spektrum der Schizophrenie und des Wahns. Bei all diesen Krankheitsbildern ist unter gewissen Umständen eine höhere Aggressionsbereitschaft nachzuweisen.

Aus ethologischer Sicht hat Aggression in der Menschheitsgeschichte unser Überleben gesichert. Für sich genommen ist Aggression nichts Schlechtes, ganz im Gegenteil, sie ist ein überlebensnotwendiger Instinkt und ermöglicht zielgerichtetes Handeln. Wenn aber weder konstruktive Schutzmechanismen noch Ressourcen zur Verfügung stehen und Ärger und Wut überhandnehmen, kann sie destruktiv eingesetzt werden. In der behavioristischen Theorie entsteht Frustration, wenn die Zielorientierung einer Person unterbrochen wird, daraus formt sich dann die Aggression. Dabei gilt: Je frustrierter ein Mensch ist, desto aggressiver wird er.

Auch im Zusammenhang mit Aggression spielt das Umfeld eine Rolle. Erlernt wird der Umgang mit Aggression durch Imitation und Verstärkung innerhalb des Familienverbands, wie auch in Peergroups. Begünstigend kann eine gewisse Disposition sein. Gewalterfahrungen in der Familie, der Schule, in diversen Institutionen und aggressive Vorbilder in der Familie oder in Gruppen von Gleichaltrigen verstärken die Tendenz, selbst aggressiv zu handeln. Der kontrovers diskutierte Nachahmungseffekt durch Medien und Computerspiele begünstigt nur dann Gewalttaten, wenn keine verlässlichen Beziehungserfahrungen verinnerlicht wurden, der Selbstwert labil oder defizitär ist und Machtstrategien zum Auftanken gesucht werden.

Die Aggressionsbereitschaft kann sich im Laufe des Lebens ändern. Verstärkt tritt sie in Krisensituationen auf. Manche Täterinnen schaffen es auch durch neurotische Wiederholung, immer wieder in identische Situationen zu geraten oder sich diese selbst zu schaffen, in denen sie destruktiv entgleisen. Allerdings richtet sich die Aggression von Frauen primär gegen sich selbst, in Form von psychosomatischen Störungen, Süchten, selbstverletzendem Verhalten oder Selbstmordversuchen.

Körperliche Gewaltanwendung gegen andere ist bei Frauen weit seltener. Tritt sie dennoch auf, kann es ein Hinweis auf dysfunktionale Bewältigungsstrategien sein, begründet in einer Akzentuierung oder Störung der Persönlichkeit. Alkohol- und Suchtmittel sind zusätzliche Verstärker, die die Persönlichkeit nivellieren und die Impulskontrolle unterwandern. Täterinnen, die immer wieder die Grenzen der Sozietät übersteigen, lernen nur schwer aus Bestrafung und verlagern die Auslöser für das eigene Fehlverhalten in die äußere Umgebung.

Wohl gibt es Zeitpunkte und Phasen, an denen Frauen tendenziell reizbarer und aggressiver reagieren, aber nicht unbedingt gewalttätig werden. Besonders vulnerabel sind prämenstruelle Phasen, die Zeit während und nach der Geburt und ganz allgemein affektive Knotenpunkte an Übergängen von Lebensabschnitten. Auch das Klimakterium mit seinen hormonellen Schwankungen ist vereinzelt eine heikle Zeit, insbesondere wegen Stimmungs- und Schlafstörungen. Gerade hormonelle Umstellungen bringen mit sich, dass Frauen gern zum Seelentröster Alkohol greifen. Da im Älterwerden aber die Alkoholtoleranz weit schlechter ist als in jungen Jahren, stellen sich auch rascher Folgeschäden und schwere Berauschung ein.

Unabhängig davon können sich Konflikte in Beziehungen, in der Familie, am Arbeitsplatz, mit Freunden oder mit Zufallsbekanntschaften entzünden und unerwartet eine Gewaltspirale lostreten. Besonders gefährdet dafür sind Frauen, die unter lange anhaltenden seelischen Belastungen stehen und Gefühle unterdrücken. Ohnmacht schafft Gewalt, unabhängig vom Geschlecht der Täter.

Zwei extreme Charaktere sind speziell gefährdet, mit Gewalttaten in Erscheinung zu treten. Die „unterkontrollierte" Täterin zeichnet sich durch eine geringe Impulskontrolle aus, ist leicht irritierbar und affektlabil, gerät rasch in Konflikte. Die „überkontrollierte" Täterin ist kontaktscheu, ängstlich, misstrauisch und im Grunde eher gehemmt. Erst infolge der Beziehungs- und Kontaktprobleme und aufgestauten Spannungen kommt es völlig unvorhergesehen zu Gewaltdurchbrüchen.

Wenn in diesem Buch – das möchte ich klar herausstreichen – psychopathologische Zusammenhänge zwischen psychischen Störungen mit den Taten aufgestellt werden, heißt das nicht, dass es nicht auch Gewalttäterinnen gibt, die keine manifeste psychische Störung aufweisen. Prinzipiell ist psychiatrisch auch nicht von einer psychischen Störung unmittelbar auf eine Schuldunfähigkeit zu schließen. Das muss stets im Einzelfall beurteilt werden. Immerhin könnte auch eine psychische Störung oder Krankheit vorliegen, die nicht tatbestimmend war.

Immer wieder kommt die Frage auf, ob man psychische Störungen simulieren und dem forensischen Psychiater vorspielen kann. Ja, das kommt vor, noch dazu sehr glaubwürdig. Zu manchen Zeiten, so könnte man meinen, grassiert in Strafvollzugsanstalten ein „Stimmen-hören-Virus", das für die krankhafte Begründung der Straftaten vorgebracht wird. Erfahrene forensische Psychiater wissen allerdings, dass zu einer krankhaft begründeten Tat mehr als ein Symptom gehört. Eine maßgeblich psychische Störung erfasst den ganzen Menschen.

In Abschn. 3.1 und 3.2 sollen Sie ein Verständnis dafür bekommen, welche Störungen, Motive und Auslöser im forensisch psychiatrischen Bereich bei Frauen als Täterinnen vorkommen. Anspruch auf Vollständigkeit besteht dabei nicht.

3.1 Psychische Störungen

Die Einteilung der folgenden psychischen Störungen orientiert sich an der Internationalen Klassifikation für psychische Störungen. Wobei die aktuelle ICD-10 bald durch die 11. Fassung ersetzt wird, derzeit ist ICD-11 nur in englischer Sprache verfügbar. Die forensische Psychiatrie orientiert sich zwar an diesem Diagnosesystem der klinischen Psychiatrie, für die Schuldfähigkeitsbeurteilung ist allerdings nicht die Diagnose einer psychischen Störung entscheidend, sondern die Auswirkungen auf Denken, Handeln und die soziale Kompetenz der Täterin, und das muss sich auch im Tatgeschehen abbilden lassen. Das klingt logisch, liegt aber nicht auf der Hand. Es ist nicht einfach, festzusetzen, was eine psychische Störung darstellt, und ob sie überhaupt in unmittelbarem Bezug zum Delikt steht.

Bei Schizophrenen besteht ein doppelt so hohes Risiko für nicht gewalttätige Delikte. Das Risiko, zum Gewalttäter zu werden, ist 4-fach erhöht, ein Tötungsdelikt ist 10-mal so wahrscheinlich. Auch Menschen mit einer bipolaren Störung (früher manisch depressive Erkrankung genannt) haben ein 5- bis 9-fach höheres Risiko für eine Gewalttat. Wobei eine gegenwärtige oder gerade abgelaufene depressive Episode das Gewaltrisiko um den Faktor 4 erhöht. Bei zirka 10 % aller Tötungsdelikte liegt zum Tatzeitpunkt eine Depression vor. Die Frage ist, ob sie auslösend für das Geschehen war oder danach reaktiv auftrat. Angststörungen sind mit einem 2,5- bis 4-fachen Anstieg des Gewalttäterrisikos verbunden. Personen mit geistigen Schwächen verhalten sich ebenfalls häufiger gewalttätig als die Durchschnittsbevölkerung.

Persönlichkeitsstörungen sind erhebliche Risikofaktoren für alle Arten von Delinquenz, allerdings gibt es große Unterschiede zwischen den einzelnen Störungen. Generell sind sie weit größere Risikofaktoren als die sog. Psychosen. Psychiatrisch kriminologisch gesehen ist die dissoziale Persönlichkeitsstörung die bedeutsamste.

Über alle Persönlichkeitsstörungen hinweg ist das Gewaltrisiko bei Männern um den Faktor 7–19 und bei Frauen um den Faktor 12–50 erhöht. Mit Alkohol und Drogenmissbrauch gießt man sozusagen Öl ins Feuer. Bei Männern erhöht sich das Gewaltrisiko damit um den Faktor 9–15, bei Frauen sogar um 15–55 (Müller-Isberner et al. 2015).

Ich führe zu den einzelnen psychischen Störungen immer Fallbeispiele auf, wobei eine Täterin auch an mehreren psychischen Störungen leiden kann. Ich ordne die Beispiele denjenigen Störungen zu, die für das Tatgeschehen federführend waren.

Naturgemäß kommen psychische Störungen und delinquente Handlungen auch bei Männern vor, die hier aber nicht aufgeführt werden. Nur ein paar Zahlen zum Vergleich: Frauen sind mit 33,3 % häufiger von psychischen Störungen betroffen als Männer mit 22 %. Zu den häufigsten psychischen Störungen gehören Angststörungen mit 15,3 %, Depressionen mit 7,7 % und Störungen durch Alkohol- und Medikamentenkonsum mit 6,9 %. Im Vergleich zu den 35- bis 49-Jährigen sind psychische Erkrankungen häufig bei Jüngeren im Alter zwischen 18 und 34 Jahren und seltener bei Älteren zwischen 65 und 79 Jahren. Sie treten auch öfter in der unteren sozioökonomischen Schicht als in der mittleren auf. Psychotische und affektive Störungen mehren sich eher in Großstädten (Müller-Isberner et al. 2015).

3.1.1 Persönlichkeitsstörungen

Die Bezeichnung „Persönlichkeitsstörung" ging aus dem Begriff „abnorme Persönlichkeit" hervor, die auch „Psychopathie" genannt wurde. Im angloamerikanischen Raum bezeichnete man sie als Soziopathie, in der Psychoanalyse als Charakterneurose und in der Neopsychoanalyse als Schichtneurose.

Alle diese Begriffe waren auf Defizite ausgerichtet. Übersehen wurde dabei nur eines: Die als abnorm wirkenden Strategien und Verhaltensweisen, wie sie in den Persönlichkeitsstörungen zutage treten, waren früher einmal durchaus sinnvoll und sicherten das Überleben des Individuums. Erst später erschienen sie nicht mehr als angemessen, sondern als fehlangepasst.

Man war auch der Ansicht, dass die Weichen für die Persönlichkeitsentwicklung in der Kindheit gestellt werden und unveränderbar bleiben. Diese Ansicht ist überholt. Der „Stabilitätsmythos" (Fiedler und Herpertz 2016) von Persönlichkeitsstörungen kam damit ins Wanken. Die Persönlichkeitsentwicklung und -reifung erfolgt über das gesamte Leben hinweg.

Aus heutiger Sicht sollten Persönlichkeitsstörungen daher nicht primär als Charakterstörung, sondern als Beziehungs- und Interaktionsstörungen (Lieb und Frauenknecht 2019) bezeichnet werden, die nicht andauernd, sondern v. a. in Lebenskrisen auftauchen. Sie haben vielfältige Ursachen und bilden sich als dysfunktionales Verhaltensmuster ab, denen auch eine gewisse genetische Disposition zugrunde liegt. Vererbt werden gewisse Persönlichkeitsmerkmale und -züge, die je nach Ausprägung von unauffälligem Verhalten über die Akzentuierung bis zur Persönlichkeitsstörung reichen.

Diagnostiziert werden Persönlichkeitsstörungen bislang in Kategorien, die klar voneinander abgrenzbar sein sollen. Da aber Persönlichkeitsstörungen häufig als Mischformen auftreten, orientiert man sich primär an dem ins Auge springenden Verhalten. In Zukunft wird der Fokus zuallererst auf Ausprägung und Schweregrad der Störung sowie Auswirkungen auf das Selbst, die Beziehungen, Emotionen, Wahrnehmung, das Verhalten und die psychosozialen Folgen gelegt.

Die ICD-10, die bislang noch gültige 10. Fassung der Internationalen Klassifikation psychischer Störungen der WHO legt fest, dass für das Störungsbild mindestens 3 der folgenden 6 Kriterien erfüllt sein müssen:

1. Deutliche Unausgeglichenheit in der Einstellung und im Verhalten in mehreren Funktionsbereichen wie Affektivität, Antrieb, Impulskontrolle, Wahrnehmen und Denken und in den Beziehungen zu anderen.
2. Das abnorme Verhaltensmuster ist andauernd und nicht auf Episoden psychischer Krankheiten begrenzt.
3. Das abnorme Verhaltensmuster ist tiefgreifend und in vielen persönlichen und sozialen Situationen eindeutig unpassend.
4. Die Störungen beginnen immer in der Kindheit oder Jugend und manifestieren sich im Erwachsenenalter.
5. Die Störung führt zu einem deutlichen subjektiven Leiden, manchmal erst im späteren Verlauf.
6. Die Störung ist meistens mit deutlichen Einschränkungen der beruflichen und sozialen Leistungsfähigkeit verbunden.

Das bedeutet noch nicht, dass die Betreffenden sich zu jedem Zeitpunkt unangemessen verhalten müssen. Ihre Wahrnehmung ist an sich intakt, und sie sind in der Lage, sich an äußere Gegebenheiten anzupassen.

Im Ernstfall sind Wahrnehmung, Denken, Fühlen, der Bezug zu sich selbst, die Beziehung mit anderen, Selbst- und Fremdwahrnehmung, Kritikfähigkeit, Frustrationstoleranz und Resonanzfähigkeit beeinträchtigt und in schwerer Ausprägung grundlegend gestört. Alle Menschen mit Persönlichkeitsstörungen haben eines gemeinsam: Sie reagieren unangemessen und unflexibel auf Lebenslagen und Belastungen, weisen Probleme in privaten und beruflichen Beziehungen auf und sind für andere Menschen belastend. Oft auch für sich selbst.

Es gibt stets ein Kontinuum von Zügen, die einerseits einen Persönlichkeitsstil beschreiben und andererseits im Extrem – z. B. in einer Lebenskrise – in eine Persönlichkeitsstörung münden (Fiedler und Herpertz 2016; Herpertz und Sass 2008; Haller 2008):

- **Frauen, die einen gewissenhaften, sorgfältigen Stil aufweisen,** können im Extrem eine zwanghafte Persönlichkeitsstörung entwickeln. Rigidität und ein starrer Perfektionismus machen Flexibilität, Anpassung und Einordnung nahezu unmöglich. Erbarmungslos verlangen sie Ziele und Vorstellungen von sich selbst und anderen. Manchmal findet sich infolge der zwangsläufig zum Scheitern verurteilten, perfektionistischen Vorstellungen die Kombination mit depressiven, häufiger noch mit narzisstischen Persönlichkeiten.
- **Frauen, die selbstbewusst und ehrgeizig sind,** können überheblich und narzisstisch, egozentrisch gestört und sehr kränkbar sein. Durch ihr Machtbedürfnis und Geltungsstreben, ihren Mangel an Selbstkritik und die Tendenz, andere zu entwerten, ergeben sich rasch enorme Beziehungsprobleme, die destruktiv enden können. Bei maligner Ausprägung werden andere regelrecht ausgebeutet. In Kombination mit Sadismus und paranoiden Zügen gehen die Frauen v. a. bei perfide geplanter Rache, sexuellen Übergriffen und Gewalthandlungen sehr heimtückisch vor.
- **Frauen, die in ihren Gefühlen expressiv und emotional ausgeprägt sind,** können histrionisch gestört sein. Früher war die Bezeichnung hysterisch gebräuchlich. Sie wirken oberflächlich und szenisch, sind übertrieben emotional, haben ein übermäßiges Verlangen nach Aufmerksamkeit und sind sehr mittelpunktzentriert. Oft sind narzisstischen Störungen damit verbunden. Durch Geltungssucht und exzentrisches Gehabe provozieren solche Frauen Streit, in denen Tätlichkeiten in Gewaltdelikten münden können. In manchen Fällen neigen sie auch zu Lügengeschichten und haben ein ungeheures Talent, mit größter Überzeugung völlig unlogische Argumente vorzubringen (Fachausdruck: Pseuologia fantastica).
- **Frauen, die spontan und emotional schwankend sind,** können in eine emotionale Instabilität und damit in eine Borderline-Störung gleiten. Sie agieren spontan sprunghaft, sind sehr impulsiv und emotional tiefgreifend instabil in zwischenmenschlichen Beziehungen, im Selbstbild und den Affekten. Vordergründig handelt es sich um eine grundlegende Störung des Affekterlebens. Die Symptome: unangemessene Wut, aggressive Durchbrüche, Impulsivität und autoaggressive Handlungen mit selbstverletzendem Verhalten und drohenden suizidalen Gesten. Besonders innere Leere und Verlustängste, v. a. in Trennungssituationen, fördern die Impulsivität.

Man nimmt auch an, dass die Persönlichkeitsstruktur nicht stabil integriert ist. Das bedeutet, dass die Borderline-Frauen sich und andere immer wieder anders sehen, und nichts wirklich stabil erleben. In der Kindheit und Jugend erlittene traumatische und Missbrauchserfahrungen machen ein ganzheitliches Erleben von negativen wie positiven Erfahrungen unmöglich. Andere sind, um es salopp auszudrücken, entweder ganz gut oder ganz böse: Idealisierung kippt abrupt in die Entwertung oder umgekehrt. Es existiert nur noch ein Schwarz-Weiß-Denken. Ihre Handlungsweisen sind extrem: unberechenbare selbst- und fremdaggressive Impulse, Angst und Wut, oft auch vermischt. Die psychosozialen Risikofaktoren für Borderline sind bei 70 % der Frauen sexuelle und bei 60 % körperliche Gewalterfahrungen, bei 40 % ist es Vernachlässigung. Oft genug fehlt auch eine zweite Bezugsperson, die Schutz und Geborgenheit bietet. Allerdings kann sich Borderline auch bei Menschen ganz ohne Traumatisierung entwickeln (Lieb und Frauenknecht 2019). Bei neurobiologischen Untersuchungen fand man bei Borderline-Persönlichkeiten ein verändertes Aktivierungsniveau im Mandelkern.

- **Frauen, die anhänglich loyal sind,** können Abhängigkeiten entwickeln, strafrechtlich werden sie zu Mittäterinnen und Unterlassungstäterinnen. Dasselbe gilt für Frauen, die selbstkritisch vorsichtig sind und in eine selbstunsichere Persönlichkeitsstörung gleiten können.
- **Frauen, die zurückhaltend und einsam leben,** können schizoide Züge entwickeln. Indem sie sich sozial komplett zurückziehen, werden sie kalt, schrullig und verhalten sich im Kontakt mit anderen bizarr. Allein schon durch ihre selbstgewählte Abschottung kommen sie im forensischen Bereich selten vor, und wenn, dann mit unberechenbaren Gewalthandlungen, die in keinem Bezug zum Auslöser stehen. Zum Beispiel schießen sie auf lärmende Kinder oder vergiften bösartig Haustiere mit Reißnägeln in der Wurst. Auch bei ihnen steht primär die Egozentrizität im Vordergrund, sie wollen die Störquelle abstellen.
- **Frauen, die abenteuerlich risikofreudig sind,** können dissoziale oder antisoziale Störungen aufweisen, das heißt, sie überschreiten gewissenlos Grenzen. Sie sind rücksichtslos, wollen nur ihre eigenen Ziele durchsetzen, verlagern die Auslöser für das eigene Fehlverhalten in die äußere Umgebung und zeigen wenig Introspektionsfähigkeit. Sie haben keine Schuldgefühle und sind nicht fähig, aus Erfahrungen zu lernen. Die Risikobereitschaft basiert oft auf fehlender Angst, was eine Brücke zu psychopathischen Persönlichkeiten schlägt. Biochemisch fand man in bestimmten Gehirnarealen eine Verminderung des Serotoningehalts mit einer vermehrten Aggressions- und Autoaggressionsbereitschaft, herabgesetzter Impulskontrolle und Neigung zu Suchtmittelgebrauch. Das Erregungsniveau der Hirnrinde war auf einem eher niedrigen Niveau und sank nach Stimulation rasch wieder ab. Das könnte die Suche nach

Spannung und Aufregung, das sog. Sensation Seeking erklären. Dissoziale Täterinnen finden sich bei allen Arten von Delikten, bei Diebstahl, Raub, Betrug und Vermögensdelikten ebenso wie bei Sexual- und Gewaltdelikten. Oft zeigt sich eine Störung des Sozialverhaltens schon in der Kindheit und Jugend, wodurch sie sehr früh durch delinquentes Verhalten auffallen. Sie stammen oft aus desolaten Familienverhältnissen. Ihre Frustrationstoleranz ist so gering, dass die Schwelle für aggressives und gewalttätiges Verhalten sehr niedrig ist.

- **Frauen, die misstrauisch sensitiv sind,** können in eine paranoide Persönlichkeitsstörung geraten und sich mit fanatischem, rechthaberischem und querulatorischem Verhalten bemerkbar machen. Zum Beispiel zeigen sie andere permanent an, unterstellen ihnen Boshaftigkeiten und Übergriffe, sind feindlich auf erlittenes Unrecht oder schwere Nachteile fixiert und in ihren Ansichten kaum bis gar nicht korrigierbar. Der Übergang in paranoide Psychosen und Wahnvorstellungen ist fließend.
- **Frauen, die ahnungsvoll sensibel sind,** können eine schizotypische Persönlichkeitsstörung entwickeln, die eigentlich zu den psychotischen Störungen gehört. Durch ein soziales Unbehagen kann es unbemerkt schleichend zu krankhaften Realitätsverzerrungen und abstrusen, eigentümlichen Überzeugungen kommen, die dann fanatisch, auch mit Gewalt, verfochten werden.

Nicht in der ICD-10 aufgeführt ist die sog. passiv aggressive Persönlichkeit(sstörung), sie scheint nur in angloamerikanischen Diagnosesystemen (DSM-IV, DSM-V) auf. Im forensischen Begutachtungsklientel kommt sie aber durchaus vor. Es handelt sich um ein tiefgreifendes Muster von negativ und negativistischen Einstellungen, die sich im passiven Widerstand gegenüber Leistungsanforderungen zeigt oder in den Vorwürfen, ungerecht behandelt, missverstanden oder gemobbt zu werden. Dadurch ergeben sich scheinbar selbstverständlich eine Entwertung und eine abwertende Grundhaltung anderen Menschen gegenüber. Was wiederum in ein mürrisch streitsüchtiges Verhalten münden kann, das sich in Krisen zu Gewalttätigkeit auswächst.

Psychopathie
Grundsätzlich erkennt man Psychopathinnen an ihrer emotionalen Distanziertheit und ihrer guten kognitiven Empathie, wobei ihnen aber gleichzeitig jede emotionale Anteilnahme fehlt, v. a. Mitgefühl.

Psychopathinnen sind blitzartig im Abchecken. In der Sekunde können sie Bedürfnisse und Schwächen des Gegenübers wahrnehmen und für die eigenen Zwecke nutzen. Sie können manipulieren, ohne gefühlsmäßig mitzuschwingen. Das ständige Stimulationsbedürfnis, ihr Erlebnishunger, kennt keine Angst. Sie bestehen quasi aus dem Mut zu stetem Risiko. Grenzen überschreiten sie ohne Schuldgefühle. Die Auslöser und die Verantwortung für ihr Fehlverhalten, das sie gar nicht als solches sehen, liegen immer bei anderen.

Die psychopathische Täterin lebt parasitär, benutzt andere für ihre Zwecke, ganz selbstverständlich, ganz unbemerkt. Einmal wirkt sie konventionell unauffällig, ein andermal unangepasst und antisozial. Ein faszinierendes Beziehungschamäleon. Sie führt oft ein auffälliges Doppelleben, von dem, obwohl sie kein Geheimnis daraus macht, nur sie weiß.

Aber nicht alle psychopathischen Frauen schillern. Es gibt auch diejenigen, die dumpf, randständig, antisozial wirken. Sie sind unbedacht im Denken und im Handeln. Immer wieder hört man von ihnen dieselbe Story, wie es dazu kam, dass sie erneut festgenommen wurden. Alles nur Missverständnisse, falsche Zeugenaussagen, alles erfunden, nichts stimmt. An diesen Ausreden ist nichts spannend. Ich habe manche dieser Frauen zu unterschiedlichen Zeitpunkten und wegen unterschiedlicher Straftaten untersucht, oft 10 Mal innerhalb von 10 Jahren. Ich weiß schon im Vorhinein, was sie mir als Grund für ihre neuerliche Entgleisung angeben würden. Und prompt liege ich richtig.

Etwas allgemein formuliert, könnte man „gehobene" Psychopathinnen so definieren:

- hohe Intelligenz;
- oberflächlicher Charme, weshalb ihnen das Gegenüber leicht verfällt;
- erhebliches Selbstwertgefühl, sie trauen sich viel zu und haben immer recht;
- häufiges Lügen und enorme Manipulationsfähigkeit;
- fehlende Eigenverantwortung und Gewissensbisse, geht etwas schief, war es Pech, kommt jemand zu Schaden, war er selbst schuld, kommt jemand zu Tode, war das nicht geplant;
- unzureichende Verhaltenskontrolle und Gewalt;
- unfähig, sich zu binden, wohingegen sie andere rasch von sich abhängig machen;
- häufiger Partnerwechsel.

Neurobiologisch werden bei Psychopathie Veränderungen in der Emotionsregulation gemessen. Die ersten Anzeichen einer Psychopathie zeigen sich schon bei Kindern und Jugendlichen, etwa in Form von Impulsivität und Jungendkriminalität, aber auch weil sie lügen, stehlen, gewalttätig sind und Tiere quälen.

Eine bekannte Psychopathin war die österreichische Giftmörderin Elfriede Blauensteiner. Sie verdiente sich ihre Beinamen als „schwarze Witwe" oder „Gottesanbeterin", weil sie eine ganze Reihe von Menschen, darunter ihre Ehemänner vergiftet hatte, um an ihr Vermögen zu kommen. Man nahm an, dass weit mehr Menschen daran glauben mussten, aber nachweisen ließ sich das nicht.

Elfriede wuchs in sehr ärmlichen Verhältnissen auf, denen sie als Erwachsene entkommen wollte. Deshalb suchte sie sich ausschließlich betuchte alte Männer als Opfer aus. Als Kind hatte ihr der gewalttätige Stiefvater in einem Spiel immer das erbettelte oder verdiente Geld abgenommen. Er beutete sie aus, wie viele Männer nach ihm. Bis sie den Spieß umdrehte.

Als ich sie vor Jahren in der Wiener Strafvollzugsanstalt untersuchte, sagte sie zu mir: „Heute schauen Sie aber blass aus, haben Sie schlecht geschlafen? Ich würde Ihnen gern was Gutes kochen." Eine makabre Vorstellung von einer Giftmörderin bekocht zu werden. Ihr Tonfall klang durchaus anteilnehmend. Psychopathische Menschen schaffen es augenblicklich, andere für sich zu gewinnen. Sie gehen scheinbar auf ihre Bedürfnisse ein, nutzen die Schwächen aber sofort aus.

Sie vermittelte mir regelrecht tröstend, dass sie mir gleich alles erzählen würde, weil sie ja so froh wäre, endlich eine Frau als Gutachterin bekommen zu haben. Trotzdem war klar, dass sie mir gegenüber ebenso wenig preisgeben würde wie den anderen Sachverständigen zuvor. Sie versuchte nur, mich mit dem Versprechen zu ködern. Ihre Erzählungen waren dabei derart spannend, dass ich selbst als versierte Gutachterin zeitweise den roten Faden verlor und mich von den Geschichten einnehmen ließ. Nach einer Stunde wusste ich sämtliche Nebensächlichkeiten über ihre Gewohnheiten und Gepflogenheiten, aber so gut wie nichts zu den angelasteten Delikten. Als ich sie darauf ansprach, meinte sie charmant, sie hätte doch schon alles erzählt, vielleicht wäre es im Gespräch untergegangen, vielleicht hätte ich auch nicht genau zugehört. Gleichzeitig betonte sie, wie angenehm die Untersuchungsgespräche mit mir wären. In der zweiten Schwurgerichtsverhandlung am Wiener Straflandesgericht im Jahr 2003, zu der Medienvertreter aus der ganzen Welt gekommen waren, wurde trotz bereits verhängter lebenslänglicher Freiheitsstrafe noch ein weiteres Tötungsdelikt verhandelt. Dort titulierte sie mich vor versammelter Presse als ausgesprochen schlechte Köchin, davon hätte sie sich ein Bild gemacht, und ähnlich unbrauchbar wäre ich überdies auch als Gutachterin.

In anderen Situationen mit psychopathischen Straftäterinnen habe ich mich schon öfter dabei ertappt, dass ich nach der Untersuchung noch einmal in den Akten nachlas, ob die Beschuldigung vielleicht ein Irrtum war. Inzwischen ist mir bewusst, dass diese kluge Manipulation genau das ist, worauf man sich bei diesen Täterinnen einstellen muss. So schaffen sie es mit links, andere von ihrer Unschuld zu überzeugen. Im Hinblick auf eine angenehm anregende Gesprächsatmosphäre könnten wir einiges von ihnen lernen.

Psychopathinnen mit unterschiedlich stark ausgeprägten Merkmalen machen ein Viertel der Gefängnisinsassinnen aus. Nicht alle sind so gewieft wie beim Vollbild der Psychopathie. Eine geringe Ausprägung wird oft von anderen Persönlichkeitszügen überdeckt. Es geht aber auch umgekehrt.

Dass ihnen die Einsicht fehlt und sie nicht aus Bestrafung lernen, macht Psychopathinnen selbst bei langen Haftstrafen enorm widerstandsfähig gegen Institutionalisierung. Meistens sind sie Wiederholungstäterinnen, und häufig übernehmen sie zentrale Rollen in den Strafvollzugsanstalten. Elfriede Blauensteiner wurde von ihren Gefängniskommilitoninnen Mutti genannt, was sie gerne öffentlich erzählte, um ihre Unschuld und Ungefährlichkeit zu betonen.

Psychopathinnen finden sich in diversen Deliktgruppen. Bei Diebstahl und Betrug bringen sie andere um ihre letzten Ersparnisse. Als psychopathische Räuberinnen schrecken sie nicht davor zurück, die Opfer, die ihr Geld nicht freiwillig hergeben, zu attackieren oder zu töten. Sie sind hervorragende Hochstaplerinnen und schillernde Lockvögel, die sich ständig wandeln. Wie ein Chamäleon passen sie sich dem Zweck ihrer Tätigkeit an. Sie locken Kinder, Jugendliche und Erwachsene in Hinterhalte, verführen sie und beuten sie aus, in sexueller und gewalttätiger Form. Meist gibt es Mittäter, genauer gesagt, sind es Haupttäter, denen sie sich zur Verfügung stellen oder von denen sie abhängig sind.

Psychopathische Frauen finden sich nicht bloß hinter Gittern. Sie leben inmitten der Gesellschaft, bekleiden hohe Positionen, sind nervenstark und nützen ihre Machtbefugnisse. Manchmal auch dazu, Kollegen und Mitarbeiter zu manipulieren und sich selbst zu bereichern. Oft wird das alles nur zu spät bemerkt, oder gar nicht.

Der kanadische Kriminalpsychologe Robert Hare, der das sog. Psychopathy-Konzept erstellte, wonach Psychopathie keine Diagnose, sondern eigentlich ein Konzept ist, bezeichnete psychopathische Wirtschaftskriminelle als „snakes in suits" (Babiak und Hare 2006). Bei „Schlangen im Anzug", was tatsächlich sehr treffend ist, denken wir als erstes an männliche Wirtschaftskriminelle. Aber es gibt weibliche und männliche psychopathische CEOs, zum Teil sehr erfolgreich, zum Teil parasitäre Ausbeuter. Nie würde man ihnen psychopathische Taten zutrauen, bis plötzlich etwas auffliegt und ein ganzes Konvolut an gröbsten Verfehlungen, Veruntreuung, Manipulationen, Erpressung, sexuellen Übergriffen und sogar perversen Straftaten ans Tageslicht kommen.

Ich lernte Robert Hare persönlich vor 20 Jahren bei einem Kongress in Kanada kennen, wo er mir eine Anekdote über eine seiner ersten Begegnungen mit einer Psychopathin erzählte, die er kriminalpsychologisch in der Haft betreute. Sie bot ihm an, ihn bei schwierigen und oppositionellen Insassinnen zu unterstützen. Ohne dass er es explizit bemerkte hätte, gestand er ihr bald gewisse Befugnisse und Freiräume zu, die keine andere hatte. Gleichzeitig berichtete sie dem Gefängnisdirektor hinter seinem Rücken, welche Zugeständnisse Hare ihr machte und verlangte auch von ihm eine „Belohnung" für diesen „Bericht". Hare geriet in ungemeine Schwierigkeiten und fragte sich, warum ihm nicht früher die Augen aufgegangen waren.

Psychopathinnen sind in allen Gesellschaftsschichten und Berufssparten anzutreffen. Von den stumpfsinnig wirkenden chronischen Wiederholungstäterinnen, die nichts aus Bestrafung lernen, bis zu den faszinierenden, gewandten, cleveren Frauen, die andere unbemerkt und erbarmungslos ausnutzen, verletzen und ihnen eine wunderbare Seifenblasenwelt vorgaukeln, die plötzlich zerplatzt. Als Hochstaplerinnen und Betrügerinnen nehmen sie zwar niemandem das Leben, zerstören es aber oft genug (Bedeke 2018). Sie bringen ihre Mitmenschen in größte Schwierigkeiten, ohne einen Funken Schuldgefühl oder Reue. Man traut ihnen die psychische Gewalt nicht einmal annähernd zu, ihr perfektes Auftreten überdeckt es fast perfekt. Trotzdem saugen sie andere aus und töten sie damit indirekt. Danach wenden sie sich dem nächsten Opfer zu. Verführerische Spioninnen, Lockvögel für Pädosexuelle, aber auch Sexualstraftäterinnen wie Vergewaltigerinnen und Gewalttäterinnen weisen psychopathische Merkmale in unterschiedlicher Ausprägung auf.

An Opfern besteht kein Mangel. Unschwer finden Psychopathinnen immer wieder Menschen, die ihnen verfallen, an sie glauben und sie sogar retten wollen. Heiratsanträge in Gefängnissen sind gar nicht selten. Der Rettungsgedanke ist allerdings tückisch. Statt Dank ernten die Retter erheblichen finanziellen und emotionalen Schaden, sind aber unfähig, sich selbst von ihren Peinigerinnen zu trennen.

Narzissmus und narzisstische Kränkung
Man kennt den Jüngling aus der griechischen Mythologie, der sich in sein eigenes Spiegelbild verliebt. Ovid beschrieb es in den *Metamorphosen*. Der Narzissmus geht darauf zurück, dass Narziss das Bild von sich im Wasser nicht greifen kann, seine Selbstliebe bleibt unstillbar.

Eine gesunde Selbstliebe ist als Basis der Liebesfähigkeit notwendig und gesund. Dem gegenüber steht die krankhafte Selbstliebe mit egozentrischem

Selbstbezug, Größenfantasien, Machtgelüsten, Neid, Liebes- und Beziehungsunfähigkeit und der Entwertung von anderen.

Biochemisch gesehen, haben die für Empathie und soziales Denken verantwortlichen Hirnregionen weniger Volumen und weniger Substanz. Genetische Marker gibt es keine, auch Veränderungen im Gehirnstoffwechsel wie bei Depressionen und Angsterkrankungen konnten nicht feststellen werden. Veränderungen im Serotonin- und Dopaminsystem des Gehirns und Funktionsstörungen im Frontalhirn werden für Störungen der Impulskontrolle mitverantwortlich gemacht (Haller 2013).

Narzissmus gehört zum Wesen des Menschen. Für Sigmund Freud war er Teil der normalen Entwicklung, der eben auch pathologisch entgleisen kann. In der heutigen Zeit kennt nahezu jeder einen Narzissten, der andere selbstverliebt ausbeutet, entwertet und attackiert. Trotz dieser Häufigkeit meint damit niemand sich selbst.

Narzissmus ist eine konstruktive Kraft, die sich positiv in Form von Selbstliebe und negativ in Form von Überheblichkeit entfalten kann. Dahinter steht der Wunsch nach Anerkennung, Wertschätzung, Lob und Bewunderung. Nicht zuletzt ist Narzissmus ein wichtiger Motor für die Selbstverwirklichung des Menschen. Denken Sie nur daran, wie Sie als Kind unter den bewundernden Blicken von Eltern oder Lehrern etwas beherrschen lernten, was Ihnen anfangs viel Mühe und Schmerz gekostet hat. Bei mir war es das Radfahren, ich fiel immer wieder hin, Schmerz spürte ich keinen, aber ich holte mir blutige Knie. Kaum schaffte ich ein paar wenige Meter, schon rief meine Mutter laut und bewundernd: „Toll, super, großartig!" Das hat mich ungemein beflügelt. Sie spornte meinen Narzissmus an, der für mich der Motor war, um Radfahren zu lernen. Diese Episode ist mir später im Leben noch oft eingefallen, wenn ich derart bewundernde Zurufe dringend gebraucht hätte.

Im Guten ist Narzissmus die Basis für die Beseelung unserer Selbstliebe und damit ein notwendiger Baustein für die Liebe zu anderen. Der pathologische Narzissmus als Störung ist dagegen ein Hindernis für die Beziehung und Bindungsfähigkeit und ein Stolperstein für die Entfaltung der Potenziale. Er begünstigt destruktive Handlungen, die Vernichtung von anderen und oft genug von sich selbst.

Bei pathologischer Entwicklung wirkt Narzissmus wie eine Plombe über einem verletzten Selbstwert. Menschen erstarren in Egozentrizität, Selbstverliebtheit, Eitelkeit und Kränkbarkeit. Im unstillbaren Wunsch nach ewiger Bewunderung machen sie andere herunter.

Ist Narzissmus eine Charakterstörung, kann man mit Frustrationen und Kränkungen wie sie im Leben unvermeidlich sind, nicht umgehen. Kritik ist das Synonym für Vernichtung, man wehrt sie ab, weil man ihnen nicht mit konstruktiver Selbstliebe begegnen kann. Die eigenen Schwächen liebevoll anzunehmen, ist Narzissten unmöglich.

Die narzisstische Kränkung schmerzt wie eine Wunde und mobilisiert destruktive Energien, die Sprengstoff für alles sein kann. Dabei muss die Kränkung für andere gar nicht unbedingt merkbar und die Kritik nicht böse gemeint sein. Wenn ein Blatt sich bewegt, kann auch der Ast erzittern, sagt ein chinesisches Sprichwort. Für narzisstisch verletzbare Menschen können winzige Begebenheiten das Selbstwertsystem erzittern lassen. Auch wenn sie das durch Entwertung der anderen abwehren, kann es Tonnen an Vernichtungsenergie mobilisieren.

Pathologische Narzisstinnen überkompensieren ihr verletztes Selbst mit Größenfantasien. Helene Deutsch, eine der ersten Psychoanalytikerinnen, nannte sie deshalb „Als-ob-Persönlichkeiten" (Deutsch 1930). Ihre grandiose Fassade sollte andere glauben machen, welch außergewöhnliche Persönlichkeiten sie wären. Bei Kritik sind sie empfindlich im Nehmen, aber wenig zimperlich im Austeilen. Ihre Feinde stellen sie kalt, sie machen sie unmöglich, schaden ihnen, wo sie nur können, oder löschen sie aus. Nicht immer mit körperlicher Gewalt, aber verbal, taktisch und emotional umso gekonnter.

Narzisstisch akzentuierte und gestörte Täterinnen verüben Straftaten im Bereich von Stalking, Verleumdung und Misshandlung von Kindern, Partnern, aber auch anderen Menschen. Sie finden Halt in Gewaltideologien und im Sektentum, agieren als Terroristinnen, Selbstmordattentäterinnen, Serienmörderinnen und Amokläuferinnen. Mit den Taten päppeln sie ihren Selbstwert auf und stärken ihn durch Machtausübung.

Man unterscheidet zwischen offenem und verdecktem Narzissmus, zwei Kategorien, die auf den Harvard Psychologen Henry Murray zurückgehen, der die Unterteilung schon 1938 traf (Murray 1938). Bei Frauen mit offenem Narzissmus sind Arroganz und Grandiosität als klassische Symptome unverkennbar, sie sind selbstbewusst, extrovertiert und charmant. Verdeckten Narzisstinnen hat das Leben gelehrt, ihren Wunsch nach Einzigartigkeit zu verbergen. Darauf zu verzichten, ist keine Option. Sie geben sich besonders hilfsbereit, bescheiden, freundlich, großzügig und altruistisch. Auch sie gieren nach Bewunderung, arbeiten dabei aber mit einer ausgeprägten Opfermentalität. Sie wollen Bewunderung für ihren Verzicht. Beide Typen sind ausgesprochen kränkbar. Nur dauert es bei der Opfernarzisstin Jahre bis Jahrzehnte bis zur abrupt durchbrechenden Gewalttat, oft aufgelöst in Form von katathymen Krisen. Die offene Narzisstin neigt rascher zur Gewaltlösung.

Gerade heute sehr aktuell ist der „Co-Narzissmus" (Rappoport 2005) bei Frauen, die mit narzisstisch gestörten Partnern leben, die sie sich unbewusst auch gewählt haben. Männer sind da übrigens nicht anders. Der Terminus des Co-Narzissmus wurde in Analogie zur Co-Abhängigkeit bei Partnern von Suchtkranken kreiert, die dazu beitragen, die Abhängigkeit aufrechtzuerhalten. Demnach bewundern Co-Narzissten ihre narzisstisch gestörten Partner, sie kritisieren sie weder, noch stellen sie sie in Frage. Bei diesem unbewussten Beziehungsarrangement hat der Co-Narzisst oft verdeckt narzisstische Züge, kann aber destruktiv in schwere Gewalttaten kippen.

Bei Frauen tritt die narzisstische Störung verdeckter auf. Bei den einen eleganter, bei den anderen muss man es eher heimtückisch nennen. Die Psychologin Bärbel Wardetzki listet in ihrem Buch *Weiblicher Narzissmus* die typischen Kennzeichen auf (Wardetzki 2007). Sie bringen interessante Facetten des weiblichen Wesens an den Tag.

- **Ein Leben in Extremen.** Es gibt nur zwei Seiten: Entweder begibt sich die narzisstische Frau in die absolute Abhängigkeit des Mannes und eifert seinem Idealbild nach, oder sie lebt in autonomer Selbstständigkeit, ganz allein. Für einen Mittelweg ist das Selbstwertgefühl zu labil, es hindert sie daran, beide Lebensformen zu akzeptieren und zusammenzuführen. Eine Selbstwerdung funktioniert nicht, es gibt nur Anpassung oder Unabhängigkeit.
- **Ständiger Wechsel der Selbsteinschätzung.** Abhängig von dem Ausmaß der Bewunderung durch ihre Mitmenschen fühlt sich die narzisstische Frau großartig und stark oder hilflos und schwach. Die ersehnte Aufmerksamkeit macht sie geradezu euphorisch. Ohne sie ist sie deprimiert und kann ihre Gefühle nicht steuern. Ihr Wert wird nur anhand der Reaktionen aus dem Umfeld definiert.
- **Der ewige Glaube, perfekt sein zu müssen.** Die Narzisstin glaubt nicht, dass sie für ihre Person geschätzt wird, sondern nur für ihre Schönheit, Leistung, Intelligenz oder andere Fähigkeiten. Daher strebt sie ständig nach Perfektion. Sie macht Dinge nicht, weil sie Spaß machen, sondern um zu gefallen.
- **Attraktivität ist das Wichtigste.** Sie tut alles für die ewige Jugend und ein schönes Äußeres. Trotz ihrer guten Figur lehnt sich die Narzisstin aber innerlich ab. Sie sieht ein hässliches, dickes, unattraktives Spiegelbild und glaubt nicht daran, liebenswert zu sein. Mode, Kosmetik, Sport und gesunde Ernährung können daran nichts ändern. Sie wird immer ein Detail finden, das unbefriedigend ist. Verbessert sie es nicht, hat sie Angst, von anderen weggestoßen zu werden.
- **Das Spiel der Gutgelaunten.** Sie ist ein Sonnenschein, steckt andere mit ihrer guten Laune an, ist freundlich, hilfsbereit und offen. Sie macht immer einen perfekten Job, ist engagiert, konzentriert und ehrgeizig. Eine Fassade

ohne Risse. Doch dahinter steht eine Frau mit tiefen Selbstzweifeln, die sich leer und depressiv fühlt. In einsamen Stunden kritisiert sie ihre gespielte Souveränität und Heiterkeit.
- **Der Körper als Sündenbock.** Misserfolge werden anhand kleinster körperlicher Makel erklärt. Der Partner hätte sie nur wegen der Narbe über ihrem Bauchnabel verlassen. Den Job hätte sie nicht bekommen, weil dem Chef ihre Speckröllchen aufgefallen wären. Deshalb muss sie gesund und topfit sein.
- **Sensible Antennen.** Die Narzisstin versucht immer, herauszubekommen, wie sie bei anderen ankommt. Sie braucht das Gefühl, die Beste, Tollste und Schönste zu sein. Andere Frauen sind nur Konkurrentinnen, die sie übertrumpfen wollen. Sie muss besser sein, nur so ist ihr die Aufmerksamkeit sicher, die sie aus dem depressiven Gefühl der Minderwertigkeit entkommen lässt.
- **Sehnsucht nach Liebe und Anerkennung.** Auch die Narzisstin will sich gut fühlen. Von diesem Ziel macht sie sich komplett abhängig. Sie verwechselt Liebe mit äußerer Bewunderung. Entspricht sie endlich ihrer Idealvorstellung, fühlt sie sich nur sicher, solange sie deshalb auch ständig Lob, Anerkennung und Liebe bekommt. Ist sie wieder allein, zerbricht ihre Welt aus euphorischen Gefühlen, weil sie keine Selbstliebe kennt. Eine normale Beziehung ist nicht möglich, weil sie sich entweder vom Partner abhängig oder allein gelassen fühlt.

Das ewige Spannungsfeld der narzisstischen Frau erklärt sich auch aus dem Unvermögen, die weiblichen und männlichen Anteile ihrer Persönlichkeit annehmen und integrieren zu können. Dominiert das Männliche in ihr, zählt nur Leistung, Perfektion und Dominanz. Gibt der weibliche Anteil den Ton an, liegt der Fokus auf ihrer Schwäche, Nachgiebigkeit und Wertlosigkeit. Das führt zu hoher Ambivalenz, im Extremen zur Spaltung der Persönlichkeit.

Gewalt- und Tötungsdelikte geschehen oft nach einer narzisstischen Kränkung, Auslöser sind Frustration und Kränkung, die im Leben nun einmal vorkommen (Schmidbauer 2019). Doch je labiler der Selbstwert, desto unsicherer und anfälliger wird die narzisstische Frau für seelische Verletzungen, die sie als Ganzes in Frage stellen. Anders gesagt: Je mehr narzisstische Anteile vorhanden sind, desto schneller kommt es zur Eskalation. Vor allem, wenn zu wenig Selbstliebe da ist. Kritik und Vorwürfe werden zwar hinterfragt, können aber nicht abgewehrt und auch nicht konstruktiv umgesetzt werden. Die Frau fühlt sich tief getroffen. Eine Vernichtungswut tritt ein. Kritiker werden entwertet oder in der Fantasie und auch in der Realität aus dem Weg geräumt.

Forensisches Beispiel
Cornelia, eine 35-jährige Kellnerin, unbescholten bis zur Tat, war mit einem „unfehlbaren" Mann liiert, wie sie mir bei der psychiatrischen Untersuchung im Gefängnis vermittelte: „Ich verstehe mich nicht, ich habe ihm in Gedanken schon hundert Mal eine Kugel verpasst, warum habe ich es jetzt getan?" Als ihr Partner sie betrügt, ist sie dermaßen gekränkt und einer Wertlosigkeit ausgesetzt, dass sie im Zuge eines Streits zum Messer greift. Sie erschießt ihn zwar nicht, wie die hundert Male in ihrer Vorstellung, aber sie sticht ihm mehrmals in den Hals. Er verblutet in ihren Armen. Als der tote Körper zu Boden fiel, tut ihr alles schon leid, und sie idealisiert ihn sofort wieder. Auch bei der Untersuchung sagt sie: „Er wird meine einzige Liebe bleiben." Mag stimmen, denn nun kann sie ihn ewig idealisieren, er wird sie nie mehr kritisieren und in Frage stellen.

Im Unterschied dazu steht die unspezifische Kränkung. Sie äußert sich in einem Hass auf die Welt, der sie vom eigenen Glück fern hält. Die Frauen sind nicht fähig, ihre Wünsche umzusetzen und das Beste aus sich herauszuholen. Man spricht auch von Schicksalsneurotikerinnen, die andere für das Scheitern im Leben verantwortlich machen. Verantwortung für sich zu übernehmen, ist ihnen unmöglich. Täterinnen machen ihrer Umgebung, ihrem Arbeitsplatz und Dienstgeber oder auch der aktuellen Politik Vorwürfe für das, was sie sich selbst nicht schaffen können: ein Stück Zufriedenheit ohne Perfektionsanspruch.

Maligner Narzissmus
Der Begriff des bösartigen Narzissmus wurde 1964 vom Psychoanalytiker, Philosophen und Sozialpsychologen Erich Fromm geprägt. Er sah darin die Essenz des Bösen, die nicht nur im Individuum, sondern auch in der Gruppe vorkomme. Für ihn umfasste das Syndrom narzisstische, dissoziale und sadistische Züge (Fromm 1964). Später fügte der Psychiater und Psychoanalytiker Otto Kernberg noch die paranoiden Züge hinzu (Kernberg und Strauss 1996). Das Syndrom des malignen Narzissmus kommt bei besonders grausam agierenden, autoritären Machthabern vor. Es ist die bösartige Ausformung der narzisstischen Persönlichkeit und spielt eine Hauptrolle bei aggressiven Sexual- und Tötungsdelikten. Es ist eine Mischung aus Narzissmus gepaart mit Sadismus.

Bei dieser Störung trifft antisoziales Verhalten auf Aggression, Sadismus und eine paranoide Grundhaltung. Man unterscheidet zwei Ausformungen. Beim passiv-parasitären Typus, der nicht gewalttätig, aber stark antisozial agiert, dominieren Lügen, Stehlen, Einbruch, Fälschung und Betrug. Handelt es sich um den aggressiv-sadistischen Typ, sind Gewalttätigkeiten wie Raubüberfälle, Körperverletzungen, Sadismus, Mord, aber auch paranoide Tendenzen charakteristisch.

Dieses Syndrom kommt auch bei Frauen vor. Insbesondere bei Räuberinnen und Raubmörderinnen, die anderen ohne Gewissensbisse Geld und Leben nehmen, nur um sich selbst einen Urlaub leisten zu können. Aber auch bei sadistischen Missbrauchstäterinnen, die Kinder und wehrlose Alte und Jugendliche quälen und sexuell missbrauchen. Bei Vergewaltigerinnen, die die Unterwerfung der Opfer mit noch schmerzvolleren, noch quälenderen Gewaltaktionen erzwingen, um ganz über sie verfügen zu können. Es trifft zu auf Giftmörderinnen, die ihren Opfern, nachdem sie ihr Erbe auf sie überschrieben haben, so unbemerkt wie lustvoll tödliche Substanzen in köstliche Speisen mischen und ihnen beim langsamen Dahinsiechen zuschauen. Und es ist bei Serienmörderinnen zu finden, die ihren Selbstwert auftanken, indem sie durch „göttliche Macht" bestimmen, wie wem das Leben genommen wird.

3.1.2 Organisch bedingte Störungen

Wir sprechen hier von akuten und chronischen Störungen des Gehirns und seiner Anhangsorgane. Sie haben Auswirkungen auf Wahrnehmung, Denken, Handeln, Fühlen und auf Urteilen und Wollen. Es sind Störungen, die oft die Orientierung und die kognitiven Funktionen beeinträchtigen. Es können alle Altersgruppen und Frauen wie Männer davon betroffen sein.

Als Ursache kommen akute körperliche Traumata infrage, die das Gehirn betreffen, etwa Schädelhirnverletzungen, die mit unterschiedlich schweren Bewusstseinsstörungen von Benommenheit bis Koma einhergehen. Es können aber auch epileptische Störungen und Entzugssyndrome, wie ein Delir nach Alkohol- und Suchtmittelabhängigkeit, ausschlaggebend sein. Die Störungen sind vorübergehend, dauern nur wenigen Minuten, manchmal ein paar Stunden, selten ganze Tage. Man kann sich das wie eine Form von Dämmerzuständen vorstellen. Dabei wirken die Frauen oberflächlich durchaus geordnet, verkennen aber die Situation und leiden unter Störungen der Orientierung, der Auffassung und des Denkens.

Wenn keine schwere Bewusstseinsstörung vorliegt, die ein Handeln überhaupt ausschließt, fallen Reizbarkeit, Aggressivität, Streitlust und motorische Unruhe auf. Die Gefühlsstimmungen sind labil. Schreien, Weinen, Drohen, Wut, Angst, Lachen können rasch wechseln. Die Täterinnen sind durch Zureden und rationale Argumente nicht mehr erreichbar. Die Erregungszustände in Form von Toben und Randalieren zeugen von Verworrenheit, Verkennung der Situation, unsinnigem Handeln, Enthemmung und Kritiklosigkeit.

Forensisches Beispiel
Die 20-jährige Julia, die immer wieder wahllos Suchtmittel einnimmt und im Drogenentzug epileptische Anfälle aufweist, gerät regelmäßig in einen Zustand akuter Erregung. Sie ist an den sozialen Rand abgerutscht und obdachlos. Die Polizei wird gerufen, weil sie in der U-Bahn-Station randaliert und sich immer wieder auf die U-Bahn-Gleise werfen will. Dabei jauchzt sie, singt laut, brüllt und schimpft sie nicht nur, sie versucht auch, wartende Passanten auf die Schienen zu schubsen. Der U-Bahn-Verkehr ist lahmgelegt. Gutes Zureden erreicht sie nicht, die polizeilichen Aufforderungen ignoriert sie. Vier Polizisten müssen die Tobende schließlich mit einigem Kraftaufwand festnehmen, man fixiert sie mit Handschellen.

So zierlich die junge Frau auch ist, verletzt sie in ihrer heftigen Gegenwehr doch zwei der Polizisten, was rechtlich als schwere Körperverletzung gilt, unabhängig vom tatsächlichen Ausmaß. Sie droht den Beamten, sie beim Europäischen Gerichtshof anzuzeigen und pocht auf die Verletzung ihrer Menschenrechte. Wenn auch verhaltensmäßig höchst auffällig, wirkt sie momenthaft ganz orientiert, bis sie gleich darauf wieder in eine Kaskade von Schreien, Weinen, Lachen, Singen verfällt. Spricht man sie an, redet sie an der Person vorbei und gibt keine vernünftigen Antworten.

Von der Arrestzelle kommt sie zur Beobachtung auf die psychiatrische Abteilung und von dort in die Strafvollzugsanstalt. Bei der psychiatrischen Begutachtung zur Frage der Zurechnungsfähigkeit hat sie wenige Tage später nur mehr bruchstückhafte Erinnerung an die Ereignisse. Sie bagatellisiert ihr Verhalten, beschuldigt die Passanten, sich am U-Bahnsteig „wahnsinnig aufgeführt" zu haben, und die Beamten, weil sie zu grob interveniert hätten.

Solche Gewalthandlungen können auch als Folge von neurologischen Erkrankungen auftreten, etwa bei Chorea, man nennt das „Veitstanz", und bei Zuständen nach Schlaganfällen mit Wesensveränderungen und Verstärkung vorbestehender Persönlichkeitszüge. Auch in Zusammenhang mit Hypersexualität können sie Enthemmung und sexuelle Übergriffe begünstigen, wie das nächste Fallbeispiel zeigt.

Forensisches Beispiel
Ruth, eine 42-jährige Frau, leidet seit Jahren an Chorea Huntington, einer erblichen Erkrankung, bei der Nervenzellen des Gehirns zerstört werden. Sie wird zunehmend aggressiv, ihren Pflegern gegenüber auch tätlich. Sie ist in betreutem Wohnen untergebracht, beschimpft und bespuckt Pfleger, tritt nach ihnen oder lässt sie gar nicht erst in die Wohnung. Gründe für ihr Verhalten liefert sie keine. Auffällig ist, dass sie immer wieder grundlos in sich

hineinlacht und zustimmend nickt, und das ohne, dass jemand sie angesprochen hätte. Auf einen jungen Pfleger hat sie es besonders abgesehen, sie verhält sich ihm gegenüber distanzlos penetrant, schmiegt sich ungebeten an seinen Körper, greift ihm auf sein Geschlechtsorgan, drückt es, und vermittelt ihm unverblümt, dass sie „es mit ihm schon tun" würde. Komisch ist, dass diese Zustände nicht lange anhalten, dann verfällt sie wieder in Lachen, Schimpfen und Treten. Ihre Enthemmung, die Störung der Impulskontrolle und die produktive Symptomatik mit dem vermuteten Stimmenhören, dem sie mit nach außen hin sichtbarem Lachen begegnet, sind Folgen ihrer fortschreitenden neurologischen Grunderkrankung.

Auch andere primär organische Erkrankungen können psychische Störungen auslösen, die forensische Bedeutung haben. Dazu gehören die Über- und Unterzuckerung bei Diabetes mellitus (Zuckerkrankheit) und die damit verbundenen Bewusstseinsveränderungen und Störungen der Impulskontrolle sowie die Nieren- und Schilddrüsenfunktionsstörungen. Vor allem bei einem erhöhten Zuckerwert kann es zu lebensbedrohlichen Erregungszuständen kommen, die sich auf das Herz-Kreislauf-System auswirken. Letztlich gehören auch alle Vergiftungen durch Medikamentenüberdosierung dazu, ob irrtümlich eingenommen oder absichtlich bei einem Selbstmordversuch. Die Symptomatik ähnelt den beschriebenen Symptomen der Erregung, der Antriebssteigerung, der aggressiven Handlungsbereitschaft und des selbst- und fremdgefährlichen Verhaltens. Das alles klingt rasch wieder ab. Die Frauen werden nur dann zur forensischen Begutachtung zugewiesen, wenn sie die öffentliche Ruhe gestört, Widerstand gegen die Staatsgewalt, also gegen Polizeibeamte, geleistet haben oder wenn Körperverletzungen erfolgten.

Es können auch aufgrund einer körperlich begründbaren Ursache mit ähnlicher Symptomatik Psychosen auftreten, wie bei den Geisteskrankheiten im engeren Sinn, also etwa bei Schizophrenien. Die Täterinnen wehren die gefühlte Bedrohung ab, verhalten sich aggressiv und gewalttätig, beschuldigen andere, ihnen absichtlich zu schaden und sie zu attackieren. Sie haben kein Unrechtsbewusstsein und meistens auch keine Erinnerung an ihr Fehlverhalten. Ihre Opfer sind selten Fremde, sondern Angehörige, Pflegekräfte und andere Pfleglinge.

Bei langsamen und chronischen Schädigungen des Gehirns kommt es zum Abbau von Gehirnsubstanz. Die Folgen sind Demenz oder chronische hirnorganische Störungen. Das wiederum mindert die Frustrationstoleranz, die Belastbarkeit, die intellektuellen Fähigkeiten und die Konzentration und Merkfähigkeit, was Hand in Hand geht mit Auffassungs- und Gedächtnisstörungen, geringerer geistiger Flexibilität und gebremster Kritik- und Hemmfähigkeit. Oft gibt es im gewohnten Umfeld lange keine Probleme.

Aber jede Veränderung der Umgebung, jeder Wechsel von Bezugspersonen oder Krankenhaus- und Heimaufenthalte stellen eine besondere Herausforderung dar. Auch wenn Partner krankheitsbedingt anderswo untergebracht werden oder sterben, kann das die Belastungsgrenzen übersteigen und zu schweren tätlichen Übergriffen führen.

Forensisches Beispiel
Die 82-jährige Monika, deren Gatte nach 50 gemeinsamen Ehejahren plötzlich verstorben ist, findet sich in den eigenen vier Wänden kaum mehr zurecht. Sie fürchtet sich im Ehebett zu schlafen und genauso zu Tode zu kommen wie ihr Mann. Sie schließt sich ein, öffnet niemandem mehr die Wohnungstüre. Schon vorher eher misstrauisch, wirkt sie zunehmend paranoid eingeengt.

Sie verdächtigt die Heimhilfe, ihr Gift in den Morgenkaffe zu geben, weil sie sie „beerben" und ihr Schmuck und Geld stehlen möchte. Akribisch beobachtet Monika sie bei der Arbeit und ortet ein schlechtes Gewissen bei ihr, das sie in ihren Annahmen bestätigt. Nachts schläft sie nur noch mit einer Hacke, die sie selbst aus einem alten Geräteschuppen im Garten geholt und deren Klinge sie noch „sauber poliert hat", wie sie sagt. Obwohl die Hacke griffbereit, nur vom Betttuch zugedeckt neben ihrem Kopf liegt, bemerkt die Heimhilfe sie nicht. Als sie an einem Morgen die Wohnung betritt, überrascht die alte Frau sie und hackt direkt auf ihren Brustkorb ein. Die Heimhilfe fällt zu Boden, die alte Täterin hackt nochmals nach. Schwer verletzt, kann sich das Opfer aufrappeln und flüchten.

Nach der Tat wirkt die Täterin unberührt. Sie habe die Heimhilfe nur „mundtot" machen wollen. Ich wollte wissen, wie sie das meinte, darauf fragte Monika mich, ob sie sich denn alles „unter dem Hintern hinaustragen" hätte lassen sollen. Weder erkundigt sie sich nach der Heimhilfe noch zeigt sie Bedauern. Endlich habe der „Spuk", wie sie die vermeintlichen Pläne der Heimhilfe nennt, ein für alle Mal ein Ende. Aus ihrem Verhalten und ihren Aussagen lässt sich annehmen, dass ihr Verstand krankhaft gestört und die ethischen und moralischen Instanzen nivelliert sind. Dazu kommt eine verfolgungswahnhafte Einengung. Mit ihrer Fassade konnte sie sich Angehörigen noch immer weitgehend unauffällig präsentieren. Sie führten die Defizite bei Verstand und Gedächtnis, nicht auf eine fortschreitende Demenz und Alterspsychose zurück, sondern auf die seelische Belastung nach dem Tod des langjährigen Ehemanns.

Im Allgemeinen sind alte Menschen eher Opfer von Gewaltübergriffen denn Täter (Keuzer und Hürlimann 1992). Dennoch sind Gewalt- und Tötungsdelikte von betagten Täterinnen keine Einzelfälle. Sie ereignen sich meist im familiären Umfeld, wobei Frauen Männern zahlenmäßig überlegen sind. Im Unterschied zu alten Männern spielt bei alten Gewalttäterinnen der Alkoholabusus und die dadurch begünstigte Enthemmung und Impulsivität keine große Rolle. Eher ist die krankhafte Realitätsverkennung – als Folge der Abbausymptomatik – ausschlaggebend.

Bei der forensisch psychiatrischen Untersuchung der betagten Täterinnen zur Frage der Schuldfähigkeit wird wie üblich die Persönlichkeitsstruktur psychiatrisch klinisch geprüft, die kognitive Leistungsfähigkeit mit neurodiagnostischen Tests. Zusätzlich werden oft bildgebende Untersuchungen gemacht, deren Ergebnisse aber nur dann maßgeblich sind, wenn die klinischen Ausfallssymptome damit übereinstimmen.

3.1.3 Schizophrenie und primär psychotische Störungen

Gemeinsam ist dieser Gruppe von psychischen Störungen eine krankhafte Veränderung des Denkens, der Wahrnehmung, der Gefühle und des Antriebs. Außerdem sind die sozialen Kompetenzen beeinträchtigt und es treten Ich-Störungen, also Störungen des Ich-Erlebens, auf. Die Wahrscheinlichkeit, im Lauf des Lebens an einer Störung aus dem schizophrenen Spektrum zu erkranken, liegt bei 1,4 % (Dreßing und Habermayer 2015).

Bis jetzt konnte man die Ursache der Schizophrenie nicht eindeutig klären. Das derzeit gängigste Modell nennt folgende Einflussfaktoren: genetische Disposition, epigenetische Einflüsse, also Einflüsse von außen, die die Gene verändern, und diverse äußere Belastungsfaktoren wie Stress oder Traumata. Diese derzeit gängige Ansicht zur Entstehung der Schizophrenie nennt man Vulnerabilitäts-Stress-Hypothese.

Die Wissenschaft stellt sich seit langem die Frage, warum manche psychotisch Kranken schwere Gewalttaten begehen andere dagegen nicht. Die Meinungen scheiden sich. Einerseits kommt es im Zuge der Erkrankungen zu einem Abbau von gewaltprotektiven Faktoren. Andererseits finden sich viele v. a. kriminogene Einflussfaktoren. Dazu zählen schwierige und defizitäre soziale und familiäre Verhältnisse in Kindheit und Jugend, Substanzkonsum, fehlende Krankheits- und Behandlungseinsicht bis zu bestimmten Symptomen wie einem systematisierten Verfolgungswahn, der als besonders gefährlich gilt, wenn er unbehandelt bleibt.

Man nimmt an, dass Schizophrene und primär psychotische Täterinnen als Folge der Realitätsverzerrung schwere Gewalt- und Tötungsdelikte aus Notwehr verüben. Einerseits verkennen sie krankhaft Situationen, fühlen sich massiv bedroht und wehren sich gewalttätig. Andererseits verlieren sich durch die Erkrankung Empathie, Schuld- und Schamgefühle, was die Persönlichkeit vergröbert. Den Täterinnen stehen nur vermindert Bewältigungsstrategien zur Verfügung, die Struktur der Persönlichkeit ist angegriffen, das vernunftgesteuerte Handeln und die ethisch-moralischen Instanzen sind zurückgedrängt. Als besonders gefährdet für Gewalttaten gelten die psychisch Kranken, die schon vor Ausbruch der Erkrankung zu delinquentem und gewalttätigem Verhalten neigten und sich konsequent dem psychiatrischen Versorgungssystem entziehen. Oft ist es gleich ein schweres Gewalt- oder Tötungsdelikt, mit dem geisteskranke Frauen, selbst in reiferem Alter, erstmals in ihrem Leben straffällig werden. Seit langem herrscht die Ansicht, dass es ein „schizophrenes Initialdelikt" (Stransky 1950) gibt, und das nicht nur bei Frauen. Gemeint ist damit, dass die schizophrene Erkrankung erstmals überhaupt in Form eines schweren Gewalt- oder Tötungsdelikts in Erscheinung tritt. Allerdings wird das höchst selten festgestellt.

Schizophrene und besonders wahnkranke Täterinnen neigen kaum zu sexuellen Gewaltübergriffen. Sie weisen aber eine ungünstigste Gefährlichkeitsprognose für schwere Gewalthandlungen auf, besonders wenn sie gleichzeitig Suchtmittel konsumieren, eine Persönlichkeitsstörung besteht und sie schon vor Ausbruch der Erkrankung durch Delinquenz aufgefallen sind.

Schizophrenien
Die Schizophrenie ist die bekannteste unter den psychischen Störungen, die zu den schwersten Einbußen führt. Den Begriff prägte 1911 der Schweizer Psychiater Eugen Bleuler. Er sah das Charakteristikum der schizophrenen Erkrankung in einer Spaltung von Denken und Fühlen.

Schizophrene Störungen kommen in allen Schichten und allen Kulturen vor und betreffen beide Geschlechter. Das Haupterkrankungsalter liegt zwischen 25 und 35 Jahren. Frauen sind dabei etwas später dran als Männer und haben daher mehr Zeit, vor der Erkrankung eine bessere soziale Kompetenz zu erwerben, was sich auf den Verlauf der Erkrankung günstig auswirkt. Aber es gibt auch Jugendschizophrenien, und Erkrankungen, die sich im Alter manifestieren, sowie verschiedene Unterformen.

Schizophrene Störungen sind nach der Klassifikation seelischer Störungen ICD-10 im Allgemeinen durch grundlegende und charakteristische Störungen von Denken und Wahrnehmung und inadäquaten Affekten gekennzeichnet. Die intellektuellen Fähigkeiten sind meistens nicht beeinträchtigt, obwohl sich sekundäre Defizite entwickeln können.

Die wichtigsten psychopathologischen Phänomene sind das Gefühl des Gedankenlautwerdens, der Gedankeneingebung oder des Gedankenentzugs und der Gedankenausbreitung. Es kommt zu wahnhaften Realitätsverzerrungen, begleitet von Verfolgungsgefühlen, Kontrollwahn oder Beeinflussungswahn. Es machen sich Stimmen bemerkbar, die die Kranke in der dritten Person kommentieren, ihr Befehle erteilen oder über sie sprechen. Darüber hinaus treten optische, olfaktorische, taktile und den Körper betreffende Sinnestäuschungen auf. Die Kranken können das Gefühl entwickeln, es wäre ihnen ein Chip zur Fernsteuerung in den Körper eingebaut worden, sie erleben sich willenlos, entgrenzt. Alle krankhaften Verzerrungen und Täuschungen sind aber für sie echt und real.

In der Jugendschizophrenie sind es eher die Gefühle, die krankhaft verändert sind. Die Jugendlichen wirken in ihren Stimmungen läppisch, eigentümlich verändert, inadäquat oder kaum schwingungsfähig. Trotzdem gibt es auch bei ihnen abrupte schwere Gewaltdurchbrüche.

Bei manchen Schizophrenien und v. a. chronischen Verläufen finden sich Negativsymptome mit Antriebsschwäche, verflachtem Affekt und Vernachlässigungssymptomatik („neglect"). Rückblickend lässt sich ein Knick in der Lebenslinie finden, der den Ausbruch der Erkrankung markiert. Die krankhafte Erlebnisverarbeitung, die zu einer „ver-rückten" Realitätswahrnehmung führt, wird nicht als solche erkannt. Ganz im Gegenteil, sie wird als real erlebt und ist, so unsinnig sie sein mag, von anderen nicht zu korrigieren. Gegen befehlende Stimmen können die Kranken sich nicht wehren. Selbst gefährliche und tödliche Befehle werden ausgeführt: Man springt aus dem Fenster, tötet ein Kind, attackiert jemanden, der angeblich ein Verbrecher oder Kinderschänder ist. Durch die Entgrenzung nehmen die Kranken ungefiltert Wahrnehmungsreize auf, die sie abrupt impulsiv umsetzen.

Nicht zuletzt gehört zur Schizophrenie auch das Merkmal der fehlenden Einsicht in die Krankheit. Wer darunter leidet, ist ganz auf sich selbst zurückgeworfen und vertraut niemandem. Die Welt ist feindlich, und krank sind nur die anderen. Das ist das größte Problem, weil die Betroffenen deshalb erst in psychiatrische Behandlung kommen, wenn schon etwas passiert ist.

Schizophrenie und Psychosen unterscheiden sich von den Persönlichkeitsstörungen durch den Verlust des Realitätssinns der Täterin. In gewissem Sinn kann man von einem Zerfall des Persönlichkeitsgefüges sprechen.

Forensisch psychiatrisch fallen schizophrene Täterinnen als Einzeltäterinnen auf. Um sich mit anderen zusammenzuschließen, sind sie zu misstrauisch, randständig und zu isoliert. Sie gehen nicht nach Plan vor, weil sie komplexe Handlungsabläufe nicht klar vorausdenken können. Sie wirken nicht nur wirr, sie handeln auch so. Ihre Opfer sind Nahestehende. Manchmal sind Zufallsopfer wahnhaft besetzt. Persönlichkeiten des öffentlichen Lebens machen sie verantwortlich für Ungemach und Missstände und unterstellen ihnen Verbrechen, von denen sie unkorrigierbar überzeugt sind.

Die Motivation, die die Frauen angeben, wirkt psychiatrisch krank und für Laien unverständlich. Nach der Tat wirken sie meist unnahbar, begründen ihre Gewalttätigkeit mit kranken Argumenten und zeigen weder Bedauern noch Reue. Ihre vereinzelten Kommentare beziehen sich darauf, dass die Tat notwendig oder längst überfällig gewesen sei. Die Krankheit lässt keine Einsicht zu, es dominieren die verzerrte Realitätsansicht und der Zwang, die Tathandlung oft unter dem Einfluss von Stimmen ausführen zu müssen.

Forensisches Beispiel
Einer jungen Mutter befehlen Stimmen, ihr Kleinkind aus dem fünften Stock zu werfen. Es landet auf dem Asphalt und ist sofort tot. Die Mutter gibt an, Zeichen erhalten zu haben, dass der Teufel ihr Kind „schlachten" würde. Sie ist anfangs höchst erstaunt, dass das Kind den Fenstersturz nicht überstanden hat, weil sie annahm, dass es so lange „in der Luft stehen" würde, bis die Teufelsgefahr vorbei wäre. Sie macht sich keine Vorwürfe, das Kind überhaupt aus dem Fenster geworfen, sondern nur, es zu spät vor dem Teufelszugriff hinauskatapultiert zu haben. Um Einsicht zu entwickeln, müsste sie zuerst psychiatrisch behandelt werden.

Der Verlauf der schizophrenen Störungen kann entweder kontinuierlich sein oder nur in gewissen Episoden vorkommen. Die Erkrankung kann sogar ganz oder nur teilweise abklingen. So gut wie immer sind Medikamente und eine umfassende psychiatrisch psychotherapeutische Behandlung notwendig. Erst nach medikamentöser Behandlung erlangen die Täterinnen wieder eine annähernd reale Sicht der Dinge und sind mit der Aufarbeitung ihrer Tat befasst. Besonders die Tötung einer anderen Person führt zu einem neuerlichen seelischen Zusammenbruch. Diesmal allerdings aus Trauer und tiefem Bedauern. Die Schuldgefühle und das Unverständnis für die Tat können auch in langer Depression münden.

Wahnhafte Störungen
Der Wahn ist die krankhafte Bildung von Ideen und Urteilen, charakterisiert durch drei Kriterien: subjektive Gewissheit, Unkorrigierbarkeit durch Erfahrungen oder logische Argumente und Irrealität, die Unmöglichkeit des Inhalts (Jaspers 1913; Müller und Nedopil 2017).

Die Wahrscheinlichkeit, an einem Wahn zu erkranken, liegt bei spärlichen 0,2 % (Müller und Nedopil 2017). Die Diagnose ist schwierig und wird oft sehr spät gestellt. Wahnhafte Symptome treten auch unter dem Einfluss von Suchtmitteln auf, etwa die „Kokainparanoia", ebenso im Rahmen der Alkoholpsychosen, bei Depressionen mit psychotischer Symptomatik und bei hirnorganischen Störungen wie Demenz. Das Geschlechterverhältnis wird unterschiedlich diskutiert. Die meisten empirischen Studien kommen zu dem Ergebnis, dass wahnhafte Störungen, wie die schizophrenen, etwas häufiger bei Männern zu finden sind. Forensisch psychiatrisch ist die wahnhafte Störung trotz ihrem seltenen Auftreten von großer Bedeutung. Sie ist eine der gefährlichsten Störungen überhaupt, weil die Kranken unberechenbar sind, vor nichts zurückschrecken, sich stets im Recht fühlen und völlig unbeirrbar agieren. Infolge des permanenten Misstrauens sprechen sie nicht über ihre Wahnideen, die deshalb meist erst nach einer schweren Gewalttat erkannt werden. Die Betroffenen können ihre Fassade lange aufrechterhalten und sind für keine Behandlung zugänglich.

Prinzipiell können wahnhafte Symptome in eine schizophrene Erkrankung eingebettet sein, aber auch allein zutage treten. Im Vordergrund der Symptomatik steht eine Wahnidee oder mehrere aufeinander bezogene Wahninhalte, die systematisiert oder unsystematisiert sein können. Je systematisierter, desto gefährlicher, könnte man als Faustregel sagen. Der bekannteste Wahn ist die Paranoia, der Verfolgungswahn. Aber es gibt auch den Querulantenwahn, den Liebeswahn, auch als Erotomanie oder Clerambault-Syndrom bezeichnet, den Eifersuchtswahn, das sog. Othello-Syndrom, den Beeinträchtigungswahn, den hypochondrischen Wahn, den Schuld- oder Versündigungswahn, den Verarmungswahn und den Größenwahn.

Das Krankheitssymptom des Stimmenhörens, wie bei den Schizophrenen, ist hier selten und wenn, dann nur von kurzer Dauer. Denkstörungen fehlen völlig. Das macht das Erkennen der Krankheit auch so schwierig. Die wahnkranken Täterinnen wirken etwas eigenwillig, schrullig und bizarr, sind äußerst misstrauisch und daher sozial isoliert, aber grob auffällig sind sie nicht. Das macht sie gefährlich. Ihr Denken wirkt geordnet, ihre kranke Wahrnehmung umfasst immer nur einen Teil. Sie sind sich sicher, dass das, was sie wahnhaft interpretieren, stimmt. Andere nehmen es bloß nicht wahr. Das kann sich auf die Gewissheit beziehen, dass man sie verfolgt, ihnen nach dem Leben trachtet oder sie benachteiligt. Sie entwickeln einen Liebeswahn, dass ein für sie unerreichbarer Mann sie eigentlich liebt, aber es nach außen hin nicht zeigt. Mit Sicherheit würden sie aber irgendwann ein Liebespaar.

Es gibt aber auch mildere Abstufungen. Die Täterin ist zwar nicht wahnhaft überzeugt, aber fixiert auf ihre Beziehungswünsche, die sie vehement und penetrant durchsetzt, indem sie ihre Auserwählten Tag und Nacht verfolgt. Sie sind meist persönlichkeitsgestört, treten als Stalkerinnen auf und sind durchaus zurechnungsfähig. Näheres dazu in Abschn. 4.4.3.

Die sog. induzierte wahnhafte Störung, vielleicht besser bekannt unter „folie à deux", ist eine seltene Form des Wahns, die gleich zwei oder mehr Personen mit engen emotionalen Bindungen, etwa Partner, die Familie oder eine Gesinnungsgemeinschaft betrifft. Sie verstärken einander gegenseitig und fixieren sich chronisch auf ihre Überzeugungen und krankhaften Realitätsinterpretationen. Gewaltdelikte werden gemeinsam verübt, um „Störquellen" oder sonstige Bedrohungen „auszuschalten".

Wahnkranke Täterinnen agieren ebenso, wie Schizophrene eher allein, aber sie können besser planen. Ihr Denken funktioniert, außer in den krankhaften Anteilen. Manchmal spionieren sie das Opfer über längere Zeit aus, verfolgen oder kontaktieren es, genauso gut können sie es plötzlich attackieren. In Einzelfällen erscheint ein Tötungsdelikt spontan, wurde aber lange Zeit geplant und in der Fantasie der Täterin durchgespielt. In manchen Fällen entzündet sich abrupt ein Konflikt, dem eine schwere Gewalttat oder Tötung folgt.

Forensisches Beispiel
Die 50-jährige Norma, alleinlebend, zurückgezogen und schrullig, leidet an einem unbehandelten chronischen Verfolgungswahn, der sich u. a. auch auf ihre Nachbarin bezieht, mit der sie seit Jahrzehnten wegen eines nicht exakt eingegrenzten Grundstücks im Streit liegt. Ohne aktuellen Anlass, aus dem Nichts heraus, greift die Frau die Nachbarin an. Wie sie später sagt, hatte sie „eine Eingebung", die Nachbarin plane ein Attentat auf sie, deshalb wäre es jetzt an der Zeit, sich „von ihr zu trennen". Sie holt eine Hacke aus dem Keller, geht frühmorgens durch die immer offene Haustüre der Nachbarin und erschlägt sie mit 20 Axthieben. Danach kehrt Norma in ihr Haus zurück und lässt sich später widerstandslos festnehmen.

Sie wirkt vollkommen ungerührt, bestreitet die Tat nicht. Die „Eingebung" bestand entweder aus ihren eigenen Gedanken, die sie laut hörte, was psychiatrisch als Gedankenkonkretisierung bezeichnet wird und auch bei psychotisch Kranken vorkommt. Oder es waren akustische Halluzinationen, Stimmenhören. Vielleicht war es nichts als ein Vorwand, und die Täterin hatte einfach nur das unheimliche Gefühl, etwas tun zu müssen, bevor man ihr etwas Böses antut.

Das Capgras-Syndrom: Doppelgängerwahn
Das sehr seltene Capgras-Syndrom ist eine Sonderform der wahnhaften Störungen, die bei Schizophrenie, Wahn oder Demenz oder organischen Psychosen vorkommt. Erstmals beschrieb es der französischen Psychiater Joseph Capgras 1923 und gab ihm damit seinen Namen (Capgras und Reboul-Lachaux 1923). Die Kranken glauben, nahestehende Personen wären durch identisch aussehende Doppelgänger ausgetauscht worden. Sie töten die

„Doppelgänger", um zum „echten" Menschen vorzudringen. Diese Erkrankung ist, wenn nicht eingebettet in eine schizophrene oder dementielle Erkrankung, psychiatrisch sehr schwer zu diagnostizieren, weil die Kranken bis auf den Doppelgängerwahn nicht weiter auffällig wirken.

Das Syndrom findet sich bei wahnkranken Müttern, die meinen, ihr Kind wäre nach der Geburt vertauscht worden, ein „Doppelgänger" wäre ihnen untergeschoben worden. Sie fallen an den Geburtshilfestationen nicht weiter auf, verhalten sich angepasst, können sich klar artikulieren. Einzig verdächtig wäre, dass sie vielleicht etwas mehr als frischgebackene Mütter ihre Angst äußern, dass das Neugeborene womöglich nicht ihr eigenes sein könnte. Krankhaft darauf fixiert, zu ihrem „echten" Kind zu kommen, töten sie das Baby. Wenn sie psychiatrisch behandelt sind und ihre Tat in ihrer Gesamtheit realisieren, sind diese Mütter akut suizidgefährdet.

Forensisches Beispiel
Eine schizophrene Mutter namens Stella sticht eines Nachts völlig unvorhergesehen auf ihren 12-jährigen, schlafenden Sohn ein, den sie als Doppelgängermonster ansieht. Durch die Schreie des Kindes alarmiert, verständigen Nachbarn Polizei und Rettung. Bei deren Eintreffen springt die kranke Frau in panischer Vernichtungsangst aus dem Fenster. Sie wird schwer verletzt in ein Unfallspital gebracht.

Stella kann sich an ihre Tat nicht erinnern, glaubt, Außerirdische hätten sie und den Sohn nachts überfallen. Als der Sohn ins Spital kommt, ist er klinisch tot, in letzter Minute kann er gerettet werden. Nach längerer psychiatrischer und unfallchirurgischer Behandlung war die Mutter entsetzt und verzweifelt über ihre Tat. Sie bat ihren Sohn um eine Aussprache. Er lehnte ab und ließ ihr ausrichten, er wolle sie nie mehr im Leben sehen. Wenig später erhängte sie sich in der Station.

Vorübergehende psychotische Störungen
Primäre Ursache dafür können andere psychische Störungen sein, etwa Suchterkrankungen, hirnorganische und Persönlichkeitsstörungen oder diverse organische Erkrankungen wie Stoffwechselstörungen, immunologisch bedingte Erkrankungen oder eine Überdosierung von Medikamenten.

Das Charakteristikum für eine vorübergehende psychotische Störung ist ihre Dauer von mindestens einem Tag, aber für weniger als einen Monat. Das wird bei Schizophrenie oft übersehen und die Diagnose deshalb zu schnell gestellt. Das kann leicht passieren, z. B. bei schweren Persönlichkeitsstörungen mit Strukturschwäche, bei denen die Realitätskontrolle plötzlich außer

Kraft gesetzt ist. Oder bei Reaktionen auf außergewöhnliche Belastungen und unter Alkohol- und Drogeneinfluss. Die Täterinnen geraten so akut in Situationen, dass plötzlich eine krankhafte Realitätsverzerrung und Bedrohung einsetzt, die mit vehementer Gewaltanwendung abgewehrt wird, mit gewalttätigen Attacken und tödlichem Ausgang.

Schizoaffektive Störungen
Schizoaffektive Störungen sind charakterisiert durch das gleichzeitige oder kurz aufeinanderfolgende Zusammentreffen von schizophrenen und affektiven, d. h. manischen oder depressiven, Störungen. Sie verlaufen in Phasen, die Krankheitsepisoden wechseln mit symptomfreien Intervallen.

Die Wahrscheinlichkeit einer Erkrankung liegt bei nicht mehr als 0,32 % (Dreßing und Habermeyer 2015). Trotzdem weisen etwa 25 % der psychiatrisch stationär behandelten Kranken diese Störung auf (Müller und Nedopil 2017). Frauen zeigen eher schizoaffektive Störungen mit depressivem Subtyp, der seltener mit Gewaltdelinquenz in Erscheinung tritt. Aber vereinzelt gibt es auch bei Frauen den manischen Subtyp, der mit zornmanischer Impulsivität, Antriebssteigerung und krankhafter Realitätsverkennung gekoppelt sein kann.

Im forensisch psychiatrischen Klientel kommt diese Störung nicht häufig vor. Typisch sind Gewaltdurchbrüche infolge krankhafter Verkennung von Situationen. Besonders gefährlich ist es, wenn die schizoaffektive Störung nicht nur verfolgungswahnhafte Symptome, sondern auch eine starke Antriebssteigerung mit manischer Enthemmung und Impulsivität aufweist, die Gewaltdurchbrüche begünstigt.

Forensisches Beispiel
Muriel, eine 23-jährige Studentin der Psychologie, steht schon seit mehreren Jahren wegen einer schizoaffektiven Störung mit schizophrenen und v. a. manischen Symptomen in psychiatrischer Behandlung. Einerseits treten verfolgungswahnhafte Symptome auf, sie hört Stimmen. Andererseits zeigt sie manische Enthemmung in Form von zorniger Erregung. Trotz ihres Wissens als Psychologiestudentin ist es nicht möglich, sie davon zu überzeugen, dass sie ihre Medikamente auch in symptomfreien Episoden einnehmen soll. Sie erachtet sich dann als „ganz gesund" und ist restlos überzeugt, nie mehr krank zu werden.

Eines Abends geht Muriel von einer Lehrveranstaltung, wo sie bereits störend laut in Erscheinung getreten ist, nach Hause und wird in einer

U-Bahn-Station auffällig. Sie verfolgt plötzlich grundlos eine verwahrlost wirkende Süchtige, die dort herumirrt und Passanten um Geld anbettelt. Bald beschimpft sie sie lautstark als Schlampe und Kinderschänderin. Dann beginnt sie, mit ihrer Handtasche auf die Frau einzuschlagen, lässt sie so über ihren Fuß stolpern, dass sie stürzt, verpasst ihr noch Fußtritte ins Gesicht und tritt ihr auf den Brustkorb. Die Täterin ruft selbst laut nach der Polizei, damit diese „perverse Sau" dingfest gemacht würde, bevor sie noch Kinder missbraucht.

Auf Befragen schildert sie dem Amtsarzt, dass sie „telepathisch" wäre und an anderen Menschen „Schweinereien" enttarnen könnte.

3.1.4 Affektive Störungen

Zu den affektiven Störungen zählen Depressionen unterschiedlicher Schwere, die zu 70 % immer wieder kommen, und manische Störungen, die entweder allein, abwechselnd oder gleichzeitig mit depressiven Störungen auftreten. Früher nannte man das manisch-depressives Irresein, heute kennt man es als bipolare Störung. Auch schwere Depressionen mit psychotischen Symptomen, etwa Verfolgungs-, Verarmungs- oder Vernichtungswahn, die berühmte „Weltuntergangsstimmung" zählen dazu.

An einer affektiven Störung zu erkranken, ist nicht unwahrscheinlich. Im deutschsprachigen Raum sind 9 % der Bevölkerung betroffen. Bei der Depression sind es 15–18 %. Ein Drittel der Erkrankten zeigt nur teilweise Besserung, in mehr als der Hälfte der Fälle kommt es zu Rückfällen. Etwa 10 % leiden an einer chronischen Depression. Frauen sind unter den Depressiven doppelt so häufig vertreten wie Männer (Dreßing und Habermeyer 2015).

Depressive Störungen
Das Leitsymptom der Depression ist eine unmotivierte Traurigkeit, eine Freudlosigkeit, die man als richtige Belastung erlebt, wodurch psychische Prozesse gehemmt werden. Die Kranken können sich zu nichts aufraffen, nicht mehr planen und sind mit allem überfordert. Selbst das Denken wirkt verlangsamt und erschwert. Klassisch ist das sog. Losigkeitssyndrom, hergeleitet von der Trias der Sinnlosigkeit, Antriebslosigkeit und Freudlosigkeit.

Es gibt aber auch die sog. agitierte Depression, bei der die Betroffenen unruhig sind, der Antrieb ist nicht abhandengekommen, er ist gesteigert. Bei Männern verlaufen depressive Episoden häufiger mit Agitation, aggressivem reizbarem Verhalten und hohem Alkoholkonsum ab, was Impulsdurchbrüche begünstigt. Diese Art der Depression ist bei Frauen seltener, obwohl man auch depressive Störungen wie die Dysthymie mit grantig gereizter Verstimmung bei Frauen als Täterinnen findet.

Depressive Kranke sind im Rahmen psychiatrisch forensischer Begutachtung die Ausnahme, weil sie allein schon das Krankheitsbild vor krimineller Entgleisung schützt. Sie sind eher selbstmordgefährdet. Dennoch hat eine Studie aus den USA (Friedmann et al. 2005) festgestellt, dass ca. 50% der Mütter, die ihre Kinder getötet hatten, an schweren Depressionen litten. Damit ergeben sich gerade bei depressiven Frauen mit psychotischen Symptomen erhebliche Gefährdungsmomente für erweiterte Suizide, sog. Mitnahmetötungen.

Ebenso gefährdet sind schwer depressive Frauen in Bezug auf Suizidversuche im Straßenverkehr, wobei indirekt meist auch andere Verkehrsteilnehmer erheblich Schaden leiden können.

Forensisches Beispiel
Lola, eine 24-jährige Kellnerin mit einem 2-jährigen Sohn, gerät in private und berufliche Schwierigkeiten. An ihrer Arbeitsstelle, einem Wirtshaus, wird ihr vorgeworfen, sie habe Geld veruntreut. Der Ehemann wiederum hält ihr vor, dass sie die Familie komplett vernachlässige. In der Vorgeschichte wurde sie mehrfach wegen Depressionen behandelt.

Es ist bekannt, dass Depressive auch Eigentumsdelikte begehen, um ihre Leere zu füllen, sich zu beleben, sich etwas Gutes zu tun. Sie suchen das Gefühl von Anspannung, verspüren den Drang, Verbotenes zu tun, und fühlen danach eine Erleichterung. Es ist also psychiatrisch zumindest nicht ausgeschlossen, dass die junge Frau das Geld tatsächlich genommen hat. Möglich ist auch, dass sie aus depressiver Stimmung heraus nicht mehr imstande ist, sich dem Kind, dem Mann und ihrem Haushalt zu widmen. Das sind allerdings nur Hypothesen, die nie bestätigt wurden, da sie selbst keine Auskunft mehr geben kann. Sie nahm sich das Leben als Geisterfahrerin auf der Autobahn.

Psychiatrisch ist jemand, der sich auf diese Weise umbringt, suizidal massiv eingeengt und aggressiv angespannt. Überlegungen, ob und wem sie schadet, sind in der suizidalen Einengung sekundär. Ihr Auto kollidierte mit einem LKW, der Fahrer wurde schwer verletzt, sie selbst starb noch an der Unfallstelle. Erstaunlich war in dem Fall, dass sie ihr 2-jähriges Kind nicht mitnahm, sondern beim Lebenspartner zurückließ. Möglich wäre, dass sie das Kind mehr zum Lebensgefährten gehörend fühlte als zu sich.

Depressive Kranke, Männer wie Frauen, versuchen ihre unerträgliche Spannung und negative Stimmung mit Alkohol zu lösen. Das kann zu einer Verstärkung der autoaggressiven Spannung führen, aber auch zum Umschlag in Aggressionsattacken gegen die Umgebung und damit auch zur Gewaltanwendung. Abgesehen davon kommt es immer wieder vor, dass depressive Menschen, Männer mehr als Frauen, in alkoholisiertem Zustand einen Unfall verursachen und aus Angst, dass ihre Alkoholisierung entdeckt würde, Fahrerflucht begehen. Derartige Verhaltensweisen kommen in Zusammenhang mit unreflektiertem Alkoholkonsum auch bei anderen psychischen Störungen zustande.

Sonderform: Wahnhafte Depression, „erweiterter Selbstmord"
Eines der gefährlichsten Krankheitsbilder ist die schwere Depression mit psychotischen Symptomen, die eher Frauen betrifft. Manchmal beginnt sie im Wochenbett und hält über Monate hinweg an. Sie ist eines der gefährlichsten Krankheitsbilder in der Forensik, weil unmittelbar damit die Mitnahmetötungen verbunden sein können, die sog. „erweiterten Suizide".

Die Kranken sind wahnhaft eingeengt auf ein bevorstehendes Unheil, das kann eine Schuld sein, die sie auf sich geladen haben, die bevorstehende Verarmung oder überhaupt gleich der Weltuntergang. Sie sind subjektiv unkorrigierbar überzeugt von dem Unheil, egal, wie irreal es ist. Gegenargumente dringen nicht zu ihnen durch, von sich aus äußern sie sich eigentlich überhaupt nicht. Man nennt das negativistisch wahnhafte Einengung, die sich auch auf Kinder und Angehörige bezieht. Auch deren Leben wird als völlig hoffnungslos eingestuft. Wahnhaft depressive Mütter nehmen ihre Kinder mit in den Tod, weil sie das Liebste nicht in diesem schrecklichen Leben zurücklassen wollen. Auch Haustiere müssen mit. Ganze Familien werden ausgelöscht, und danach folgt die Selbsttötung.

Damit die Kriterien für einen erweiterten Selbstmord erfüllt sind, muss ein altruistisches Motiv im Vordergrund stehen und die Beziehung zu den Opfern gut sein. Das Motiv der wahnhaft depressiven Kranken ist der Wunsch, einen quälenden Zustand oder die angenommene bevorstehende Vernichtung lieber selbst zu beenden, bevor man einer drohenden Katastrophe ausgeliefert ist. Die Fremd- und Selbsttötungen sind penibel geplant und kaum zu verhindern.

Forensisches Beispiel
Die 30-jährige Mutter Johanna mit einem 8 Monate alten Kind verfällt nach der Geburt in eine depressive Verstimmung, fühlt sich überfordert und hat das Gefühl, mit dem Kind nicht zurechtzukommen. Sie schämt sich vor ihren Angehörigen, dass sie so eine schlechte Mutter ist, kann sich schwer aufraffen, sich mit dem Kind zu beschäftigen, und keinen Tagesablauf planen. Sie fühlt

sich von Kleinigkeiten überfordert und ist durch das ständige Schreien des Kindes irritiert. Nach außen hin wirkt sie müde, erschöpft, in sich gekehrt. Angehörigen fällt auf, dass sie weniger spricht, ihre Züge sind ernst, zeitweise ist ihr Gesichtsausdruck ratlos und verzweifelt. Eine psychiatrische Behandlung lehnt sie ab, es würde schon alles von allein gut werden.

An einem Wochenende – Johanna ist mit dem Kind allein – nimmt sie ein Polster und erstickt das schlafende Baby. Sie selbst schluckt eine Überdosis Medikamente. Das Kind verstirbt, sie überlebt mit schweren Verletzungen. Durch die lange Liegedauer starben die Muskeln an ihren Beinen ab, sie hatte viele schmerzhafte operative Eingriffe und letztlich eine anhaltende Behinderung in Kauf zu nehmen. Sie sah es als „Strafe Gottes".

Im Zentrum eines erweiterten Suizids steht die Selbsttötung. Sie ist mehrheitlich unmittelbar mit einer seelischen Störung, meistens mit einer wahnhaften Depression verbunden, die Beziehung zu den Opfern ist sehr gut. Es ist kein kriminelles Motiv erkennbar, die Motive sind ausschließlich altruistisch, niemals egozentrisch. Die Tötungen sind von langer Hand geplant und gelingen leider sehr häufig.

Der Vollständigkeit halber möchte ich erwähnen, dass es Selbsttötungen auch als Reaktion auf die Tötung eines anderen Menschen gibt, die als „erweiterter Mord" bezeichnet wird. Der wesentliche Unterschied ist, dass der erweiterte Selbstmord krankhaft begründet ist und ein altruistisches Motiv hat, während der erweiterte Mord reaktiv erfolgt und egozentrische Wurzeln hat. Der angloamerikanische Raum hat für Tötungen mit Mord und Selbstmord eine treffendere Unterscheidung. Bei erweitertem Selbstmord spricht man von „homicide-suicide", bei Fremdtötung mit anschließender Selbsttötung von „murder-suicide".

Tötungen während eines Amoklaufs sind solche erweiterten Morde. Die Amokläuferin tötet zuerst andere, danach sich selbst. Meistens nehmen ihr das dann Polizeibeamte ab, die sie auch explizit dazu auffordert, was man als „suicide by cop" bezeichnet. Unter erweiterten Mord fällt es auch, wenn eine Frau in Rage ihren Partner ersticht und sich das Leben nimmt, nachdem sie wahrgenommen hat, welche Folgen das hat. Beim „murder-suicide" ist die Fremdtötung zentral, beim erweiterten Suizid die Selbsttötung. Frauen verüben eher erweiterte Selbstmorde, Männer erweiterte Morde.

Rosenkriege sind ein gefährliches Terrain dafür. Mütter wie Väter töten dabei aus egozentrischen Motiven, zuerst das gemeinsame Kind, danach sich selbst. Was den Vätern eher gelingt, weil sie Schusswaffen verwenden. Mütter versuchen es mit weniger tauglichen Mitteln, schneiden sich die Pulsadern auf, stechen sich in den Bauch oder Hals, rasen mit dem Auto gegen ein Hindernis, nehmen eine Überdosis Medikamente oder springen aus großer Höhe hinunter. Die Absicht ist, dass man lieber tot mit den Kindern vereint, als im Leben von ihnen getrennt ist, manchmal tötet man auch aus Rache am verhassten Partner.

Geschlechtsbezogen verteilen sich Suizide und Suizidversuche auf Männer und Frauen im Verhältnis 3:1. Bei den über 60-Jährigen liegt der Schwerpunkt beim Selbstmord, wobei auch ein vollzogener Suizid im Alter häufiger vorkommt. Auch hier gibt es Mitnahmesuizide, wenn etwa einer von zwei schwerkranken alten Menschen in depressiver Einengung zuerst den Partner und dann sich tötet. Ganz ausgeschlossen ist es aber nie, ob es sich nicht auch um erweiterten Mord handeln könnte. Weil die Fremd- und Selbsttötung eines betagten Paares meist gelingt, gibt es darüber bloß Vermutungen. Bei diesen Fällen überwiegen Männer, nur vereinzelt finden sich Frauen.

Bipolare Störungen
Die Erkrankung ist im statistischen Durchschnitt gesehen selten. Sie beginnt mit dem 18. Lebensjahr, in 90 % der Fälle folgen nach einer ersten manischen Phase weitere Episoden. Die Hypomanie als geminderte Ausprägung der Manie ist dagegen in der heutigen Gesellschaft durchaus verbreitet.

Früher war der Begriff „manisch-depressiv" geläufig, heute spricht man von einer bipolaren Störung. Dabei wechseln depressive und (hypo)manische Störungen, oder es kommen beide gleichzeitig in einer Episode vor. Männer wie Frauen sind gleich oft betroffen. Bei Frauen überwiegt der Typ, bei dem die Phasen in mehr als vier Episoden jährlich auftreten und besonders rasch wechseln, man nennt das „rapid cycling". Gefährlich sind immer die Übergänge zwischen Depression und Manie. Das sind genau die Zeiten, in denen die depressive Stimmung noch vorherrscht, der Antrieb der Manie aber schon mit hineinzuspielen beginnt, was Suizidhandlungen ebenso begünstigt wie erweiterte Selbstmorde unter Mitnahme von Personen.

Manische Episoden wechseln sich ab oder laufen gleichzeitig mit depressiven Phasen ab. In einer manischen Episode ist die Stimmung anhaltend abnorm gehoben, die Betreffenden sind gereizt und zornig, schwanken zwischen sorgloser Heiterkeit, Selbstüberschätzung und unkontrollierbarer Erregungsbereitschaft. Die Libido ist erhöht, das Kontaktverhalten distanzlos und penetrant aufdringlich. Übliche soziale Hemmungen gehen verloren.

Charakteristisch sind Größenideen und maßloser Optimismus, der sogar in den finanziellen Ruin führen kann. Die Fehleinschätzung der finanziellen Mittel motiviert zu Bestellbetrügereien. Das mangelnde Schlafbedürfnis und der Aktivitäts- und Rededrang machen die Betroffenen sozial extrem umtriebig. Sie kommen ihren Verpflichtungen nicht mehr nach, halten sich weder an Grenzen noch an Vorgaben und lassen sich durch niemanden in ihren Aktivitäten einschränken, auch nicht von intervenierenden Polizeibeamten. Manische Frauen werden aggressiv tätlich, wenn sie bspw. zur Behandlung in eine psychiatrische Institution gebracht werden sollen. Wer immer sich ihrem expansiven Handlungsdrang entgegenstellt, ist ein Feind. Eine Gefährdung für den Durchbruch von Gewalttätigkeit besteht besonders dann, wenn die manische Verstimmung nicht nur mit der gehobenen euphorisch glücklichen Stimmung und Selbstüberschätzung verbunden ist, sondern sich mit grantig gereizten und zeitweise zornmanischen Impulsen mischen. Dabei handelt es sich dann um psychotische Manien, die zur Gewalttätigkeit disponieren. Trotzdem sind schwere Gewaltdelikte selten. Häufiger kommt es zu sexueller Belästigung, vereinzelt auch zu sexuellen Übergriffen, geschlechtlicher Nötigung und vereinzelt auch zu Vergewaltigung. In Kombination mit Alkohol, der noch kontaktbereiter, aber auch ein Stück enthemmter und distanzloser macht, brechen egozentrische Motive zur Triebbefriedigung wahllos durch. Die Intimitätsgrenzen anderer Menschen werden penetrant überschritten. Opfer können Kinder, Jugendliche oder auch Erwachsene sein.

Forensisches Beispiel
Die 24-jährige Gundula, von Beruf Verkäuferin, aber seit längerem arbeitslos, lernt in einem Dating-Portal einen Mann kennen, mit dem sie sich verabredet. Sie machte kein Geheimnis daraus, dass es „zur Sache gehen" soll. Das Date findet in ihrer Wohnung statt. Sie öffnet gleich einmal nackt und fordert den Mann auf, nicht nur die Schuhe, sondern sein gesamtes Outfit in der Eingangsgarderobe abzulegen. Sie küsst ihn wild, singt und tanzt bei schriller Musik, bietet ihm alkoholische Getränke an und bedient sich auch selbst reichlich. Sie greift sofort auf sein Geschlechtsorgan, das „bewegungslos hinunterhing", wie sie später zu Protokoll gibt. Das erregt ihren Zorn und sie beginnt, den Mann zu beschimpfen und körperlich zu attackieren. Zwischendurch nimmt sie immer wieder ungebeten und gegen den Willen des Mannes orale und manuelle sexuelle Handlungen an ihm vor. Nach ein paar Stunden wirft sie ihn aus der Wohnung. Der Mann erstattet Anzeige, sie wird wegen Entziehung der Freiheit, Körperverletzung, Drohung, sexueller Nötigung und versuchter Vergewaltigung angeklagt. Weil die angelasteten Handlungen in unmittelbarem Bezug zu ihrer manischen Erkrankung standen, entging sie einer Verurteilung. Man diagnostizierte sie psychiatrisch als zurechnungsunfähige, höhergradig abnorme Täterin und brachte sie im Maßnahmenvollzug unter.

Manisch enthemmte Frauen neigen zu kritiklosen Diebstahlshandlungen und geraten in tätliche Auseinandersetzungen mit Warenhausdetektiven und intervenierenden Polizeibeamten. Manisch kranke Frauen leiden unter ihrer psychischen Störung meist weniger als ihre Umgebung. Sie lassen sich spät und nur ungern psychiatrisch behandeln und setzen die Medikation vorschnell wieder ab. In depressiven Episoden suchen sie die psychiatrische Behandlung auf, und zwar recht rasch.

Anhaltende depressive Störungen: Dysthymie
Bei der Dysthymie haben wir es mit einer chronisch depressiven Verstimmung zu tun, der eine Aggressionsproblematik zugrunde liegt. Unverarbeitete Kränkungen, Schicksalsschläge, Verluste und Trennungen können autoaggressive Impulse, Schuldzuweisungen und grantig, gereizte Verstimmungen hervorrufen, wobei etwa 10–20 % der immer wiederkehrenden depressiven Störungen in eine chronifizierte Form übergehen. Die Wahrscheinlichkeit einer Erkrankung liegt bei etwa 0,5–1,5 %. Es ist mit einem Verlauf von mehr als 2 Jahren zu rechnen, die von kurzen Intervallen des Wohlgefühls unterbrochen sein können.

Forensisch psychiatrisch hat die Dysthymie eine Bedeutung, weil sie zu Reizbarkeit führt und damit ein Nährboden ist für Streits, Auseinandersetzungen, erhöhte Irritierbarkeit und Impulsivität. Häusliche Gewalt und tätliche Auseinandersetzungen sind keine Ausnahmefälle. Eine anfangs harmlose verbale Attacke eskaliert dabei und endet letztlich in einer Schlägerei.

Dysthymie gibt es vereinzelt bei Frauen, aber psychiatrisch forensisch ist aus dieser depressiven Verstimmung mit Impulsivität und grantiger Gereiztheit in angespannten Beziehungen kaum eine Schuldunfähigkeit zu begründen. Bei Männern ist dies schon eher der Fall.

3.1.5 Stressassoziierte Störungen

Wie der Name schon nahelegt, handelt es sich um psychische Störungen, die durch Stressoren oder Traumata ausgelöst werden. Gemeint sind Belastungsreaktionen, Anpassungsstörungen, posttraumatische Belastungsstörungen und traumatisch hervorgerufene andauernde Persönlichkeitsänderungen mit Angst, Schamgefühlen und Wut im Schlepptau.

Akute Reaktionen nach einem außergewöhnlich belastenden Lebensereignis dauern dabei nicht lange, wir reden von ein paar Stunden, höchstens 1–2 Tagen. Danach kann mit einer erhöhten Irritierbarkeit und einer Störung der Impulskontrolle im Rahmen eines sog. Affektdeliktes (s. Abschn. 3.2.2) zu rechnen sein.

Die posttraumatische Belastungsstörung entwickelt sich entweder aus einer Belastungsreaktion heraus oder einige Zeit nach dem Ereignis, das nicht nur traumatisch, sondern von außerordentlicher Schwere ist. Zentrales Merkmal ist, dass sich ein Wiedererleben des traumatischen Ereignisses aufdrängt, begleitet von Emotionen in Form von Nachhallerinnerungen, sog. Flashbacks. Traumabezogen kommen Vermeidungsverhalten und Übererregbarkeit dazu. Irritierbarkeit, Labilisierung des psychischen Gefüges, Angst, Scham und Wut können nach Auslösereizen Impulsivität und Gewaltdurchbrüche fördern (Hermann 2018).

Wesentlich ist bei den traumaassoziierten Störungen, dass die Diagnose nicht nur aufgrund der Biografie oder subjektiven Erzählungen, sondern nach psychiatrisch-klinischen Kriterien gestellt wird. Man muss also identifizierbare Stressoren und Traumata in Erfahrung bringen. Für sich allein genommen existiert kein psychopathologisches Syndrom, von dem aus sich spezifisch auf eine traumatische Erfahrung schließen lässt (Haller 2008).

Gab es tatsächlich eine Traumatisierung, ist noch immer der Bezug zur strafbaren Handlung herzustellen. Es gibt weder eine 1-zu-1-Relation von Trauma und Folgestörungen noch ein daraus ableitbares delinquentes Verhalten. Stets kommt es auf die Verletzbarkeit der Täterin, auf ihre Bewältigungsstrategien und Schutzmechanismen und auf ihre Widerstandsfähigkeit an, traumatische Erfahrungen zu verarbeiten (Maercker 2013). In den Befunden von Gewalt- und Sexualstraftäterinnen finden sich so gut wie immer Vermerke auf Traumatisierung. Ganz im Unterschied zu männlichen Straftätern, bei denen das höchst selten der Fall ist.

Nach belastenden Kränkungserlebnissen kann sich auch eine Verbitterungsstörung entwickeln, mit ähnlichen Symptomen wie die Belastungsstörung. Nur ist das Leitsymptom hier nicht Angst, sondern Verbitterung und Aggressivität gegen die Umwelt und sich selbst. Auch Trauerreaktionen können zu Gewaltdurchbrüchen führen. Übertrieben verzögerte Trauerreaktionen können chronisch werden und über 2 Jahre hinweg anhalten. Typischerweise setzt zunächst eine Phase des Nichtwahrhabenwollens ein, die Betroffenen fühlen sich abgestumpft und wie betäubt. Sie hadern mit dem Verlusterlebnis, was von Sehnsucht, Leugnung der Endgültigkeit und intensiven Gefühlen von Schmerz, Wut und Schuld flankiert wird. Oft sind sie dann nicht mehr imstande, ihren Alltag zu bewältigen. Wut und Ärger auf die Verstorbenen, die einen allein zurückgelassen haben, flammen auf (Worden 2017). Weil solche negativen Gefühle Verstorbenen gegenüber einerseits verpönt, andererseits überwiegend gar nicht bewusst sind, spricht man nicht darüber, sondern setzt sie in Gewalttaten um.

Auch im Rahmen von Anpassungsstörungen, die als länger dauernde Reaktionen auf belastende Lebensereignisse wie Trennung, Verlust oder Flucht auftreten, kann sich eine Störung des Sozialverhaltens mit kriminellen Entgleisungen und impulsivem Verhalten entwickeln.

Forensisches Beispiel
Die 22-jährige Ulrike randaliert an ihrem Arbeitsplatz, einer Druckerei, man verständigt die Polizei. Plötzlich „zuckt sie aus", wie es im Bericht heißt, schreit, wirft ihre Schreibutensilien und Mappen durchs Zimmer, trommelt gegen Schränke und Laden und schmeißt mit Gläsern und Vasen um sich, ohne Rücksicht darauf, ob jemand verletzt werden könnte. Spricht man sie an, reagiert sie kaum, schimpft nur und wirkt entrückt. Niemand kann sich das Verhalten, der sonst zurückhaltend stillen Frau erklären. Der Notarzt weist sie in eine akutpsychiatrische Abteilung ein, wo sich herausstellt, dass sie seit kurzem mit einer Frau liiert ist. Das Thema war für sie an sich schon extrem belastend, ihrer Familie gegenüber verschwieg sie es. Sie wäre allerdings bereit gewesen, zu dieser Frau zu ziehen und mit ihr zusammenzuleben. Völlig unvorhergesehen und ohne vorherige Aussprache, erhielt sie ein SMS, in der ihre Freundin ihr mitteilte, dass sie sie verlassen würde. Eine Welt ist zusammengebrochen. Im Nachhinein erinnert sie sich nur mehr bruchstückhaft und kann sich das Geschehen nicht erklären.

Da im Rahmen ihres Erregungszustandes eine Kollegin von einem herumgeworfenen Glas verletzt wurde, erstattete die Firma Anzeige und Ulrike wurde psychiatrisch zur Frage der Zurechnungsunfähigkeit begutachtet.

Akute Belastungsreaktionen, Belastungsstörungen wie auch Anpassungsstörungen bilden bei Affektdelikten eine wesentliche Rolle und stellen eines der schwierigsten Gutachtensprobleme dar. Zu beurteilen ist der Einfluss der Affekte auf Bewusstsein, Hemmungs- und Steuerungsvermögen, auf die Kritikfähigkeit, die Emotionalität und die Willensfähigkeit. Bei Affektdelikten geht man davon aus, dass die Täterin von ihren Gefühlen mitgerissen wurde und sich dem kaum mehr widersetzen kann. Sie befindet sich wie in einem Sog der affektiv aufgeladenen Situation. Der Affekt wird mit einer im Menschen schlummernden Urkraft verglichen, die in bestimmten Situationen zum Durchbruch kommt und die Betroffene überflutet, ohne dass „der Filter der Gesamtpersönlichkeit passiert wird". Die Emotionen sind heftig und flackern blitzartig auf, ohne die üblichen Hemmmechanismen und kritischen Überlegungen (Haller 2008).

Affektdelikte passieren meist bei chronisch gereizten Menschen oder als Entlastungshandlung in der aufgeheizten Atmosphäre eines Streits, einer tätlichen Auseinandersetzung oder konflikthaften Spannungen nach jahrelangen

Auseinandersetzungen mit dem Partner, bei denen Frustration, Wut und Hass verborgen werden. Bei geringfügigen Belastungen unter Alkohol- oder Drogeneinfluss entladen sich die Aggressionen impulsiv. Die affektive Erregung kann zu Erregungszuständen, aggressiven Äußerungen, Gewalttätigkeit, aber auch zum Kurzschluss oder explosiven Katastrophenreaktionen führen.

3.1.6 Dissoziative Störungen

Bei diesen Krankheitsbildern, die früher der Hysterie zugeschrieben wurden, ist die Fähigkeit gestört, gewisse Erinnerungen abzurufen, die die eigene Identität bestimmen. Gedächtnisinhalte, Empfindungen, Körperwahrnehmungen und Bewegungen können nicht mehr in das aktuelle Erleben integriert werden. Wir reden dabei von psychogenen Lähmungen, Sensibilitätsstörungen und Krampfanfällen wie von tiefgreifenden Bewusstseinsstörungen in Form von Trance und Besessenheit (Fiedler 2013).

Die dissoziative Identitätsstörung, auch multiple Persönlichkeitsstörung genannt, wird kontrovers diskutiert. Hauptmerkmal ist die Aufspaltung der Persönlichkeit in zwei oder mehrere unterscheidbare dissoziierte Identitäten, die selbstständig denken und handeln können. Eine potenzielle Täterin verübt also strafbare Handlungen einmal als Teresa und einmal als Fabio. Es kann sich bei den beiden auch nur um abgespaltene Persönlichkeiten handeln. Hinter dieser Störung vermutet man schwere Traumata in der Kindheit. Die verschiedenen Identitäten erachtet man als personifizierte Bewältigungsversuche, um überhaupt seelisch zu überleben. Teresa schlüpfte also geistig in eine andere Person, schon als Kind hatte sie ein zweites Ich namens Marie, um sich von den schlimmen Erfahrungen distanzieren zu können. Ich werde noch näher auf den Fall eingehen.

Forensisch psychiatrisch haben solche psychischen Ausnahmezustände, die nicht allzu oft auftreten, deshalb eine Bedeutung, weil sie schwere Gewalt- und sogar Tötungshandlungen auslösen können. Es wirkt, als ob die Frau eine frühere traumatisch belastete Szene nochmal durchlebte. Nach außen hin abgeschottet und nicht erreichbar, lebt sie mit offenen Augen in dieser „inneren Traumwelt", sie reagiert mit Gewalt, als ginge es um Leben und Tod. Nicht ausgeschlossen ist, dass sie dabei auch nächste Angehörige schwer verletzt oder sogar tötet.

Forensisches Beispiel
Die 24-jährigen Sheila ist mit ihrem Mann und drei Kindern, im Alter von 1, 2 und 3 Jahren aus einem Kriegsgebiet nach Österreich geflüchtet und erhält Blei-

berecht. Kurz nach Ankunft wird sie psychisch auffällig. Sie schreit nachts laut auf, ist tagsüber zeitweise nicht ansprechbar. Ihr Mann kann sie in letzter Sekunde zurückhalten, mit einem der Kinder im Arm aus dem Fenster im sechsten Stock zu springen. Tagsüber wirkt sie zeitweise geistesabwesend, bewegt sich nicht mehr, bleibt mitten im Raum stehen, ist nicht ansprechbar. Dann wieder geht sie gezielt in die Küche, holt einen Fleischhammer, hält ihn drohend vor sich, schaut sich ständig in Panik um. Der Mann kann sie nicht mehr alleine lassen, schon zwei Mal ist sie unter gellenden Schreien auf einen ihr völlig fremden Mann im Haus losgegangen. Sind die Zustände vorüber, erinnert sie sich an nichts. Sie ist dann, wie der Ehemann sagt, „ganz normal, wie immer".

Offenbar sind Flucht- und Kriegserfahrungen abgespalten gespeichert und dringen vermutlich durch Auslösereize, sog. Trigger, unerwartet ins Bewusstsein. Die Frau erlebt lebensbedrohliche Erfahrungen abgespalten von der aktuellen Realität im Hier und Jetzt, sie befindet sich im Ausnahmezustand. Die Bedrohung, die vermutlich unbearbeitet geblieben war, drängt sich immer wieder ins Bewusstsein.

Im Grunde ist die Dissoziation ein Schutzmechanismus, um unerträgliche Erfahrungen auszuklammern. Leider verselbstständigen sich die destruktiven Impulse von früher und bringen die Frau jetzt zum Handeln, als ob es „damals" wäre. Forensisch psychiatrisch sind solche Täterinnen besonders schwierig zu begutachten, insbesondere wenn dissoziative und psychotische Störungen zusammen vorkommen.

3.1.7 Abhängigkeitserkrankungen

Abhängigkeiten entstehen durch Alkohol, Drogen und psychotrope Substanzen. Unter die nicht substanzgebundenen Verhaltenssüchte fallen pathologisches Glücksspiel, pathologischer Internetgebrauch und pathologisches Einkaufen.

Die Störungen umfassen sowohl unterschiedlich schwere Berauschung nach einmaligem Konsum als auch die Folgen eines chronischen Missbrauchs mit Abhängigkeitsentwicklung und Persönlichkeitsveränderung. Manche Substanzen können psychotische Erscheinungsbilder hervorrufen.

Die Abhängigkeit von einer Substanz kann psychische und körperliche Symptome nach sich ziehen. Konsumiert man regelmäßig, tritt eine gewisse Gewöhnung ein, man braucht größere Mengen, um dieselben Effekte zu erzielen. Sucht kann eine gewisse Nivellierung des Persönlichkeitsgefüges erzeugen. Man vernachlässigt seine sozialen Verantwortungen und baut ethisch-moralische Instanzen genauso ab wie intellektuelle Leistungsbereitschaft. Die Kritik- und Urteilsfähigkeit nimmt ab oder geht überhaupt verloren. Diese Folgen sind bei Beurteilung der Schuldfähigkeit oft als mildernde Umstände zu werten.

Störungen durch Alkohol und Suchtmittel gehen gern Hand in Hand mit Belastungs- und Persönlichkeitsstörungen, mit organisch psychischen und Störungen aus dem schizophrenen Spektrum, um nur einige zu nennen. Denken und Handeln sind insofern beeinflusst, weil die Affekt- und Impulskontrolle gelockert und unterwandert wird. Man gerät in gewisse Verstimmung, die eine Kommunikation mit der Faust begünstigt und die Hemmschwelle für strafbares Verhalten ganz allgemein senkt. Es fällt nicht schwer, Grenzen zu übersteigen.

Alkohol
Es gibt verschiedene Einflussfaktoren auf den Verlauf und die psychopathologische Symptomatik eines Alkoholrausches. Dazu gehören die Menge, Gewöhnung und Alkoholtoleranz und vorbestehende hirnorganische Beeinträchtigungen. Vor allem relevant sind die Persönlichkeit der Trinkenden, die körperliche Verfassung und Konstitution und die psychische Befindlichkeit, kurz bevor getrunken wurde. Es spielen Konflikte, Reizbarkeit, sexuelle Erregung, aber auch Übermüdung, Hunger, Hitze, zusätzliche Medikamente oder Drogen eine Rolle. So kann anfangs eine euphorische Auflockerung bestehen, die rasch in depressiv grantige Verstimmung mündet, zu einem Streit führt, weil bereits vor dem Rausch Ärger und Reizbarkeit bestanden. Wenn der Streit eskaliert, kommt es zu Beschimpfungen, Drohungen und zu einer Schlägerei und bei weiterem Alkoholkonsum kann das Ganze in einen Rauschdämmerzustand münden, mit Desorientierung, Verworrenheit, Verkennung der Situation (Rasch 1997).

Forensisch psychiatrisch unterscheidet man zwischen leichtem, mittelgradigem und schwerem Rausch, wobei es auch abnorme Reaktionen auf Alkohol gibt. Wesentlich zu wissen ist, dass die Messungen durch Alkomat und Blutalkoholkonzentration allein nicht aussagekräftig sind. Eine an Alkohol gewöhnte Täterin kann mit 3,5 ‰ auf den ersten Blick hin noch ausreichend geordnet antworten. Sie hat zwar Koordinationsstörungen, kann aber noch selbständig gehen und Angaben zur Tat machen. Aufregung, Spannung und Angst durch die Intervention der Polizei und die Festnahme halten so manche Täterin recht lange in Schwung. Es scheint, als ob die Alkoholisierung dann plötzlich sinke, was aber ein falscher Eindruck ist. Dahingegen ist es möglich, dass eine junge Frau, bisher unbescholten und sozial unauffällig, nach ganz wenig Alkohol schon grob klinisch auffällig sein und strafrechtlich in Erscheinung treten kann.

Ein leichter Rausch entspricht rein definitorisch einer Blutalkoholkonzentration von 0,5–1,5 ‰. Das Reaktionsvermögen ist gemindert, die Person ist enthemmt und kritiklos, euphorisch oder reizbar, sie steht unter erhöhtem Antrieb und einem Tätigkeitsdrang.

Der mittelgradige Rausch bewegt sich zwischen 1,5–2,5 ‰. Man erkennt ihn an einer leichten Benommenheit und einer motorischen Unsicherheit, Euphorie oder Gereiztheit. Selbstkritik und Selbstkontrolle sind vermindert, ein ausgeprägter Fokus liegt auf einer direkten Triebbefriedigung, man spricht von explosiblen Reaktionsweisen.

Ein schwerer Rausch beginnt bei >2,5 ‰. Dabei ist das Bewusstsein schon getrübt, die Person ist desorientiert, verkennt die Situation, verliert den Bezug zur Realität, ist ängstlich und erregt.

Die Beurteilung der Alkoholisierung einer Täterin ist insofern oft schwierig, als sich die Frauen mit Erinnerungslücken verantworten und Zeugen ihr Verhalten oft gänzlich anders schildern als sie selbst. Häufig bleibt sogar unklar, ob sie nach der Tat noch weiter getrunken hat. Selbst eine nach Blutalkoholkonzentration gemessene schwere Berauschung würde eine alkoholbedingte Aufhebung der Steuerungsfähigkeit psychiatrisch nicht begründen, wenn nicht auch die klinische psychiatrische Beurteilung des Tatverhaltens damit übereinstimmt.

Forensisches Beispiel
Die 32-jährige Ludmilla betrinkt sich nach dem Streit mit ihrem Freund und Kindesvater „aus Verzweiflung", wie sie sagt. Sie beginnt daheim zu trinken, bringt noch ihr 2-jähriges Kind zu Bett, verlässt aber dann mäßig angetrunken das Haus, ohne sich weiter um das Kind zu kümmern. Sie besucht diverse Lokale, wo sie nach mehreren Stunden sozial grob auffällig wird. Sie randaliert, wirft Stühle, legt sich mit dem Kellner an, der ihr keine weiteren alkoholischen Getränke mehr verkauft und schlägt einem ihr fremden Mann so unvermittelt und heftig ins Gesicht, dass er einen Nasenbeinbruch erleidet. Möglicherweise hat sie ihn psychisch mit dem Exfreund in Verbindung gebracht. Lautstark beginnt sie zu schreien, zieht sich im Lokal splitternackt aus und führt auf dem Schanktisch einen Bauchtanz auf. Danach springt sie vom Tisch, zieht sich eine Knöchelverletzung zu, die sie gar nicht beachtet, schmeißt mit Gläsern und verletzt dabei mehrere Gäste. Mit Müh und Not wird die junge Frau festgehalten.

Als die Polizei eintrifft, ist das Lokal verwüstet, Ludmilla brüllt wie am Spieß, während der Lokalbesitzer und anwesende Gäste sie am Boden fixieren. Bei der Festnahme wehrt sie sich heftig. Der Amtsarzt stellt eine Alkoholisierung nach Alkomatmessung von 3,5 ‰ fest. Die Messung erfolgt etwa eine Stunde nach dem Tatgeschehen, rein rechnerisch wäre noch ein geringes Resorptionsdefizit zu berücksichtigen. Die junge Frau ist Sekretärin, bislang unbescholten. Bis vor kurzem lebte sie mit dem Lebensgefährten zusammen, miteinander erzogen sie ihr gemeinsames Kind. Das Sorgerecht ist nach Trennung des Paares offen, es sollte auf beide aufgeteilt werden. Sie wird als bemühte junge Mutter geschildert, die liebevoll mit ihrem Kind umgeht.

Die Wesensveränderung dieser jungen Frau nach Streit, Trennung und dem Konsum von reichlich Alkohol sind psychiatrisch als auffällig zu beurteilen. Die angelasteten Taten, Vernachlässigung der Sorgfaltspflicht, Sachbeschädigung, Körperverletzung, Erregung eines öffentlichen Ärgernisses und Widerstand gegen die Staatsgewalt bilden eine psychisch völlig entgleiste Frau ab, die regelrecht „ausgerastet" ist. Wie üblich verantwortet auch sie sich mit sog. Erinnerungsinseln. Immer wieder poppt rückblickend etwas auf, z. B. dass sie tanzte, Streit hatte, jemand sie festhielt und dass sie schrie, weil sie sich endlich befreiter fühlte. Die Festnahme durch die Polizei bleibt vage, die Vorführung zum Amtsarzt ist gelöscht.

Warum Ludmilla ihr 2-jähriges Kind alleingelassen hat, ist ihr komplett unverständlich. Inhaltlich blieb der Streit mit dem Partner auf der Strecke, sie weiß nur, wie heftig er war und sie danach das Gefühl hatte, in ein schwarzes Loch zu versinken. Mit dem Alkohol versuchte sie, ihre panische Angst, ihre Wut und Ohnmacht zu ertränken, was anfangs allerdings nicht gelang. Daraufhin nahm sie ein Beruhigungsmittel und verließ die Wohnung. Sie konnte, wie sie angab, den Geruch des Partners, der noch in der Wohnung lag, nicht mehr ertragen, er „schnitt" ihr ins Herz. Dann muss, so meint sie rückblickend, alles „irgendwie automatisch" gelaufen sein. Eine Formulierung, die Menschen oft verwenden, wenn es sich um Verhaltensweisen handelt, die ihnen nicht mehr nachvollziehbar sind. Dass sie ihr Kind im Stich ließ, wollte ihr gar nicht in den Kopf, sie muss es „einfach ausgeblendet" haben, wie sie angab. Sie verstand ihr auffälliges Verhalten nicht mehr, wirkte verstört und erschreckt.

Der Alkohol traf vermutlich auf eine bereits psychisch akut belastete Frau, die sich durch die abrupte Trennung existenziell bedroht fühlte. Wahrscheinlich war ihre Persönlichkeitsstruktur zu wenig gefestigt, mit Trennung und Verlassenwerden konnte sie, wie aus ihrer Biografie hervorging, gar nicht umgehen. Alkohol und Beruhigungsmittel verstärken sich wechselseitig, führen aber nicht immer zu einer wechselseitig verstärkenden Beruhigung. Dazu gibt es paradoxe Reaktionen, die die vorbestehende Stimmung verstärken, Enthemmung und Kontrollverlust fördern.

Geht man auch psychiatrisch von einer schweren Alkoholisierung als Folge einer sog. tiefgreifenden Bewusstseinsstörung aus, ist der Strafrahmen ein weit geringerer. Im § 287 des österreichischen Strafgesetzbuches heißt es: „Wenn sich wer in einen die Zurechnungsfähigkeit ausschließenden Rausch versetzt, ist er, wenn er im Rausch eine Handlung begeht, die ihm außer diesem Zustand als Verbrechen oder Vergehen zugerechnet würde, mit Freiheitsstrafe bis zu drei Jahren zu bestrafen." Das bedeutet, dass auch Täterinnen, die im Zustand schwerer Berauschung töten, maximal 3 Jahre Freiheitsentzug erhalten. Deshalb bedient man sich gerne der schweren Berauschung, was psychiatrisch exakt zu prüfen ist.

Ein tatzeitwirksamer Dämmerzustand, in dem die junge Frau zum Tatzeitpunkt vermutlich steckte, ist aus psychiatrischer Sicht die Folge eines abnormen Rauschzustandes, und im österreichischen Strafgesetzbuch als tiefgreifende Bewusstseinsstörung bezeichnet. Wer sich in so einem Dämmerzustand befindet, kann rein äußerlich einen noch unauffälligen Eindruck machen und bei oberflächlicher Beobachtung auch geordnet wirken. Bei näherer Unterredung sind aber zeitliche und örtliche Desorientierung und Verkennung der Situation fassbar. Isolierte Triebregungen, widersinnige Vorstellungen oder Stimmungen werden dominant und bestimmen das Handeln, das unvereinbar mit der Gesamtheit der Kenntnisse, Erfahrungen und Gesinnungen der Betroffenen ist (Haller 2008).

Forensisches Beispiel

Die 32-jährige Brigitte hat die Sorgepflicht für drei Kinder, wovon zwei fremduntergebracht sind, weil sie ihnen gegenüber gewalttätig wurde. In ihrer Jugend war sie mit Diebstählen und mit Körperverletzungsdelikten auffällig, später verprügelte sie ihre Partner, einem fügte sie eine schwere Körperverletzung zu. Umgekehrt waren auch die Männer gewalttätig, zuletzt war sie mit einem LKW-Fahrer liiert, der zwar wenig daheim war, aber wenn, dann bestand der Alltag aus Gewalt.

Bei einem Besuch ihres Vaters, zu dem sie eine höchst ambivalente Beziehung hat, kommt es zu einem Gewaltexzess. Im Laufe des Abends konsumiert der alkoholkranke Vater reichlich Whiskey, sie trinkt „höchstens zwei kleine Gläser", wie sie angibt. Obwohl es keinen Streit gibt, wird die Frau immer unruhiger, dann vorwurfsvoll, schließlich aggressiv, ihr Verhalten ist unkontrollierbar. Es folgt eine Gewaltkaskade, die sich durch nichts unterbrechen lässt. Sie zerschlägt Geschirr in der Küche, zertrümmert das Waschbecken im Bad, versucht die Armaturen aus der Wand zu reißen, attackiert den Vater mit Schlägen und wirft ihren Hamster gegen die Wand. Die Polizei kann sie kaum bändigen, die Wohnung gleicht einem Schlachtfeld. Sie brüllt Unverständliches, weint, schlägt und tritt um sich. Man misst einen Alkoholspiegel von nur 1,2 ‰, was einem leichten Rausch rein rechnerisch entspricht.

Die Vorgeschichte der jungen Frau ist mit Gewalt und sexuellem Missbrauch als Kind und Jugendliche belastet. Sie hatte eine Persönlichkeits- und Traumafolgestörung. Dazu kommt selbst- und fremdaggressives Verhalten, auch gegen Opfer, die sich nicht wehren können wie die Kinder und das Haustier. Möglich ist, dass die Gewaltorgie „nur" eine Wiederholung ist, in der sie nun als Täterin anderen das antut, was sie selbst früher als Opfer erlitten hat. Ein Kriterium für Schuldunfähigkeit ist es nicht. Die Alkoholisierung entspricht einem leichten Rausch, das Verhalten wurde dadurch bloß losgetreten. Auch ohne Alkohol ist Brigitte höchst aggressiv, gegen sich und gegen andere.

Weil Täterinnen im alkoholisierten Zustand deutlich weniger schmerzempfindlich sind, ist es stets wesentlich, nach tätlichen Auseinandersetzungen allfällige Verletzungen, v. a. Schädigungen des Gehirns wie Gehirnerschütterung und Blutungen unter der weichen oder harten Hirnhaut, medizinisch zu beobachten. Daraus können leicht Todesfälle resultieren.

Ein seltenes, aber gefährliches Krankheitsbild ist die Alkoholhalluzinose. Es handelt sich um eine Psychose als Folge der Gehirnschädigung durch anhaltenden schweren Alkoholkonsum. Kennzeichen sind akustische Halluzinationen, die Frauen leiden unter ausgeprägter Angst und Verfolgungswahn. Die halluzinierten Stimmen werden dabei als Personen wahrgenommen, die über die Betroffene reden und sie beschimpfen. Sie werden als so bedrohlich erlebt, dass es völlig unmotiviert zu Gewaltausbrüchen kommen kann. Weil die Beschimpfungen durch die Stimmen anderen Personen angelastet und damit nach außen verlagert werden, kann es auch Zufallsopfer erwischen.

Forensisches Beispiel
Poldi, eine chronisch alkoholkranke Frau, fällt der Obdachlosenhilfe auf, weil sie seit kurzem ständig vor sich hinmurmelt und laut schimpft. Angesprochen auf ihr Verhalten, wird sie unwirsch, ausfällig und aggressiv, sie gibt keine klaren Antworten. Es ist bekannt, dass sie seit vielen Jahren hochprozentigen Alkohol konsumiert und immer wieder in Streits und Tätlichkeiten gerät. Als sie eines Tages die Versorgungstelle für Wohnungslose betritt, schlägt sie dem Betreuer völlig unvermittelt mit der Faust ins Gesicht und verletzt ihn schwer. Aber das stoppt sie nicht. Sie weist ihn zurecht, er solle aufhören, sie zu beschimpfen und zu bleidigen, sie würde ihn auch aus der Entfernung noch hören, ebenso wie alle anderen, die sie schon darauf angesprochen hätte. Der Betreuer kann sich gar nicht genug rechtfertigen, seine Beteuerungen erreichen die alkoholpsychotisch Kranke nicht.

Es ist an sich Poldis Stimmenhören, das sie auf den Betreuer und seine vermeintlichen Beschimpfungen verlagert. Sie leidet unter Halluzinationen im Rahmen der Alkoholpsychose. Behandlungseinsicht ist solchen Personen nicht möglich, sie müssen ohne eigenes Verlangen psychiatrisch untergebracht und behandelt werden.

Merkmal von chronischem Alkoholismus ist eine Vergröberung der Persönlichkeit und die Vernachlässigung der Lebensführung und allfälliger Sorgepflichten. Man sieht den Frauen die sichtbare Verwahrlosung schon rein äußerlich an. Es stellt sich eine Nivellierung der Gesamtpersönlichkeit ein, wie sie auch bei hirnorganischen Schäden vorkommt. Mit dem Gesetz kommen alkoholkranke Täterinnen in Konflikt, weil sie willkürlich Grenzen überschreiten, gewohnheitsmäßig stehlen und mit der Polizei und mit andern in Streit geraten. Sie haben keine Perspektive, leben von einem Tag auf den nächsten und betrinken sich meist schon morgens. Ihre Abhängigkeit zeigt sich bei Abstinenz mit Entzugsbeschwerden, die sofort wieder mit Alkohol bekämpft werden. Gewaltdurchbrüche kommen eher als Abwehrhandlungen vor, wenn ihnen Grenzen gesetzt werden. Sie sind infolge von Enthemmung und starkem Sexualtrieb auffällig und nötigen andere zu sexuellen Handlungen. Durch Enthemmung, Distanzlosigkeit und das penetrante Durchsetzen eigener Wünsche ohne Rücksichtnahme auf Mitmenschen werden sie strafrechtlich auffällig. Diese sozial randständigen, chronisch alkoholkranken Täterinnen „erholen" sich im Gefängnis, wie sie auch selbst zugeben. Sie sind so froh über die medizinische Betreuung und die Alkoholabstinenz, dass sie im Nachhinein richtig dankbar sind für ihre Festnahme (Soyka 2018).

Eine Alkoholisierung muss nicht besonders ausgeprägt sein, um Aggression zu fördern, selbst wenig gewalttätige Menschen werden unter dem Alkoholeinfluss aggressiver. Ein direkter und stets nachweisbarer Zusammenhang zwischen Alkoholisierung und Delinquenz lässt sich aber nicht feststellen, weil neben der gewaltfördernden Wirkung des Alkohols und den möglichen veränderten Reaktionsweisen bei chronischem Missbrauch die Persönlichkeit und die individuelle Disposition für den Durchbruch von Gewalttätigkeit eine Rolle spielen. Bei Jugendlichen nehmen diese sogar eine Hauptrolle ein.

Cannabinoide und psychotrope Substanzen
Der Zusammenhang von Cannabiskonsum mit vorbestehenden psychischen Störungen und psychiatrisch auffälligen Erkrankungen ist nachgewiesen. Haschischkonsum kann paranoide Psychosen auslösen, die nur schwer von den Erkrankungen des Schizophrenie-Spektrums zu unterscheiden sind und mehrere Monate anhalten können. Außerdem gibt es durch Cannabis selbst aus-

gelöste, schizophrene Erkrankungen bei vorbestehender genetischer Disposition. Atypische Rauschverläufe kommen ebenso vor wie aggressive Durchbrüche.

Straftaten unter Cannabis beziehen sich am häufigsten auf das Suchtmittelgesetz, also auf Verkauf und Weitergabe. Bei aggressiven Übergriffen ist Cannabis kaum allein ausschlaggebend. Allenfalls begegnet man sexuellen Übergriffen und Nötigungen bei Täterinnen, die unter Cannabiseinfluss stehen und eine verstärkte Libido, Distanzlosigkeit und Enthemmung zeigen. Ab und an handelt es sich bloß um ein Missverständnis, weil sie die Bereitschaft ihres Gegenübers für sexuelle Handlungen falsch eingeschätzt haben, aus der eigenen Bedürftigkeit heraus.

Cannabis wird auch zusammen mit anderen Suchtmitteln genommen, etwa mit Beruhigungs- und Schlafmitteln, aber auch mit Kokain und Opiaten. Kokain und Amphetamine fördern die Gewaltbereitschaft erheblich und sind bei Gewaltdelikten und bei Raubüberfällen häufig mit dabei. Kokain pusht nicht nur die Aggressionsbereitschaft und Selbstüberschätzung, es kann auch eine paranoide Psychose, bekannt als „Kokainparanoia", auslösen. Infolge einer krankhaften Realitätsverzerrung kann das in Bedrohung oder Gewaltdurchbrüchen münden. Diese Abwehr einer krankhaft interpretierten Bedrohung erleben wir bei männlichen und weiblichen Drogenkonsumenten.

Polytoxikomane Täterinnen, die über einen längeren Zeitraum multiple Substanzen konsumieren, fallen durch akute Rauschzustände auf, aber noch mehr durch eine Vergröberung der Gesamtpersönlichkeit infolge der Drogenbindung und damit verbundenen Einengung ihrer Wahrnehmung und Lebensführung. Gewissenlos anmutende Raubüberfälle auf betagte Opfer berühren die Täterinnen gefühlsmäßig nicht mehr. Die Beschaffung von Drogen und finanziellen Mitteln für den Drogenkauf ist zentral geworden. Nicht zu unterschätzen ist dabei die Zugehörigkeit zu einer einschlägigen Gruppe, in der kriminelle Entgleisungen zum Lebensalltag gehören. Auch Abhängigkeiten der Frauen von schwer kriminellen Tätern spielen eine Rolle.

Schwerpunktmäßig handelt es sich bei chronisch süchtigen Täterinnen um Diebstahls-, Prostitutions- und Gewaltdelikte, also um Beschaffungskriminalität.

Verhaltenssüchte
Glücksspiele, Internetgebrauch oder auch Kaufsucht sind nichtstoffgebundene Süchte. Forensisch psychiatrisch sind sie mit Gewalttätigkeit und Sexualstraftaten gekoppelt. Die Folgen aus pathologischem Glücksspiel oder Internetgebrauch sind Vernachlässigung sozialer Verantwortung und Fahrlässigkeit.

Insbesondere bei jugendlichen Täterinnen stellt sich immer wieder die Frage, ob und inwieweit sie sich bei schweren Gewalttaten Anleihen aus Gewalt- oder Ego-Shooter-Spielen nehmen. Bei Amoktaten und abrupt durchbrechenden Gewalttaten ist das immer wieder eine Diskussion. Die bisherigen Ergebnisse sprechen dafür, dass alle, die eine defizitäre oder fehlgelaufene Sozialisation aufweisen, gefährdet sind, die Erfahrungen von Gewaltspielen in die Realität zu holen. Wer über eine ausreichend gelungene Sozialisation und genügend stabile Beziehungserfahrungen verfügt und nur selten Zeit mit derartigen Spielen verbringt, ist nicht gefährdet.

Spielsucht
Spielsucht, online wie offline, besetzt die betroffene Frau komplett, trotz aller Verluste und negativer Folgen. Im Vordergrund steht der Kontrollverlust und eine Fokussierung auf das Spielen, das sämtliche Pflichten und sonstigen Interessen verdrängt und das soziale Funktionsniveau erheblich beeinträchtigt.

Forensisch psychiatrisch wesentlich ist die Spielsucht bei Frauen, wenn sie infolge ihrer finanziellen Verluste Überfälle begehen, ihre Sorgfaltspflichten vernachlässigen und durch zwanghaftes stundenlanges Spielen die Beaufsichtigung ihrer Kinder vergessen, was auch zu deren Tod führen kann.

Forensisches Beispiel
Die 25-jährige Lea will nur kurz in die Spielhalle. Ihre 2-jährige Tochter lässt sie angeschnallt im Auto sitzen, das Kind schläft ohnedies. Sie öffnete noch die Fenster einen Spalt und zieht los. Lea ist Automatenspielerin und hat vor, am einarmigen Banditen nun endlich einmal zu gewinnen. Sie liebt es, wenn die bunten Lichter aufleuchten und der Automat plötzlich klingelt, als rasselten unendlich viele Münzen durch. Sie stellt ihn sich schon vor, ihren Riesengewinn, fühlt sich belebt, angespannt, herausgehoben aus der Alltagsflaute. Schon mehrmals hat sie sich von zu Hause kurz weggestohlen, wenn die Kleine schlief und ihr Mann nicht da war, aber bisher hat sie immer verloren. Der Gewinn ist überfällig. Einen kleinen Teil ihrer Verluste holt sie tatsächlich auf, aber darüber vergehen sieben Stunden, in denen sie die Kleine im Auto gänzlich vergisst. Als sie ihr einfällt, ist es zu spät. Sie stürmt hinaus, das Kind sitzt regungslos im Kindersitz, es ist tot. Verstorben in der prallen Hitze. In Panik weiß Lea nicht, was sie nun tun soll. Immer wieder überprüft sie, ob das Kind nicht vielleicht doch nur schläft. Sie wird wegen fahrlässiger Tötung ihres Kindes angeklagt.

3.1.8 Impulskontrollstörungen

Alle Störungen der Impulskontrolle haben eines gemeinsam: Es sind unkontrollierbare Impulse und Handlungen. Die Betreffende empfindet einen unwiderstehlich starken Drang, die entsprechende Handlung auszuführen und erlebt währenddessen ein Gefühl der Erleichterung, eine angenehme Spannung und Euphorie. Die Handlung verfolgt im Grunde genommen kein vernünftiges Motiv.

Pathologisches Feuerlegen, Pyromanie
Die Betreffenden verspüren einen unwiderstehlichen Drang, Feuer zu legen, und das wiederholt. Nicht selten sind es Männer, die beruflich mit dem Gegenteil befasst sind, und als Mitglied der freiwilligen Feuerwehr auch die von ihnen selbst gelegten Brände löschen. Frauen legen zwar auch Feuer, aber es handelt sich dabei nicht um ein pathologisches, sondern meist um ein reaktives Feuerlegen, verbunden mit Störungen des Sozialverhaltens, Impulskontrollstörungen, Intelligenzminderung oder mit Persönlichkeitsakzentuierungen nach Kränkungen und unterdrückten Gefühlen von Wut und Hass. Es sind also häufig Rachehandlungen. In einfacher Form werden Brände an Mistkübeln oder Abfallstätten, in leerstehenden Scheunen und Kellerlokalen gelegt, manchmal in bewohnten Gebäuden, aber oft genug mit der Vorstellung, dass der Adressat der Kränkung in dem Feuer umkommen möge. Durch das Gefühl von Macht und Heimtücke werden Wut und Hass kanalisiert.

Auch jugendliche Täterinnen zündeln. In der Kindheit wird das in Bezug gebracht zu defizitären und desolaten Familienverhältnissen und ist ebenso wie Tierquälerei ein Risikofaktor für spätere Gewalttätigkeit. Es kommt zu einer Progression der Objekte, die für das Feuerlegen ausgewählt werden, was stets einen Gefährlichkeitsfaktor darstellt: Von Mistkübeln hantelt man sich über Scheunen zu bewohnten Häusern vor.

Vereinzelt legen psychotische Täterinnen Feuer aus Gründen wahnhafter Abwehr von Bedrohung, v. a. in bewohnten Räumlichkeiten. Man fand aber auch Impulskontrollstörungen, depressive Verstimmungen und Selbstmordphantasien. Ein Großteil der männlichen Täter ist beim Feuerlegen alkoholisiert, was bei Frauen nicht in derselben Häufigkeit festzustellen ist.

Pathologisches Stehlen, Kleptomanie
Es ist ein unwiderstehlicher Impuls, so wird es von fast allen geschildert. Die Beute dient nicht der Bereicherung, sie wird weggeworfen oder gehortet. Die forensische Bedeutung dieser Kategorie ist äußerst umstritten, weil sie sehr

häufig argumentiert wird, aber nur sehr selten verifiziert werden kann. Die Störung ist begleitet von Depression, aber auch von Impulskontrollstörungen. Frauen sind etwa 3-mal häufiger betroffen als Männer. Bei Festnahme einer Ladendiebin kann es zu Tätlichkeiten gegenüber Detektiven, Kassiererinnen und intervenierenden Polizeibeamten kommen. So gut wie nie ist Schuldunfähigkeit festzustellen.

Zwanghaftes Sexualverhalten, Hypersexualität
Den Betroffenen gelingt es nicht, ihr sexuelles Verlangen zu zügeln, sie sind der Sinnlichkeit verfallen. Die Sexualität hat zentralen Stellenwert, die Frauen vernachlässigen sämtliche anderen Interessen selbst dann, wenn sie schon soziale Nachteile davon haben. Um von einer Störung zu sprechen, muss der Zustand mindestens 6 Monate anhalten. Im deutschsprachigen Raum sind etwa 1–6 % Männer und Frauen von Hypersexualität im Sinne einer Sexsucht betroffen (Rettenberger et al. 2013). Eine kriterienorientierte Beurteilung von Hypersexualität ist schwierig, die Frequenz der täglichen sexuellen Handlungen und Orgasmen für die Diagnose zu nehmen, wie das bei Männern gemacht wurde (Kafka 2010), erfasst die Pathologie nicht. Wesentlich sind der Leidensdruck der Frau und das Leiden ihrer Sexualpartner oder Opfer. Die Störung wurde nicht in den angloamerikanischen Klassifikationskatalog psychischer Störungen (DSM-V) aufgenommen.

Zur Hypersexualität gehört auch bei Frauen ein übermäßiger Pornografiekonsum oder Telefonsex, zwanghafte Selbstbefriedigung und undifferenzierte Partnerwahl, die sich gelegenheitsmäßig auch auf Minderjährige beziehen kann, ohne primär pädosexuell zu sein. Mangels verfügbarer Sexualpartner zeigen sich sogar zoophile Intentionen und sexuelle Handlungen werden mit einem Tier, z. B. mit dem eigenen Hund, praktiziert.

Bei einem zwanghaften Sexualverhalten handelt es sich um ein unstillbares sexuelles Verlangen, das im Gegensatz zur öffentlichen Wahrnehmung dieser Störung, der oft eine gewisse Faszination anhaftet, enormen Leidensdruck schafft. Beziehungen zerbrechen, sozialer Niedergang, kriminelle Entgleisungen, undifferenzierte Sexualpartnerwahl sind die Folgen. Die Sexualität bekommt den Stellenwert eines vermeintlichen Stabilisators für unlustvolle und belastende Lebenserfahrungen, führt aber letztlich nur zur weiteren Destabilisierung. Entgegen der öffentlichen Meinung erlebt man bei der Sexsucht weder Lust noch Befriedigung, es bestehen Gefühle der inneren Leere und das zwanghafte Bedürfnis, sie zu füllen. Dahinter kann auch eine agitierte Depression stehen, die mit dem zwanghaften Sexualverhalten kompensiert werden soll.

Forensisches Beispiel
Die 28-jährige Sonja beginnt den Tag damit, dass sie sich gleich mehrmals selbst befriedigt. Neben dem Bett hat sie eine ganze Galerie diverser Sextoys, die, wie sie berichtet, zum Feindbild ihrer diversen Sexualpartner wurden, weil sie „immer können". Sonja hat sich strafbar gemacht, weil sie mit dem 14-jährigen Sohn eines Bekannten Sex hatte. Er habe sich ihr angeboten, sie habe „nur Abwechslung" gesucht, aber es wäre eben keine gewesen. Sie habe ihn erst anlernen müssen, irgendwie mühsam, wie sie meinte. Sonja ist nicht pädophil, sondern in der Partnerwahl einfach undifferenziert.

Die Ursache einer Hypersexualität kann auch in hirnorganischen Störungen und Schädigungen liegen, also primär organischer Natur sein. Gemeint sind Tumore und neurologische Erkrankungen, etwa Parkinson oder multiple Sklerose, aber auch Folgen von Eingriffen im Bereich des Frontalhirns (Gündüz et al. 2019). Es gibt sogar Berichte von der Hypersexualität als paradoxe Nebenwirkung eines Depotneuroleptikums, das man einer schizophrenen Frau verabreichte. Und manchmal begünstigt die Libidoerhöhung durch Suchtmittel wie Cannabis, Kokain und Amphetamine die episodische Hypersexualität.

Stalking
Stalking umfasst als beharrliche Verfolgung verschiedene Aktivitäten, wird aber immer auch bei häuslicher Gewalt in Beziehungen gefunden, was sowohl die psychische, sexualisierte wie die physische Form umfassen kann. Es ist in der Bevölkerung weit verbreitet und wird zu den Störungen der Impulskontrolle gezählt. Täterinnen sind in etwa 10 % vertreten, mehrheitlich sind Frauen Opfer von Stalking.

Für die Begutachtungspraxis gibt es eine Klassifikation, die die psychische Störung, die Täter-Opfer-Beziehung und die Motivation unterscheidet.

Die Mehrzahl der Stalker und Stalkerinnen ist nicht psychisch krank und damit für das Stalking-Verhalten im strafrechtlichen Sinn verantwortlich (s. Abschn. 4.4.3).

3.1.9 Störungen der Sexualpräferenz

Störungen der Sexualpräferenz sind Abweichungen von der sexuellen Norm. Man nennt sie auch Paraphilien, früher sprach man von Perversionen. Der Übergang von der sog. normalen Sexualität, die von Zeitgeist, Kultur, Gesellschaft geprägt ist, zu den Paraphilien ist fließend. Sexuelle Verhaltensweisen, die mit geltenden Werten nicht übereinstimmen, aber im Einverständnis miteinander gelebt werden, fallen nicht unter den Begriff der Paraphilie.

Es war der Sexualforscher Alfred Charles Kinsey, der 1948 begann, das Sexualverhalten der Amerikaner anonym abzufragen und sexuelle Vorlieben von Normierungen zu trennen. Sein Ergebnis war ein Skandal. Etwa die Hälfte der Bevölkerung war bis zu einem gewissen Grad bisexuell, und bei 22 % der Befragten kristallisierten sich Abweichungen von der „normalen" Sexualität heraus (Kinsey 1948). Sein *Kinsey Report* war dabei so wertneutral verfasst, als beschriebe er das Geschlechtsleben von Wespen. Was Kinsey im Übrigen auch tat, weil er auch Zoologe war und diese Insekten erforschte. Seine Erhebungen auf dem Gebiet der Sexualität waren allerdings ungleich bekannter, sie lieferten wesentliche Fakten auf einem tabuisierten Gebiet.

Paraphilien umfassen den sexuellen Drang nach einem unüblichen „Sexualobjekt", z. B. einem Kind oder einem alten Menschen, über Bekleidung bis zu Tieren, oder nach einer unüblichen Art der sexuellen Stimulierung wie etwa Sadismus. Das Ziel ist ein höherer Grad an sexueller Erregung. Es handelt sich um qualitative Abweichungen und um abnorme Sexualpraktiken. Die Störung muss zumindest 6 Monate oder länger bestehen, sich auf nicht einwilligungsfähige Sexualpartner beziehen und Leidensdruck schaffen. Perverse Interessen und Vorlieben sind in der Allgemeinbevölkerung häufiger anzutreffen als gemeinhin angenommen. Etwa 3–5 % der Allgemeinbevölkerung zeigen sexuelle Interessen an Kindern.

Auch Frauen weisen Paraphilien auf. Ein Fakt, das erst seit kurzem Beachtung erfährt. Bis dahin orientierte man sich in der Beurteilung perverser Sexualität stets am Modell Mann. Anhaltende, sexuell deviante Interessen bei Frauen sind kaum beschrieben. Frauen kommen nur als diejenigen Personen vor, die von Männern zu Sexualdelikten gezwungen würden, sie gemeinsam mit ihnen begehen müssen und die sexuellen Übergriffe quasi als Einführung in eine Art von Liebesbeziehung mit Minderjährigen verüben (Briken 2015). Wir werden sehen, dass das so nicht stimmt.

Sexualdelikte sind hin und wieder einfach sexuell motiviert, und das gilt auch für Frauen, aber seltener als für Männer Der überwiegende Anteil der Sexualstraftaten kann nicht in unmittelbaren Bezug zu psychischen Störungen gesetzt werden. Auch braucht nicht jede Grenzüberschreitung sofort psychopathologisch interpretiert werden.

Im Prinzip lassen sich unterschiedliche Ausprägungen sexueller Deviationen feststellen. Sie kommen entweder gewohnheitsmäßig oder sporadisch vor, gewissermaßen als Abreaktion, etwa nach Kränkung und Wut.

Forensisches Beispiel
Die 19-jährige Katharina verdient sich als Babysitterin ein zusätzliches Taschengeld. Sie studiert Sprachwissenschaften, aber eher schleppend, weil sie

unter Prüfungsangst leidet. Privat hat sie immer wieder Beziehungsschwierigkeiten, ihr anklammerndes Verhalten stört ihre Partner. Trennung bedeutet für sie „Weltuntergang". Nach einem neuerlichen abrupten Beziehungsende fühlt sie sich am Boden zerstört.

Eines der Kinder, die sie beaufsichtigt, der 5-jährige Martin, drückt sich gern ganz eng an sie und liebt ihre Liebkosungen, die ganz natürlich waren und die kindlichen Geschlechtsorgane gar nicht miteinbezogen. An einem besonderen Tag, kurz nach neuerlicher Trennung, ertappt sich Katharina aber dabei, wie sie in die Unterhose des kleinen Buben greift und sein Glied streichelt. „Irgendwie" erregt es sie sexuell. Sie weiß natürlich, dass das eine verbotene Handlung ist, kann aber an dem Tag trotzdem nicht von dem Kind lassen. Die Sache wiederholt sich nicht, es bleibt bei dem einen Mal, sodass es streng genommen nur ein devianter Impuls und keine manifeste Paraphilie im engen Sinne ist. Es wird in der Literatur als „Babysitter Missbrauch" (Mathews et al. 1997; Fehrenbach und Monastersky 1988; Roe-Sepowitz und Krysik 2008) bezeichnet.

Das ist nicht immer so. In manchen Fällen entwickelt sich daraus auch eine Gewohnheit. In sehr seltenen Fällen sind Frauen sexuell abnorm fixiert und können Sexualität gar nicht mehr anders als abnorm leben. Sie benötigen pädosexuelle und sadistische Devianz für ihre sexuelle Erregung, was sich entweder gehäuft in Krisenzeiten zeigt, aber auch lebensbegleitend aufrecht bleiben kann. Exakte Zahlen dafür existieren im Hellfeld nicht.

Sexuell motivierte Tötungshandlungen sind bei Frauen kaum bekannt, werden aber in der wissenschaftlichen Literatur beschrieben (Chan 2013).

Der Anteil von perversen Täterinnen, getarnt als Mittäterinnen bei pädosexuellen Haupttätern ist nicht beleuchtet, weil Frauen sich selbst nicht offen verantworten.

Exhibitionismus
Eine sexuelle Erregung und Befriedigung durch Zurschaustellen des eigenen Körpers oder entblößter Körperteile ist für Frauen ganz selbstverständlich. Damit allein ist noch keine sexuelle Abweichung verbunden. Es gibt aber auch Frauen, die sich öffentlich beim Masturbieren zeigen möchten. Sie platzieren sich z. B. unter die Überwachungskamera eines Warenhauses, damit sie auch sicher gesehen werden. Immer öfter stellen sie einfach ein Selfie ins Netz. Auch dahinter liegt vermutlich keine Paraphilie im engeren Sinn. Es ist eher ein „sensation seeking", die Suche nach Spannung, einem Kick, vielleicht ist es eine Mutprobe, Angstlust als progressiver Umgang mit Angst.

Bei Enthemmung durch Alkohol und Suchtmittelgebrauch kann eine erhöhte sexuelle Dranghaftigkeit entstehen, mit dem Wunsch, sich öffentlich nackt zu präsentieren. Im Unterschied zu männlichen Exhibitionisten wirken die Aktionen allerdings nicht pervers und als sexuell abnorme Ersatzhandlungen, sondern als „Zusatz", eine Art Draufgabe.

Exhibitionistischen Handlungen liegt der Wunsch nach Aufmerksamkeit und Zuwendung zugrunde, wobei es stets um Selbstpräsentation geht. Gesucht wird zwar die unmittelbare Nähe anderer, ohne in direkten Kontakt zu treten, aber sie dennoch lustvoll zu brüskieren. Wohl gibt es auch abrupt impulsive exhibitionistische Handlungen, die an sexsüchtiges Verhalten erinnern, bei Frauen aber kaum beobachtet werden, mit Ausnahme von manisch enthemmten, hirnorganisch gestörten Intelligenzgeminderten oder Borderline-Frauen, bei denen die Affekt- und Impulskontrolle unterwandert wird.

Sich exhibitionistisch öffentlich zur Schau zu stellen und öffentlich zu masturbieren ist eine in Mädchengangs gängige Mutprobe, die das Negieren von Prüderie, Grenzen und Normen der Sozietät demonstrieren soll. Otto Mühl, ein ehemals österreichischer Aktionskünstler gründete 1970 seine AA-Kommune, die sich als sog. Gesellschaftsexperiment verstand. Er hielt öffentliche Veranstaltungen ab, in denen sich die Mitglieder auf einer Bühne coram publico selbst befriedigten. Es sollte im Kontrast zur hoffnungslos verkorksten Gesellschaft ihre sexuelle Freiheit und Natürlichkeit abbilden (Mühl 1976). Das Experiment scheiterte. Die Freizügigkeit entglitt ins Abnormale.

Voyeurismus
Der Voyeurismus ist das natürliche Gegenstück des Exhibitionismus. Die einen zeigen her, was sie haben und tun, die anderen wollen genau das sehen. Sie ziehen sexuelle Erregung und Befriedigung aus der Beobachtung anderer Menschen, die sich ausziehen oder sexuell betätigen. Psychodynamisch geht man davon aus, dass es sich um eine Fixierung der kindlichen Schaulust handelt. Allerdings haben durchaus auch nicht deviante Menschen voyeuristische Tendenzen.

In pathologischer Form erscheint Voyeurismus bei der Kinderpornografie, die auch in seltenen Fällen von Frauen konsumiert wird, weiter beim Beobachten von sexuellen Handlungen zwischen Kindern und Erwachsenen oder bei Masturbationshandlungen von Kindern oder anderen Wehrlosen. Früher nahm man an, dass ausschließlich Männer Voyeuristen wären. Das stimmt nicht. Voyeurismus wird 12 % der Männer und 4 % der Frauen nachgesagt (Briken 2015). Selbst in einschlägigen „Hot-Sex-Chatrooms" finden sich Frauen. Manche tarnen sich als Männer.

Voyeurismus bei Frauen ist nicht primär mit Beziehungsunfähigkeit gekoppelt und wird auch nicht zwanghaft und krankhaft gelebt wie von männlichen Voyeuristen. Frauen fertigen auch selbst kinderpornografisches Material an, das sie anderen zur Verfügung stellen.

Pädophilie
Die Pädophilie ist eine sexuelle Präferenz für Kinder, Mädchen und Jungen, die sich in der Vorpubertät oder in einem frühen Stadium der Pubertät befinden. Unterschieden wird je nach Orientierung zwischen heterosexueller, homosexueller und bisexueller Pädophilie. Während Pädophilie bis in die Romantik hinein nicht als moralisch verwerflich angesehen wurde, führt sie heute zu einer massiven gesellschaftlichen Stigmatisierung, v. a. auch zu einer Lynchjustiz in Strafvollzugsanstalten. Pädosexuelle Täter und Täterinnen stehen auf der untersten Stufe der Häftlingshierarchie.

Die Pädophilie ist die häufigste Paraphilie und wird bei etwa 40 % der Sexualstraftäter mit Haftstrafen festgestellt. Frauen, die wegen pädosexueller Straftaten verurteilt wurden, machen im deutschsprachigen Raum etwa 1–2 % aus. Experten nehmen jedoch an, dass es sich um etwa 3–6 % sexueller Missbrauchshandlungen begangen von Frauen handelt und dass manche Täterinnen durchaus die Kriterien einer pädosexuellen Präferenzstörung erfüllen (Nedopil und Müller 2017).

Eingeführt hat den Begriff der Wiener Psychiater und Gerichtsmediziner Richard von Krafft-Ebing, der in seinem Werk *Psychopathia sexualis* (1886) von „Paedophilia erotica" schrieb. Als Paraphilie gilt die Pädophilie erst dann, wenn sie länger als 6 Monate bestehen bleibt, und Täter und Opfer zumindest einen Altersunterschied von 5 Jahren aufweisen. Man spricht von einer Kernpädophilie, wenn es sich um eine ausschließliche Vorliebe für Kinder und vorpubertäre Jugendliche handelt. Die ist wiederum von der Ersatzpädophilie zu unterscheiden, die sich meistens erst nach enttäuschenden Erfahrungen mit Erwachsenen manifestiert. Pädophile Neigungen sind nicht immer ein Leben lang gleich stark ausgeprägt.

Zu differenzieren ist auch zwischen Pädophilie und Pädosexualität. Menschen, die sich sexuell zu Kindern hingezogen fühlen, begehen nicht zwangsläufig sexuelle Übergriffe oder nutzen Abbildungen sexuellen Kindesmissbrauchs (sog. Kinderpornografie). Während sexueller Kindesmissbrauch strafbar ist und ausschließlich sexuelle Handlungen mit Kindern beschreibt, wird unter Pädophilie eine sexuelle Ansprechbarkeit auf den kindlichen bzw. jugendlichen Körper verstanden. Aus einer anderen Perspektive betrachtet, sind noch folgende zwei Varianten zu unterscheiden. Der fixierte Typus, bei dem das pädophile Interesse schon seit Jugend an besteht, und der regressive Typus, der pädosexuellen Missbrauch innerhalb der Familie betreibt, dazu gehört der Inzest bei Müttern und Pseudoinzest bei Stief- und Pflegemüttern.

Pädosexuelle Täterinnen umfassen eine heterogene Gruppe, ein Teil gehört dem regressiven Typus an. Es sind diejenigen, die mit dem Kind in Symbiose leben. Sie tanken sich mit und am Kind auf, wählen es als Partnerersatz, was eine neurotische Verkennung ist. Vor allem Mütter, Großmütter und Betreuerinnen, Kindergärtnerinnen mit derartigen Tendenzen leben pädosexuelle Kuschelvarianten aus und holen sich damit ersatzweise Zuwendung. Innerfamiliäre pädosexuelle Täterinnen sind psychiatrisch weniger auffällig und haben auch eine geringere Rückfallrate als männliche Täter. Als Ursache dafür gilt die langjährige persönliche Beziehung der Täterin zum Opfer. Bei ehemaligen Inzestmüttern können pädosexuelle Tendenzen erneut aufflammen, wenn sie Oma werden, sie missbrauchen das Enkelkind, manchmal aber auch Kinder, die sie kennen, die sie betreuen, mit denen sie aber nicht verwandt sind. Man nennt das einen außerfamiliär erweiterten Opferkreis. Weiter gibt es aggressiv pädosexuelle Täterinnen, die körperliche Gewalt und sexuelle Nötigung anwenden und selbst persönlichkeitsgestört sind. Sie kommen im Hellfeld sehr selten vor, zählen aber infolge ihrer Gewaltbereitschaft zu den gefährlichen Täterinnen und treten weniger als sexuelle Missbraucherinnen denn als Vergewaltigerinnen – oft als Mit- und Gruppentäterinnen – strafrechtlich in Erscheinung. Bislang nimmt man an, dass solche Täterinnen mehrheitlich von abnorm veranlagten Tätern, zu denen sie in Abhängigkeit stehen, zu den sexuellen Gewalttaten gezwungen werden oder aus Trennungsangst selbst mitmachen (Hunger 2019). Ich kann diese Ansicht nicht zur Gänze teilen.

Die Häufigkeit der Pädophilie bzw. pädophilen Störung in der Allgemeinbevölkerung wird nur geschätzt. In diversen sexualwissenschaftlichen Untersuchungen an männlichen Probanden aus der Allgemeinbevölkerung gaben zwischen 4 % bis etwa 9 % der Befragten an, schon einmal sexuelle Fantasien mit Kindern gehabt zu haben und etwa 3–4 % berichteten von sexuellen Handlungen mit Kindern (Neutze und Osterheider 2015). Da jedoch in vielen Studien die Intensität und Dauerhaftigkeit dieser sexuellen Fantasien/Verhaltensweisen nicht untersucht wurde, lässt sich daraus nur schwer das Vorkommen von pädophilen Neigungen im Sinne einer klinisch diagnostizierbaren Pädophilie in der Bevölkerung schätzen.

Die Wissenschaft erklärt die Pädophilie heute v. a. mit der richtungsweisenden Bedeutung kritischer Entwicklungsphasen in der Kindheit und Jugend eines Menschen. Es herrscht die Ansicht, dass pädosexuelle Präferenzstörungen zu einem großen Teil auf der Lebensgeschichte eines Menschen fußen, etwa auf Konflikten mit frühen Bezugspersonen. Aber allein reicht das meist nicht aus. Die weiteren Faktoren sind bislang noch immer unbekannt.

Der amerikanische Sozialwissenschaftler David Finkelhor von der University of New Hampshire publizierte bereits im Jahr 1986 ein Modell, das sich auch heute noch auf pädosexuell orientierte Frauen anwenden ließe und heute noch Gültigkeit hat. Er ging von einer Fehlprägung aus, die überhaupt erst zulässt, dass ein erwachsener Mensch auf das Signal „Kind" mit Erregung reagiert (Finkelhor 1986). Ursachen dafür sind schwierige Erfahrungen in Kindheit und Jugend, daraus resultierend Persönlichkeits- und Verhaltensstörungen, Selbstwertprobleme, eine unsichere Identität und eigene frühere Gewalt- und Missbrauchserfahrungen. Dazu kommen eine emotionale Identifikation mit dem kindlichen Denken und Leben, etwa aufgrund eines niedrigen Bildungsniveaus oder eines schwachen Selbstwertgefühls, und eine blockierte Entwicklung normaler Sexualität durch tiefsitzende Ängste. Zusätzlich mögen Enthemmung durch Persönlichkeits- und Impulskontrollstörungen und Suchtprobleme eine Rolle spielen. Nach wie vor ist es unklar, welche Rolle genetische und epigenetische Einflüsse spielen. Exakte Ursachen der Pädophilie konnten allerdings bis jetzt nicht ausgemacht werden

Täterinnen, die Kinder ihre „besten Freunde" nennen und sich von ihnen weit mehr verstanden fühlen als von Erwachsenen, verkennen Grundgegebenheiten, sie laufen einer Illusion nach (Sigusch 2013). Sie empfinden Glück und Geborgenheit, wenn sie den größten Teil ihrer Zeit mit Kindern anstelle mit Erwachsenen verbringen. Es ergeben sich sexuelle Handlungen scheinbar nebenbei und quasi von selbst, zumindest werden sie so argumentiert. Das Begehren rührt oft von einem Beziehungswunsch her, der unerfüllt bleibt.

Forensisches Beispiel
Die 22-jährige Friederike ist Kindergartenhelferin. Trotz Schulabschluss wirkt sie einfach strukturiert, ist bemüht und kommt bei den Kindern sehr gut an. Spielend kann sie sich in ihre Welt versetzen und spricht mit ihnen quasi von Kind zu Kind. Ihr Liebling ist ein 5-jähriges Mädchen, das sich umgekehrt auch sehr zu ihr hingezogen fühlt. Beim Mittagsschlaf kuscheln die beiden. „Wie von selbst" entwickelt sich ein „Spielritual", wie Friederike es nennt: Sie streichelt die Kleine am ganzen Körper, auch an ihrer Scheide und tupft mit ihrem Finger in Vagina und Anus des Kindes, danach masturbiert sie selbst. Auf Befragen gibt sie an, dass erst das Kind sie zu diesem „Muschi-Popo-Spiel" brachte, die Kleine habe ihr beides immer wieder gezeigt und dabei gelacht.

Psychiatrisch forensisch handelt es sich um pädosexuelle Übergriffe, die bereits als „Babysitter-Missbrauch" beschrieben wurden. Die Täterin übernimmt aber keine Verantwortung dafür, im Gegenteil, sie schiebt alles auf das Kind, das sie dazu verführt hätte. Leider verinnerlichen Opfer solche Schuldzuweisungen. So entsteht das Gefühl, den Missbrauch selbst verursacht zu haben.

Nicht jeder Pädophile begeht sexuellen Kindesmissbrauch, und nicht jeder, der Kinder sexuell missbraucht, ist pädophil. Daher muss die Pädophilie – wie erwähnt – von der Pädosexualität unterschieden werden. Wie viele Frauen an einer primären Pädophilie leiden, ist nicht bekannt, vermutet wird, dass es wenige sind. Weil sie sich so gut wie nie an spezifische Beratungsstellen wenden, nimmt man nicht mehr als ein sporadisches Vorkommen an. Schutzzentren negieren das entschieden. Gerade in Erziehungs- und in religiösen Institutionen und in Behandlungs- und Beratungszentren gäbe es nicht nur vereinzelt Täterinnen, die langjährig mit mehreren Kindern gleichzeitig pädosexuelle Kontakte sogar mit sadistischen Attributen pflegen.

Pädosexuelle Übergriffe auf ein Kind können symbiotisch erfolgen, werden mit Liebe zum Kind argumentiert, haben aber gar nichts damit zu tun. Sie wurzeln im Egozentrismus der Täterin, das Opfer wird nur funktionalisiert. Oder es handelt sich um die schon beschriebenen, gefährlichen Varianten der pädosexuell sadistischen Übergriffe, bei denen grausame Gewalt angewandt wird.

Paraphilien als stabile Sexualdevianz über die Lebensspanne hinweg werden bei Frauen bisher selten beschrieben. Als eine Art Plombe können sie über einer undifferenzierten Sexualität liegen, besonders beim forensisch psychiatrischen Klientel, den angeklagten Sexualstraftäterinnen. Pädosexuelle Straftäterinnen sind mehrheitlich nicht exklusiv ausgerichtet, sondern, mit Ausnahme der wenigen narzisstischen und sadistischen Täterinnen, sog. Symbiosesucherinnen. Sie wählen Opfer, die sie ganz besitzen, manipulieren und dominieren können, vor denen sie keine Angst zu haben brauchen und die ihren Selbstwert auffüllen. Sie suchen Verschmelzung. Dennoch meinte Peter Fiedler, Professor für Psychologie und Psychotherapie an der Universität Heidelberg, dass auch bei pädosexuellen Täterinnen durchaus paraphile Persönlichkeitsanteile wie bei männlichen Tätern vorkämen (Fiedler 2004). Zweifelsohne gibt es Frauen, die schwer persönlichkeitsgestört und psychopathisch sind, selbst eine sexuelle Deviation aufweisen, und das als Einzeltäterinnen oder als Mit- und Gruppentäterinnen ausleben.

Anhand der forensisch psychiatrischen Untersuchung lässt sich äußerst schwer differenzieren, ob Ersatzhandlungen im engeren Sinn oder tatsächlich eine manifeste Paraphilie bei Sexualstraftäterinnen vorliegen. Nur letztere hat für die Gefährlichkeitsprognose Gewicht. Pädosexuelle Ersatzhandlungen sind neurotisch verursacht und damit potenziell behandelbar. Aber bislang werden pädophile Deviationen bei Frauen kaum erfasst und kommen in der Therapie in Strafvollzugsanstalten oder in der Maßnahmenunterbringung nicht zur Sprache. Sie werden eher anderen psychischen Störungen untergeordnet. Die wenigen manifest paraphilen Frauen werden nicht erfasst, obwohl schon seit Jahren darauf hingewiesen wird, dass es mehr von ihnen gibt, als angenommen. Allerdings ist die Rezidivrate bei Sexualstraftäterinnen sehr gering und beträgt nur etwa 1–3 % (Gannon und Cortoni 2010).

Sadismus
Wie der Begriff der Pädophilie stammen auch die Begriffe des Sadismus und Masochismus vom Psychiater, Rechtsmediziner und Neurologen Richard von Krafft-Ebing. Sadismus bezog er auf die Sucht zu quälen, Masochismus auf die Ausführungen der sexuellen Befriedigung durch grenzenlose Unterwerfung. Masochismus spielt in der forensisch psychiatrischen Praxis kaum eine Rolle, Sadismus hingegen kommt relativ häufig vor.

Ganz grundsätzlich heißt Sadismus lustvoll die Unterwerfung des anderen zu erzwingen. Sadismus gibt es als abnorme Sexualpraktik mit fehlender Einwilligung des Opfers. Diese Paraphilie muss mindestens 6 Monate bestehen. Dabei sind die Schmerzzufügung und Unterwerfung die primäre Quelle der Erregung und der sexuellen Befriedigung, die bis zum Orgasmus führt. Die Sexualität von sadistischen Menschen wird dadurch mit omnipotenten Gefühlen aufgeladen. Sadomasochistische und sexuelle Fesselungspraktiken (BDSM) im gegenseitigen Einverständnis stellen demgegenüber keine Störung der Sexualpräferenz dar.

Bei Gewalttäterinnen kommt Sadismus ohne sexuelle Komponente vor. Solche sadistischen Vorgangsweisen zielen auf Demütigung, Macht und Kontrolle, und erzwungene Unterwerfung des anderen ab. Der Sadismus ist eingebettet in eine schwere Persönlichkeitsstörung. Sadistische Persönlichkeitsanteile finden sich u. a. bei Serienmörderinnen, bei denen es aber vereinzelt doch auch zu sexueller Erregung kommen kann, wenn Opfer misshandelt werden. Das stellt einen besonders ungünstigen Risikofaktor für eine künftige Rückfälligkeit in neuerliche (sexuelle) Gewalt- oder Tötungshandlungen dar und ist so gut wie nicht zu behandeln, sondern nur zu kontrollieren.

Als charakteristische Merkmale von Sadistinnen gelten Macht, ein labiles, aber kompensatorisch übersteigertes Selbstwertgefühl, Gefühllosigkeit, Wut und ein hohes Aggressionspotenzial. Es sind auch maligne narzisstische Züge erkennbar, wie sie z. B. bei Täterinnen vorkommen, die ihren Opfern amüsiert bis lustvoll beim Dahinsiechen zuschauen, oder kindliche Opfer, die infolge von Todesdrohungen um ihr Leben betteln, weiterquälen.

Forensisches Beispiel
Die 63-jährige Serientäterin Albine berichtet einer Gefängniskommilitonin, dass sie „eigentlich ein guter Mensch" wäre und nicht „die Bestie, die alle in ihr sehen". Sie habe vor vielen Jahren einem Nachbarn, einem schweren Alkoholiker, geholfen, seine jahrzehntelang von ihm geplagte Ehefrau von ihm zu erlösen. Nebenbei habe sie damit ein kleines Vermögen geerbt. Sie beschwatzte den Säufer, sich entweder zusammenzureißen oder, sollte er das nicht schaffen, selbst dafür zu sorgen, dass er seiner Frau nicht mehr zur Last falle. In dem Wissen, dass er Geld auf der Seite hatte, versprach sie ihm ein besonders schönes Begräbnis, und seiner Ehefrau würde sie sein gesamtes Vermögen zukommen lassen. Sie habe zwar „nicht nachgeholfen", wie sie betont, ob es stimmt, bleibt offen. Damit er besser schlafen konnte, empfahl sie ihm jedenfalls noch Medikamente und ließ ihm ein paar davon zum Probieren da, damit sie ihm der Arzt verschreiben könnte. Sie besorgte sich den Schlüssel zu seiner Wohnung und kümmerte sich um ihn, auf welche Art auch immer. Als es tatsächlich immer näher dem Ende zuging, habe sie das mit freudiger Erregung gespürt. Bald konnte sie seiner Frau die „versprochene Wohltat" übermitteln.

Der Sadismus dient solchen Täterinnen dazu, Kontrollverlust sowie Intimität und Nähe zu vermeiden, die ansonsten Ängste und Bedrohung auslösen. Die Täterinnen haben meist schwere Persönlichkeitsstörungen, flankiert von fehlendem Einfühlungsvermögen, Gemütsarmut und Gewissenlosigkeit. Wobei es nicht immer zur Gänze klärbar ist, ob sie anteilig nicht doch auch sexuell sadistisch veranlagt sind.

Sadistische Quälereien kennzeichnen auch Täterinnen, deren soziale Anpassung schon früh konfliktreich und dissozial lief. Bei ihnen trifft man auf Verwahrlosungssymptome und frühe kriminelle Tendenzen, einen unstet rastlosen Lebensvollzug mit instabilen Beziehungen und Bindungsängsten. Die Sexualität dient der Reduzierung von Spannung und fungiert episodisch auch als dysfunktionaler Copingmechanismus. Sie sind im engeren Sinn nicht sexuell deviant. Ihre sadistischen Anteile sind in schwere Persönlichkeitsstörungen eingebunden, einhergehend mit der Suche nach Macht, Dominanz und absoluter Kontrolle über den anderen, erzwungener Unterwerfung und Demütigung und nicht zuletzt zum Auftanken des Selbstwertes.

Früher wurde sogar eine eigene sadistische Persönlichkeitsstörung mit weitreichenden Symptomen beschrieben: Anwendung körperlicher Grausamkeit, um sich in Beziehungen durchzusetzen; Erniedrigung und Beschämung von Personen in Gegenwart Dritter; ungewöhnlich harte Bestrafung von jemandem, der in ihrer Macht steht, etwa Kinder oder Gefangene; Amüsieren an seelischen oder körperlichen Leiden anderer; Lügen in der Absicht, anderen zu schaden oder Schmerz zuzufügen; Beschneiden der Freiheit von Menschen, mit denen sie eine enge Beziehung pflegt; Furcht einflößen, um Leute dazu zu bringen, das zu tun, was sie will. Diese Merkmale waren in reiner Form selten so vorzufinden. Die Persönlichkeitsstörung wurde in neuere Klassifikationssysteme psychischer Störungen nicht mehr aufgenommen.

Forensisches Beispiel
Die 32-jährige Inge, mehrfach vorbestraft wegen Betrugs- und Körperverletzungsdelikten und einschlägig wegen sexueller Nötigung, besucht eine Bekannte und deren Freund. Dort ist auch ein 8-jähriges Mädchen anwesend. Man trinkt Alkohol und spielt ein Würfelspiel. Wer einen Sechser würfelt, muss freiwillig ein Kleidungsstück ablegen, wenn nicht, wird es ihm ausgezogen. Bald sind alle nackt, auch das Kind. Das Spiel entgleist weiter. Jeder der Erwachsenen darf mit einem gewürfelten Sechser nun sexuelle Handlungen am anderen vornehmen, auch an dem Mädchen. Es wird begrapscht, mit dem Finger penetriert, anal, teils auch vaginal, muss oral sexuelle Handlungen an Inge vornehmen, die das auch bei ihr macht. Als das Mädchen sich weigert, weiter zu machen, schlägt Inge sie und drückt eine brennende Zigarette an ihrer Hand aus. Dann wird sie gezwungen, beim Geschlechtsverkehr der drei Erwachsenen zuzuschauen. Am Ende schlafen die Erwachsenen ein, das Kind bleibt zwangsläufig bei ihnen, erzählt aber tags darauf den Vorfall der Mutter.

Von außen ist Sadismus niemandem anzusehen. Die Frauen sind angepasst und unauffällig. Sie üben nur Berufe aus, in denen sie über genügend Opfer verfügen, an denen sie getarnt sadistische Bedürfnisse ausleben.

Forensisches Beispiel
Ernestine, eine 34-jährige Erzieherin in einem Internat, straft ihre Zöglinge, indem sie sie einzeln vortreten lässt und ihnen mit einer bunten Plastikleine Hiebe verpasst, den Jungen mit einem Lineal auf den Penis schlägt. Manche müssen sich auch nackt ausziehen, und sie inspizierte mit ihren Fingern den Anus, ob sie darin nicht etwas Verbotenes versteckten. Einige Zöglinge berichten, dass sie bei Vornahme der Strafe „irgendwie anders" aussieht. Die Strafe enthält zweifelsohne sadistische Elemente, ihr Aussehen verrät möglicherweise sexuell sadistische Anteile. Ernestine gibt an, selbst solche Strafen gewöhnt zu sein. Als Kind wäre sie regelmäßig heftig geschlagen worden, was

ihr zwar Schmerz, aber zunehmend auch Lust bereitet hat. Sie war sehr beliebt, im Internat wie auch im Freundes- und Bekanntenkreis. Die sadistische Neigung hat niemand bemerkt.

Nicht näher bezeichnete paraphile Störungen
Außer den erwähnten paraphilen Störungen gibt es noch ein paar weitere, deren Vorkommen mit Ausnahme der Zoophilie, bei Frauen zwar nicht sicher bekannt ist, vereinzelt allerdings vorkommen dürften. Dazu zählen obszöne Telefonanrufe, sexuelle Handlungen an Leichen, das Essen von Fäkalien, das Einführen von Klistierspritzen und das Trinken von Urin.

Zoophilie
Noch ein Begriff, den der Psychiater Richard von Krafft-Ebing in seinem Werk *Psychopathia sexualis* (1886) benutzt. Weit besser kennt man das Phänomen als Sodomie. Beides bezieht sich auf sexuelle Aktivitäten oder das Verlangen danach zwischen Mensch und Tier. Die perverse Störung umfasst sexuelle Handlungen und ist seit langem bekannt. Im angloamerikanischen Raum schließt die sog. Bestiality den sexuellen Akt mit einem Tier, auch gewaltsame Misshandlungen, mit ein. Das unterscheidet sie von der Zoophilie, die auch positive und sogar romantische Gefühle mit dem Tier kennt. Zoosadismus beinhaltet das Quälen von Tieren, das dem sexuellen Sadismus nahesteht.

Sexueller Kontakt mit Tieren stellt an sich kein klinisch signifikantes Problem dar und wird auch selten exklusiv gelebt. Der Kinsey-Report berichtete, dass 8 % der Männer und 3 % der interviewten Frauen schon einmal sexuelle Interaktionen mit Tieren hatten. Die US-amerikanische und feministische Autorin Nancy Friday stellte in ihrem Buch *My Secret Garden* (1973) etwa 190 erotische Fantasien von Frauen vor, von den sich 12 % auf zoosexuelle Handlungen bezogen.

In Zoophilien-Chatrooms finden sich einschlägige Anweisungen dazu, wie man etwa Hunde mit Aufstrichen konditioniert, um sie zu sexuellen Handlungen zu locken, man nennt das Kynophilie. Auch die Zeitschrift *Der Spiegel* berichtete 1997 dazu unter dem Titel „Ohne Phantasie keine Sodomie". Als Liebesobjekte fungieren bei Frauen meist Hunde, die aus psychodynamischer Sicht zum Selbst gehörig gefühlt und libidinös besetzt werden. Tierschützer prangern das Quälen der Tiere an. Befürworter sprechen von Liebe, die sich in nichts von der zu Menschen unterscheide. Zoophile Handlungen werden manchmal als Abreaktion auch nur sporadisch praktiziert, was sich aber zur Gewohnheit entwickeln kann.

Forensisches Beispiel
Nach heftigem Streit zieht sich die 23-jährige Ina zurück ins Schlafzimmer und beginnt, den 3-jährigen Familienhund, einen Rüden, „wie in Trance" am Genital zu streicheln. Gleichzeitig befriedigt sie sich auch selbst. „Es hat mich irgendwie beruhigt", sagt sie. Auf kam es, als sie eines Tages von ihrem Freund dabei überrascht wurde und sich als „Verlegenheitstäterin" ihm gegenüber outete. Sie meinte damit, dass sie sich beim Hund einfach besser gehen lassen könnte, wohingegen sie bei ihm stets den Druck verspüre, zum Höhepunkt zu gelangen, damit er das Gefühl hätte, sie „ordentlich befriedigt" zu haben. Das würde bei Tobi, ihrem Hund, einfach wegfallen.

Ein zoophiler Impuls als sexuelle Handlung an einem Tier muss als Einzelaktion noch nicht die Kriterien einer Paraphilie erfüllen. Das ist erst dann der Fall, wenn gewohnheitsmäßig pervers gehandelt wird, und das auch Leiden schafft. Zum Beispiel wenn man mit dem Partner schläft und der Wunsch wach wird, lieber mit dem Hund Sex zu haben, und gleich auch Bilder in der Fantasie vorbeiziehen.

Die deutsche Musikgruppe „die Ärzte" befasste sich in einem ihrer früheren Songs erstaunlich offen mit dieser Thematik (Die Ärzte 1984). Songtext: „Claudia hat 'nen Schäferhund und den hat sie nicht ohne Grund. Abends springt er in ihr Bett und dann geht es rund! Claudia mag keine Jungs, und sie ist auch nicht lesbisch, am allerliebsten mag sie es mit ihrem Hund …" Die Wirkung des Songs wurde von der Bundesprüfstelle für jugendgefährdende Medien allerdings als „sozialethisch desorientierend" indiziert.

In der forensischen Psychiatrie haben zoophile Handlungen von Frauen keinen Stellenwert. Das bedeutet nicht, dass sie bei Täterinnen nicht vorkommen, aber sie werden selten kommuniziert und sind für die Schuldfähigkeitsbeurteilung von nachrangiger Bedeutung. Im 23-jährigen Rückblick meiner psychiatrischen Gutachtertätigkeit berichtete mir keine einzige Straftäterin über solche Handlungen. Im Gegensatz dazu erzählten mir Patientinnen in meiner psychiatrisch psychotherapeutischen Privatpraxis mehrfach davon.

3.1.10 Intelligenzminderungen

Intelligenzminderung ist definiert als eine von der normalen Entwicklung deutlich abweichende – stehengebliebene oder unvollständige – Entwicklung geistiger Fähigkeiten. Sie ist häufig verbunden mit psychischen sowie Verhaltensstörungen. Man orientiert sich dabei am Intelligenzquotienten. Bei einem IQ von

50–69 liegt eine leichte Minderung vor, zwischen 35 und 49 eine mittelgradige und von 35–49 eine schwere, die aber bei kriminellen Handlungen so gut wie keine Rolle mehr spielt. Zur forensisch psychiatrischen Untersuchung gelangen Menschen nur ab einem IQ >50. Die Häufigkeit von Intelligenzminderungen schwankt und liegt international bei etwa 3 % (Müller und Nedopil 2017).

Weil solche Menschen leicht manipulier- und verführbar sind, werden sie von psychopathischen Haupttäterinnen gern für strafbare Handlungen angeheuert. Meistens handelt es sich um Mädchen und Frauen mit leichter Intelligenzminderung, die gute soziale Beziehungen unterhalten und einfachen Aufgaben gewachsen sind. Solche Handlangerinnen machen bereitwillig alles mit, ohne dabei den ausgeklügelten Masterplan zu durchschauen. Sie empfinden eine Aufwertung ihrer Person und scheinbare Zuwendung. Gekoppelt ist das dann meistens mit einer Abhängigkeit zur Täterin, die sie aber bloß benutzt. Auch werden die Helfer für Gewalthandlungen angelernt.

Als Komplizen sind sie nicht besonders geeignet. Ihre Taten sind infolge der beeinträchtigten Überblicksgewinnung leicht zu durchschauen und machen sie sofort verdächtig. Werden sie ertappt, kommt alles zügig heraus, weil sie sich widersprechen, in einen Wirbel reden und rasch gestehen. Die Haupttäterinnen sind nicht geständig und schieben die Verantwortung auf ihre manipulierten intelligenzgeminderten Helfer, die sich dagegen nicht wehren können. Von der Gutachterseite her fällt bei dieser Konstellation allerdings schnell auf, dass die Tat weit komplexer ist, als sie von intelligenzgeminderten Personen ausgeführt werden könnte.

Menschen mit Intelligenzminderung sind sowohl seelisch wie körperlich anfällig für weitere Störungen, etwa für Epilepsie oder eine Persönlichkeits- und Verhaltensstörung. Unter dem Einfluss von Alkohol und anderen Suchtmitteln steigt die Gewaltneigung, es kommt leicht zu Erregungszuständen, Drohungen und Impulsdurchbrüchen.

Forensisches Beispiel
Rita, eine 24-jährige, von Geburt an intelligenzgeminderte junge Frau, lebt weitgehend selbständig in einer teilbetreuten Wohnung. Sie arbeitet tagsüber in einer geschützten Werkstätte, am Wochenende ist sie vielfach sich selbst überlassen und langweilt sich. Mehrfach ruft sie am Flughafen an und droht mit einer Bombe. Die Adressaten nehmen ihre Anrufe anfangs nicht ernst, weil sie unverständlich spricht und dabei laut lacht. Erst als die Anrufe nicht mehr aufhören, wird Anzeige wegen gefährlicher Drohung erstattet. Rita wird angeklagt und verurteilt.

Die junge Frau ist intelligenzgemindert, persönlichkeits- und verhaltensgestört, aber die medizinischen Voraussetzungen für eine Schuldfähigkeit sind gegeben: Sie zeigte Einsicht in das Strafbare ihrer Handlungen und verantwortete sich bloß damit, dass sie mit jemandem plaudern wollte. Was so allerdings nicht ganz stimmte, denn eigentlich ging es ihr darum, „auch wichtig" zu sein; es ging um das Machtgefühl, anderen Angst zu machen. Nach anfänglich anonymen Anrufen ging sie dazu über, offen, mit Aufscheinen ihrer Handynummer anzurufen.

Intelligenzgeminderte Frauen und Mädchen fallen oft auch durch exhibitionistische sexuelle Handlungen oder durch sexuelle Nötigung auf. Meistens passiert das in geschützten Werkstätten oder sonstigen Institutionen, wo sie betreut werden. Es gibt Übergriffe auf Menschen mit Behinderungen und Kinder, die entwicklungsmäßig meist ihrem Alter entsprechen. So gut wie nie handelt es sich dabei um Pädophilie im engeren Sinn. Die kindlichen Opfer befinden sich einfach auf ihrem Strukturniveau oder haben die Frauen sogar schon überholt. Es handelt sich also um eine Art von reaktiver pädosexueller Opferwahl, die als Pseudopädophilie bezeichnet wird.

Forensisches Beispiel
Eine 16-jährige Intelligenzgeminderte bietet im Park einem 9-jährigen Jungen Süßigkeiten an. Sie lockt ihn in eine Parkhecke und fragte ihn, ob er ihr nicht sein „Spatzi" zeigen und an ihrer „Muschi" reiben möchte. Der Kleine nimmt die Süßigkeiten und läuft, ohne der Aufforderung zu folgen, zu seiner Mutter zurück, der er sofort alles erzählte.

Intelligenzgeminderte Frauen werden auch für sexuelle Gruppendelikte angeheuert. Kritikarm, neugierig, verführbar und mit einer erhöhten Libido ausgestattet, sind sie ideal dafür. Wollen sie mitten im Geschehen aussteigen, werden sie unter Druck gesetzt und zum Weitermachen gezwungen, womit sie vom Status der Täterin rasch in den des Opfers wechseln. Auch Brandlegungen als Folge von Rache und Hass fallen in das Tatrepertoire dieser Täterinnen.

Tätliche Übergriffe sind bei mittelschwer intelligenzgeminderten Mädchen und Frauen selten ein Thema. Außer, sie wollen sich gegen etwas wehren. Oder man setzt ihnen unannehmbare Grenzen, und sie wollen durch Randalieren, Sachbeschädigungen, Drohungen und Körperverletzungen etwas erreichen.

Intelligenzgeminderte Frauen mit einer Störung der Persönlichkeitsentwicklung und möglicherweise chronischem Alkoholmissbrauch sind sozial randständig und oft in der Obdachlosenszene zu finden. Sie fallen sehr wohl mit körperlichen Übergriffen und sexueller Enthemmung auf. Etwa mit lautstarken sexuellen Handlungen in einem Park, Erregung öffentlichen Ärgernisses oder weil sie vorpubertäre Jugendliche zum Zuschauen oder Mitmachen einladen. In der Prostitutionsszene findet man sie ebenso wie bei Inzestdelikten, wobei sie bei sexuellen Handlungen zwischen Blutverwandten gleich oft Täterinnen wie Opfer sind.

3.2 Motive für eine Tat

Es gibt nicht nur den einen Anlass, den einen Grund, die eine Ursache. Hinter einer Straftat stehen viele Faktoren, die sie auslösen. Und ein Motiv. Angst, Hass, Wut, Eifersucht, Rache, Liebe. Jedes Gefühl für sich ist ein mächtiger Motivator für Gewalttätigkeit. Gemeinsam ist allen, dass sie meist als Auslöser und stellvertretend für andere Gefühle fungieren.

Dabei muss die Täterin nicht immer einer psychischen Störung unterliegen, auch eine „normale" Frau kann eine Straftat begehen, wenn die Gefühle sie überwältigen. Und wenn es keinen anderen Weg gibt, sie zu kanalisieren.

Fragt man eine Täterin, warum sie die Straftat begangen hat, beruft sie sich überwiegend auf eines der Gefühle:
- „Er hat mich so wütend gemacht, da ist es mit mir durchgegangen."
- „Ich konnte es nicht ertragen, ihn mit einer anderen zu sehen."
- „Sie hat mir so eine Angst gemacht, ich wusste, sie oder ich."
- „Er hat mir mehr als das Herz gebrochen."

Dazu kommen situative Einflüsse und konstellative Faktoren, wie eine beeinträchtigte Verfassung der Täterin oder der Einfluss von Suchtmitteln. Handlungen können vorgetäuscht sein oder auf den ersten Blick motivlos wirken. Zum besseren Verständnis greife ich nun einzelne große Gefühle heraus, die als Motive hinter einer Tat stehen können.

3.2.1 Mächtige Gefühle

Angst
Gewalttätigkeit und Gewaltbereitschaft sind immer auch Ausdruck von Angst. Sie ist ein Urgefühl in uns, das uns seit jeher vor Gefahr schützt. Daraus ergibt sich, dass alles, was fremd ist und nicht in die eigene vertraute Welt eingefügt werden kann, Angst macht.

Ängste stammen nicht nur aus früheren Zeiten, sondern auch aus früheren Generationen. Sie sind eine Folge von epigenetischen Einflüssen, denn Traumata vererben sich, wie wir heute wissen. Kindheitsängste werden ins Erwachsenenleben verschleppt. Leider bekommen diese Ängste kein Update und warnen deshalb vor Gefahren aus der Vergangenheit, die heute gar keine mehr sind. Das ist der Grund, warum Angst auftritt, wenn Auslöser von früher im Heute belebt werden.

Prinzipiell gibt es vier Grundängste (Riemann 1961), in die alle Ängste eingekleidet sind:

- Die Angst vor Einsamkeit und Isolation, die sich oft in Trennungssituationen manifestiert und mit Gewalt verhindert wird.
- Die Angst vor Hingabe und Selbstverlust, wie sie sich bei Beziehungsdelikten destruktiv abbildet.
- Die Angst vor Veränderung, die durch neue Lebensphasen eingeläutet wird.
- Die Angst vor Endgültigkeit.

Bei Angststörungen ist die innere Balance verloren gegangen. Sie treten bei Menschen auf, die keinen Halt in sich finden und keine sichere Bindung im Außen erfahren. Ihr Risiko, zum Gewalttäter zu werden, ist bis zum 4-Fachen erhöht. Angst schreibt man gerne dem Opfer zu und Mut und Stärke den Täterinnen. In Wahrheit ist es genau umgekehrt. Angst lässt Menschen vorschnell handeln, eine reale oder eingebildete Angst wird gewalttätig abgewehrt. Im Gegensatz zur hemmenden Vermeidungshaltung bei Angst, ist das ein Sprung in destruktives Handeln.

Die meisten Menschen haben genügend wirksame Abwehr- und Schutzmechanismen, die sie davor bewahren, sich selbst oder andere zu vernichten. Die meisten, aber eben nicht alle. Angst tritt bei schweren psychischen Störungen als Folge einer krankhaften Realitätsverzerrung auf und kann fatale Folgen haben. In wahnhafter Abwehr werden andere attackiert, sogar zu Tode gebracht, aus Angst vor eigener Vernichtung.

Forensisches Beispiel
Die 50-jährige Anja ist mehrfach wegen Verfolgungswahn im Rahmen einer schizophrenen Psychose in psychiatrisch stationärer Behandlung. Im öffentlichen Park der Anstalt springt sie vor den Augen vieler anderer Menschen einen ihr gänzlich unbekannten Mann an und attackiert ihn mit zahlreichen Messerstichen. Der Mann hat nicht einmal mit ihr kommuniziert. Alles, was sie wahrnahm, spielte sich in ihrem Inneren ab. Es war krankhaft verzerrt, sie agierte destruktiv, weil sie davon überzeugt war, dass er sie in den nächsten Minuten vergewaltigen wollte.

Angst ist unberechenbar, konfrontiert mit gefühlter Ohnmacht und fehlender Kontrolle im Leben. Sie zeigt uns, dass wir nicht Herrin im eigenen Haus sind und dass unser Leben jeden Augenblick zu Ende sein kann. Angst zeigt uns das, was wir naturgemäß verdrängen müssen, um lebensfähig zu bleiben.

Wut
Was viele nicht wissen: Hinter Angst kann auch unbewusste Wut stehen. Besonders bei Menschen, die streng erzogen wurden und nicht wütend werden durften. Sie haben nicht gelernt, mit dem Gefühl umzugehen. Wenn Wut auftritt, ängstigt sie das. Denn Angst ist ein sozial erlaubtes Gefühl, im Gegensatz zur Wut.

Und doch kann Wut Kraft geben, sofern es gelingt, sie nicht sofort auszuleben, sondern auf eine höhere Entwicklungsebene zu heben. Zu sublimieren, wie das im psychoanalytischen Diskurs heißt.

Die meisten Menschen können mit Wut nicht besonders gut umgehen. Wütende Menschen machen Angst und wirken übermächtig, sind aber im Eigentlichen ohnmächtig. Cholerische Menschen sind mit ihren Wutausbrüchen eine Qual für ihre Umgebung, aber nicht für sich selbst. Sie sind bloß gefährdet, bei nichtigen Anlässen impulsiv zu entgleisen und einen vernichtenden Wutausbruch hinzulegen, der schwere Folgen zeitigen kann.

Chronifizierte depressive Störungen wie Dysthymie, die mit einem grantig gereizten Grundgefühl einhergeht, fördern bei manchen Menschen Wut und Gewaltausbrüche. Sie zucken förmlich aus. Dasselbe gilt für die Manie, in der das Gefühl von Zorn, Vernichtung und Wut vorherrschend ist. Auch misstrauisch sensitive Menschen, die sich ungerecht behandelt fühlen, können aus plötzlichem Anlass heraus einen Wutausbruch bekommen und andere massiv schädigen. Was scheinbar so unmotiviert ist, war in der Fantasie schon länger durchgespielt, um sich selbst zu beruhigen. Beim kleinsten Anlass wird die Vorstellung in die Realität umgesetzt.

Alkohol und Suchtmittel wie Kokain und Amphetamine sind Brandbeschleuniger der Reizbarkeit und damit von Wutausbrüchen. Leider werden sie oft genug als falschverstandene „Medikation" zur Linderung von Spannungen konsumiert. Stattdessen fördern sie den Durchbruch wütender Gewalt aus nichtigem Anlass.

Forensisches Beispiel
Die 26-jährige Fanny steht unter dem Einfluss von Kokain und Metamphetamin, als sie in einem Drogeriemarkt Kosmetika stiehlt. Als die Kassiererin ihr den Diebstahl vor Augen hält und ihr mit Polizei droht, verfällt sie in ei-

nen Erregungszustand, beginnt zu schreien, springt gegen das Kassenregal, zerstört zwei Schubladen und einen Tisch und kann nur mithilfe einer polizeilichen Sondertruppe wieder zur Ruhe gebracht werden. Der Wert der Diebesbeute entsprach 12,35 EUR.

Hass

„Ich liebe dich, ich hasse dich, verlass mich nicht."

Wir kennen den Ausspruch von Menschen, die in destruktiven Beziehungen in Liebe und Hass mit dem Partner verbunden sind. Die Beziehungen finden oft ein gewaltsames Ende, ein Abbild unauflösbarer Ambivalenz. Hass ist enttäuschte Liebe und bindet Menschen stark aneinander, ob sie es wollen oder nicht, manchmal lebensbegleitend. Bei der Vernichtung des anderen zerstören sie allerdings auch das eigene Leben und einen Teil von sich selbst. Doch das ist ihnen erträglicher, als den anderen zu verlassen (Kernberg 2014; Menninger 1985).

Hass kann plötzlich in Liebe umschlagen und Liebe in Hass. Besonders bei Borderline-Persönlichkeiten und bei narzisstisch verletzbaren Menschen geht das rasch. Anfängliche Idealisierung kippt nach Nichterfüllung der Erwartungen in Hass und Vernichtungswut. Der Partner wird in gewissem Sinne für schuldig erachtet, nicht erfüllt zu haben, was man sich vorgestellt und gewünscht hat. Hass kann daher auf einem sehnlichen, aber unerfüllten Wunsch basieren. Täterinnen fühlen sich hintergangen, bedroht, ausgenützt.

Hass wird oft auf Gruppierungen von Menschen verlagert, die dann alle Aggression und Gewalt abbekommen, weil damit die eigene Gruppe besser davor geschützt ist. Die anderen werden als minderwertig erachtet, entwertet. Damit hebt man sich selbst in eine bessere Position. Hass verführt in schwierigen Zeiten dazu, Schuldige auszumachen. Man hasst sie für etwas, das sie nie verursacht haben.

Forensisches Beispiel
Emma ist eine junge radikale Aktivistin. Bei einer Demo schlägt sie einen Polizisten, der sie festnehmen will, mit einem Schlagring mitten ins Gesicht. Die Wunde blutet stark, rechtlich wird sie als schwere Körperverletzung qualifiziert.

Bei ihrer psychiatrischen Untersuchung ergeht sich Emma in Hasstiraden über die „Bullenschweine", die vernichtet gehören, weil sie völlig grundlos einschreiten und andere bekämpfen und „niederhauen". Aufgewachsen ist die junge Frau in einem sehr strengen Elternhaus. Der Vater wurde bei den kleinsten Aktivitäten, die außerhalb der Ordnung in seiner Familie lagen, schwer gewalttätig. Emma konnte sich nie dagegen wehren. Er starb früh an einem Schlaganfall. Abschied von ihm nahm sie nicht, ging nicht zu seinem Begräbnis und fühlte keine Trauer. Sie war froh, erlöst zu sein.

Sie nahm gern an Demonstrationen teil, unabhängig vom Anliegen, nur weil es ihr „taugt, gegen die Bullen aufzutreten". Dadurch fühlt sie sich belebt, wie sie sagt. Ihr Verhalten wirkt wie ein Protest gegen die früher ohnmächtig erlittene, väterliche Gewalt. Nun ist sie nicht mehr passiv ausgeliefert, sondern tritt aktiv auf, ebenfalls gewalttätig. Einsicht in ihren reaktiven Protest hat sie nicht. Sie ist fixiert auf das erlittene Unrecht und will gewaltsam verhindern, dass es auch anderen geschieht. Sie ist gefangen in einer Gewaltspirale, ständig flackert die Vergangenheit wieder auf. Der Kampf gegen Polizisten war eigentlich der Kampf gegen den Vater, der in ihr hasserfüllt fixiert blieb. Ein Loslassen von ihm gelang nicht. Immer wieder musste sie von Neuem gegen all das Leid agieren.

Liebe und Eifersucht
Die meisten Menschen kennen sie, andere behaupten nie eifersüchtig zu sein. Manche meinen, wer keine Eifersucht verspürt, liebt nicht. Eifersucht ist die Angst, einen geliebten Partner zu verlieren, und gehört zum Leben. Zum Problem wird sie, wenn daraus destruktives Verhalten entsteht.

Dabei muss es sich nicht um einen Eifersuchtswahn handeln. Die Eifersucht kann sich sehr leise in Beziehungen einschleichen. Selbstwertprobleme, Demütigungen, Kränkungen können zusätzlich den Weg für Gewalteskalation ebnen.

Keiner kann zur Liebe gezwungen werden. Gerade seelisch schwer verletzte, kränkbare Menschen, die früh Verluste erlitten haben, wollen in ihren Beziehungen absolute Sicherheit. Das kann zum Beziehungsstalking führen, alles am anderen wird kontrolliert. Dieses Verhalten tötet jede Beziehung. Vollen Besitz über eine andere Person gibt es nicht. Wird das bewusst, kann es sein, dass man die Beziehung gleich ganz löscht. Besser, den Partner zu töten, als ihn zu verlieren. Diese von den Gendertheorien eher Männern zugeschriebene Konstellation gibt es auch bei Frauen.

Man sollte den anderen ein Stück weit mehr lieben, als brauchen. Dann kann es zu einer guten Balance zwischen Loslassen und liebender Vereinigung kommen.

Das Ideal des Einander-ganz-Gehörens ist keine seltene Beziehungsfantasie, s. auch Abschn. 4.4.1. Sie darf allerdings nicht starr aufrecht bleiben, sie muss sich flexibel der Beziehung anpassen. Es ist sicherlich eine Kunst, dem Partner vertrauensvoll die Freiheit zu lassen. Gerade Menschen, die an Verlustangst und dem Gefühl, nicht liebenswert zu sein, leiden, schaffen sich selbst neurotische Wiederholungsmuster und werden prompt verlassen.

Als Gegenbewegung zur prüden Nachkriegsgesellschaft kam in den 1960er-Jahren die freie Liebe auf. Doch das Ideal überlebte nicht. Meistens ist es nur einer, der frei sein möchte, während sich der andere notgedrungen in der Eifersuchtsspirale dreht und sich selbst etwas abverlangt, was unerfüllbar ist.

Forensisches Beispiel
Tessa ist 53, als sie in ihrer Beziehung plötzlich unter Verlustangst leidet und rasch weiter in eine krankhafte Eifersucht schlittert. Sie hat schon drei Ehen hinter sich und einige Liebesbeziehungen, oft gleichzeitig. Nun ist sie mit einem 5 Jahre jüngeren Partner zusammen. Allmählich kommt das Gefühl auf, dass er sie loswerden möchte, um frei für eine Jüngere zu sein. Rasch wird daraus Gewissheit. Harmlose Eifersucht wäre korrigierbar, Zweifel können beseitigt werden. Bis der Eifersuchtswahn aufkommt und selbst irreale Gegebenheiten als unbestreitbar richtig erachtet werden.

Tessa stellt fest, dass ihr Partner immer später nach Hause kommt, dass er nur „zum Schein" einkaufen geht. In den Einkaufssäcken wären nur Sachen, die gar nicht gebraucht würden. Zunehmend festigt sich die krankhafte Idee, dass er eine Liebesbeziehung mit einer Kassiererin in einem Einkaufzentrum hat. Nach Geschäftsschluss soll er die Affäre in den hinteren Lagerräumen sexuell ausleben. Gleichzeitig fällt ihr auf, dass er sie nicht mehr begehrt, was ihre Eifersucht ins Unermessliche steigert. Sie kann sich nicht mehr von dem Gedanken befreien. Sie schläft nicht mehr, isst kaum noch, beobachtet ihn Tag und Nacht. Die Beziehung ist auf dem Weg ins Aus. Der Mann flüchtet, allerdings zu keiner Kassiererin, sondern zu einem Freund, dem er sein Leid mit der seelisch kranken Partnerin erzählt. Krankheits- oder Behandlungseinsicht hat sie nicht.

Letztlich hat sich Tessa genau die Situation geschaffen, vor der sie panische Angst hatte. Ihr Partner meidet sie, nächtigt zeitweise auswärts, weil er sie und die detektivischen Fragen nicht mehr erträgt. Es kommt ihm vor, als stünde sie unter dem Zwang, ihn ununterbrochen argwöhnisch zu observieren und Rechenschaft zu verlangen. Sich selbst vernachlässigt sie immer mehr, weil im Zentrum ihrer Aufmerksamkeit nur mehr er und die Kassiererin stehen. Er begehrt sie tatsächlich nicht mehr, was sie wiederum als sicheren Beweis für seine Untreue nimmt. Es ist eine teuflische Spirale, aus der es oft kein Entkommen mehr gibt. Nicht für den Partner, dessen Rechtfertigungen die Schuldvorwürfe nur verstärken, und nicht für die eifersuchtskranke Frau, die die Kontrolle über sich selbst verloren hat.

Eines Tages lauert ihm die kranke Partnerin in der Garage auf. Mit einem Messer in der Hand, entschlossen, diesem „bösen Spiel" ein Ende zu machen. Sie wartet hinter einer Türe, springt ihn an, als er durchgeht und sticht ihm seitlich in den Hals. Sie trifft die großen Halsgefäße, er verblutet vor ihren Augen. Unmittelbar danach schneidet sie sich die Pulsadern auf. Sie hat zwar vor, zu sterben, „endlich erlöst" zu sein, wie sie später sagen wird, aber auch das misslingt. Sie überlebt und wird in Untersuchungshaft genommen.

Als ich ihr etwa 3 Wochen später in der Untersuchungszelle des Gefangenenhauses begegne, berichtet sie, dass es ihr besser gehe, als vor der Tötung. Trotz bereits begonnener Medikation ist sie ihren Eifersuchtswahn nicht losgeworden, sie ist noch immer besetzt von denselben krankhaften Ideen. Ob sie die Tat bereue? „Ja, schon", sagt sie zögerlich, „aber es hat eben keine andere Lösung gegeben".

3.2.2 Affekt- und Impulstaten

Impulstaten
Impulstaten sind abrupt durchgeführte, nicht geplante, aggressive Handlungen an Menschen, zu denen im Vorfeld keine spezifische Täter-Opfer-Beziehung besteht. Die Konflikte entzünden sich spontan und münden in mehr oder weniger schwere Gewalt. Oft ist Alkohol mit im Spiel, das begünstigt den Impulsdurchbruch. Es beginnt mit einem banalen Streit, und auch der Auslöser, an dem sich alles entzündet, ist eigentlich harmlos. Eine Bemerkung, eine Kritik, ein Vorwurf, einmal zu oft wiederholt, bringt das Fass zum Überlaufen.

In der Hitze des Gefechtes können alkoholisierte spannungsgeladene Frauen auch Fremde attackieren: Menschen, mit denen die Frau in Streit gerät, die sie aufhalten wollen, sie aus dem Lokal werfen, einschreitende Polizeibeamte, die ihren Ausweis sehen wollen, oder unbeteiligte Fremde, von denen sie sich schief angeschaut oder ermahnt glaubt. Die Heftigkeit der Gewaltdurchbrüche unterscheidet sich bei Täterinnen nicht von denen der Männer. Grenzen setzt solchen Täterinnen nur ihre körperliche Unterlegenheit, die gerade im Alkoholrausch aber kaum zum Tragen kommt. Alkoholisierte Frauen entwickeln nahezu Bärenkräfte und sind verbal nicht mehr erreichbar. Die Stimme der Vernunft ist verstummt.

Forensisches Beispiel
Elvira, eine 19-jährige Soziologiestudentin, gerät mit dem Kellner einer Bar in heftigen Wortwechsel, weil er ihr wegen ihres ausfällig lauten Verhaltens im Lokal weitere Drinks verweigert. Sie geht auf ihn zu, gibt ihm eine Ohrfeige,

tritt ihn in den Bauch und schlägt ihm mit einer Flasche so unglücklich auf den Kopf, dass er rücklings umfällt und sich eine schwere Kopfverletzung zuzieht. Als die Polizei kommt, attackiert und beschimpft sie auch die Beamten, schlägt mit Händen und Füßen um sich und kann nur von mehreren Beamten fixiert und festgenommen werden. Im Arrest randaliert sie und schlägt alles, was nicht niet- und nagelfest ist, kaputt. Selbst die Toilettenmuschel versucht sie herauszureißen.

Die junge Frau ist in ihrem Bekanntenkreis zwar als launisch, manchmal als „über drüber" bekannt, aber an sich lustig und nicht gewalttätig. Zu einer Ausnahmesituation kam es allerdings schon einige Tage vor der Gewalttat. An einem Würstelstand drohte sie dem Verkäufer hinter der Budde eine Ohrfeige an, weil ihr der Senf nicht schmeckte, schließlich überlegte sie es sich und verpasste ihm doch noch spontan einen Faustschlag. Auch da war sie mittelschwer alkoholisiert.

Sie stammt aus einer Mittelstandsfamilie, der Vater hatte in mittleren Jahren einen schweren Arbeitsunfall. Durch seine Invalidisierung kam es zu einer Wesensveränderung mit Gewalttätigkeit. In regelmäßigen Abständen und nach reichlich Alkoholkonsum verdrosch er Mutter und Tochter, seinen Sohn verschonte er. Elviras Beziehung zum Vater und zum Bruder war aggressiv und ambivalent gespannt, auch zur Mutter, der sie ihre Ohnmacht und Untätigkeit vorwarf, hatte sie kein wesentlich besseres Verhältnis.

Etliche Wochen vor den beiden Gewalthandlungen hatte sie auf Wunsch ihres Freundes eine Abtreibung, die sie eigentlich nicht wollte, und die ihr Schuldgefühle bereitete. Ihre Stimmung verschlechterte sich drastisch, als der Partner, „für den sie abtrieb", wie sie sagte, sie wegen einer anderen Frau verließ. Ohnmacht und Wut wurden mit Alkohol gelöscht und entluden sich impulsiv in Konflikten. Der Wurstverkäufer und der Kellner bekamen das ab, was dem abtrünnigen Partner galt. Vielleicht war auch einiges an Wut dabei, die dem Vater und dem Bruder in früheren Konflikten galt.

Affekttaten
Bei Affekttaten kommt es ebenfalls zum Durchbruch von Gewalt, aber mit den Opfern besteht eine spezifische Vorgeschichte. Viele der Beziehungstaten sind Affekttaten, spontan und ungeplant. Man könnte die explosionsartige Entladung starker Affekte mit einem Gewitter vergleichen: Wenn die Spannung zu groß wird, bricht Aufgestautes abrupt durch (Marneros 2006). Das kann auch bei psychisch Gesunden vorkommen, die Tat entzündet sich an einem nebulosen Auslöser. Meist gibt es dazu schon eine spezifische Vorgeschichte und eine charakteristische Täter-Opfer-Beziehung. Es sind schwelende innere und äußere Konflikte, die eine fortschreitende Zermürbung der psychischen Kräfte durch Versagensgefühle und Kränkungserlebnisse erzeu-

gen. Die Konfliktsituationen ebben nicht mehr ab. Es kommt zu einer zunehmenden Einengung der Gedanken und der Gefühle und zum Rückzug mit Isolierung, sozialer Ausgliederung und Selbstentfremdung.

Man kann die Ausgangssituation als einen randvoll gefüllten Eimer sehen, den ein letzter Tropfen schließlich zum Überlaufen bringt. Es herrscht einfach eine besondere Stimmung für eine gewisse Tatbereitschaft. Nach dem forensischen Psychiater Wilhelm Rasch ist es das Einmünden eines bestehenden Konfliktes in eine sog. homizidale Tatbereitschaft (Rasch 1964). Die Tat vollzieht sich aus dem „Kraftfeld einer Situation", wie man es auch beim Selbstmord beschreibt. Mit dem Unterschied, dass sich die aggressive Spannung gegen andere richtet und nicht gegen sich selbst. Es dominiert eine eingeengte Wahrnehmung, ein „Sog der Situation". Beispiele dafür sind Beziehungstaten, aber auch Amoktaten und School Shootings.

Konstellative Faktoren, die den Gewaltdurchbruch begünstigen, sind vegetative Störungen, Labilisierung des Persönlichkeitsgefüges, Einfluss von Alkohol, Drogen und psychotropen Medikamenten, Erschöpfung, Übermüdung, Traumatisierung und belastete Beziehungen zwischen Täterin und Opfer. Im Rausch wird v. a. eine vorherige Stimmung verstärkt und bei Affekt- und Impulstaten ausgelebt.

Die Persönlichkeit von Affekttäterinnen wurde unterschiedlich beschrieben. Einerseits völlig unauffällige Frauen, die von einem auf den anderen Moment explodieren und schwere Gewalt ausüben. Andererseits Frauen mit labilen Persönlichkeitszügen, Überempfindlichkeit gegenüber Kritik und Kränkungen und der Neigung zu Gereiztheit. Es liegt eine Selbstunsicherheit in ihnen, die in eine gewalttätige Richtung umschlagen kann. Es sind leicht verletzliche und kränkbare Frauen, die an sich keine große Durchsetzungsfähigkeit haben, ihre Meinungen und Standpunkte kaum vertreten und ihre Unterlegenheit selbst negativ erleben. Interessanterweise zeigten Studien zur Persönlichkeit von Affekttäterinnen geringe Auffälligkeiten vor der Tat und v. a. eher Züge, die für eine Überkontrolliertheit sprechen. Affekttaten sind gekennzeichnet durch wenig Absicherung, erfolgen in der Nähe von Dritten, sodass sie leicht entdeckt werden. Auf sich selbst nehmen die Täterinnen ebenso wenig Rücksicht wie auf die äußere Situation.

Affekttaten haben einen charakteristischen, quasi rechtwinkeligen Verlauf (Rasch 1964): Ein abruptes Einsetzen des Affektes wie aus dem Stand und ein ebenso rasches Sistieren am Ende der Entladung. Die Täterin orientiert sich dabei allerdings nicht am Zustand ihres Opfers. Die Tat ist zu Ende, wenn der Affekt entladen ist. Das kann auch zu spät sein. Danach sind die Täterinnen schwer erschüttert oder völlig gefühllos, man nennt das Anästhesierung der Gefühle. Es kommt zu einem seelischen Zusammenbruch und möglichen

Suizidhandlungen. Die Bewusstseinseinengung zum Tatzeitpunkt beschränkt die Aufmerksamkeit auf nur wenige Inhalte, die gerade wichtig erscheinen. Die aber bekommen einen überproportionalen Stellenwert, wie eine erlittene Kränkung oder eine drohende Trennung. Die übrigen Wahrnehmungen treten beim Affektdelikt in den Hintergrund, ganz zentral sind Ohnmacht, Wut und Zorn. Charakteristisch dabei ist auch das offensichtliche Missverhältnis zwischen dem Auslöser der Tat und dem Gewaltdurchbruch.

Die Täterinnen haben im Nachhinein oft Erinnerungsstörungen, die aber psychiatrisch ein unsicheres und kein verwertbares Kriterium zur psychiatrischen Beurteilung der Schuldfähigkeit sind. Man kann nämlich von Erinnerungslücken nach der Tat nicht auf den Geisteszustand im Tatzeitpunkt rückschließen. Überdies handeln Menschen nicht anders, ob sie sich nun erinnern oder nicht. Ausnahmen sind nur schwere Räusche und akute Psychosen, in denen eine krankhafte Realitätsverzerrung vorherrscht.

Forensisches Beispiel
Die 38-jährige Jacqueline ist seit 15 Jahren verheiratet, die Ehe wirkt nach außen hin stets harmonisch. Streit gibt es nicht. Einzig die Schwester der Täterin vermutete Konflikte. Die Täterin beklagt sich bei ihr, vermutet eine Affäre ihres Mannes. Sie hat auch mit Mobbing am Arbeitsplatz zu kämpfen. Ihr Partner wirft ihr vor, sich ihm nicht mehr zuzuwenden, sich selbst zu vernachlässigen, die Sexualität gänzlich auszuklammern, und die Wohnung wäre überhaupt ein einziges Chaos. Er habe das Gefühl, sie interessiere sich nicht mehr für ihn. Es kommt zu gegenseitigen Vorwürfen, Aufrechnungen, was jeder versprochen, aber nie gehalten hat. Jacqueline fühlt sich zermürbt, ohnmächtig, überlegt, sich scheiden zu lassen, verwirft den Gedanken gleich wieder.

Eines Tages kommt es wieder zu einem Streitgespräch, während Jacqueline ihrem Mann gerade die Haare schneidet. Er beginnt wieder, ihr Vorwürfe zu machen. In plötzlich aufkeimender grenzenloser Wut, Enttäuschung und Kränkung, greift sie nach einem Messer und sticht ihm mit voller Kraft in die Halsgefäße. Er wehrt sich, verblutet trotzdem. Jacqueline setzt sich „völlig erschöpft, aber gefühllos" hin, nach kurzer Zeit schüttelt sie ein Weinkrampf.

Als die Polizei erscheint, lässt sich Jacqueline widerstandslos festnehmen. Die Vorgeschichte mit Kränkungen, Vorwürfen, ihrer Ohnmacht und der hohen Ambivalenz zum Partner war maßgeblich beteiligt am abrupten Ablauf und der unglaublichen Vehemenz der Tat. Der Motor der Gewalthandlung hat seine Wurzeln in der Vorgeschichte, wurde nur akut ausgelöst. Gefördert wurde die Handlung durch Zermürbung und die Ohnmacht, die unerträgliche Situation durch Aussprache oder Trennung zu ändern.

Katathyme Krise (Schlesinger 1996; Marneros 2006)

Bei abrupt durchbrechenden Gewaltaktionen ohne einen nachvollziehbaren Auslöser spricht man von sog. katathymen Krisen. Unter „katathym" versteht man: „im Einklang mit den Gefühlen stehend". Das heißt, in einer solchen Krise „bricht eine aufgestaute Gefühlsspannung in Form einer massiven Gewalthandlung abrupt durch" (Schlesinger 1996). Das Geschehen wirkt, als würde es sich wie von selbst abspulen. In spannungsgeladenen Beziehungen kann aufgestaute Wut in einem plötzlichen Gewaltausbruch münden, der nicht selten tödlich verläuft. Der letzte Auslöser steht zum Gewaltakt in keiner Relation, die Dynamik wird gespeist von aufgestauter Spannung und negativen Gefühlen.

Eine solche Krise kann sich in einem akuten Gewaltausbruch gegenüber einem einzigen Menschen zeigen, aber auch bei School Shootings oder Amokläufen mit unbekannten Menschen.

Die dahinterstehenden Beziehungen sind überwiegend ambivalent besetzt. Ich liebe dich, ich hasse dich. In einem bestimmten Moment, wenn sich genügend ohnmächtige Wut angesammelt hat, entzündet sich die Gewaltspirale, die erst dann wieder zur Ruhe kommt, wenn Wut und Hass in der Gewalthandlung gelöscht sind. Derartige Aktionen können sich auch an Unbekannten entzünden, gewissermaßen stellvertretend für eine andere Person, die die Täterin zutiefst gekränkt und seelisch verletzt hat, wobei das vielleicht nie zur Sprache gebracht werden konnte.

Dann kann es vorkommen, dass die Täterin in einem völlig belanglosen Streit um einen Parkplatz aus dem Auto steigt und wie von Sinnen auf einen sie behindernden Radfahrer einsticht, der ihr beim Einparken im Weg steht. Hintergrund ist aber, dass sie bis vor kurzem mit einem leidenschaftlichen Radfahrer liiert war, der sie nach einer aufreibenden und spannungsgeladenen Partnerschaft wegen einer anderen Frau verlassen hat. Die Tatwaffe, ein Stanley-Messer, lag immer im Wagen in der Konsole, um bei einem Unfall den Sicherheitsgurt durchschneiden zu können, wenn sie nicht mehr rauskommen würde.

In einer anderen Situation wirft der Partner der späteren Täterin vor, dass sie wieder einmal zu spät zu kochen begonnen hätte, die Gäste schon bald kämen und wie üblich die Speisen nicht fertig wären. Sie nahm die Anstechgabel, die sie für den Braten im Rohr verwendete und rammte sie dem Mann in den Brustkorb. Sie traf die Lunge, in die Luft eindrang, und schlug und würgte ihn bis zur Bewusstlosigkeit. Sie hörte nicht einmal auf, als schon Nachbarn versuchten, sie zur Ruhe zu bringen. Die aufgestaute Spannung, die Ohnmacht und die Verzweiflung triggerten im Rahmen der katathymen Krise die Gewaltkaskade.

Dabei gibt es akute und chronische katathyme Krisen. Chronisch heißt, dass die Vorlaufzeit bis zur Gewalttat Monate bis Jahre dauern kann und dem späteren Opfer währenddessen nicht das Geringste auffällt. Die chronisch katathyme Krise findet man bei diversen Gewalthandlungen in Paarbeziehungen ebenso wie beim gewalttätigen Stalking inkl. Tötung des Opfers. Die Täterin beschäftigt sich über einen gewissen Zeitraum, der ebenfalls Monate bis Jahre umfassen kann, mit ihrem Opfer. Gewaltfantasien nehmen immer mehr Raum ein und gipfeln in einer akuten Episode, die in extremer Gewalt, einer Tötung oder einem Tötungsversuch mündet.

3.2.3 Barmherzigkeitstötungen

„Barmherzigkeitstötungen" sind Tötungen aus Mitleid. Das heißt, ein Kind oder ein schwerkranker Angehöriger wird aus Mitleid von seinem Leiden „erlöst". Auch Tiere töten ihre Jungen, wenn sie nicht lebensfähig sind. Es ist ihr Instinkt. Diese Art der Kindstötung wird von Vätern wie von Müttern begangen, häufiger aber von Müttern. Argumentiert wird sie als Tötung aus Liebe.

Es ist nicht immer leicht, zu entscheiden, ob tatsächlich die Erlösung des Kindes oder eher die eigene im Vordergrund der Tötungshandlung stand. Barmherzigkeitstäterinnen schildern sich altruistisch, aber dennoch sind egozentrischen Motive nicht ausgeschlossen. Nicht immer ist das leicht, zu differenzieren. Auch krankhafte Motive sind nicht gemeint, etwa wahnhafte Verkennung oder der Einfluss innerer Stimmen, die befehlen, „das Kind zu erlösen". Auch der geschilderte Doppelgängerwahn, bei dem die Tötung des Kindes erst das „echte" Kind zum Leben erweckt, gehört hier nicht her.

Mütter, die aus Barmherzigkeit töten, sind im Unterschied zu den Kindsmörderinnen unter der Geburt eher älter. Sie töten, auch wenn sie selbst nicht mehr im gebärfähigen Alter sind und das schwerkranke Kind das einzige war. Sie planen die Tat gut und nehmen eine Verurteilung in Kauf, sie rechnen sogar damit. Gewissermaßen opfern sie sich. Ich habe sogar erlebt, dass sich sehr religiöse Mütter zu diesem Schritt entschlossen haben. Manchmal wird das Handeln von der Fantasie eines gemeinsamen Lebens mit dem Kind im Jenseits dominiert. Dabei ist keine Geisteskrankheit federführend.

Forensisches Beispiel
Die 45-jährige Barbara hat ihren schwerstbehinderten 15-jährigen Sohn, der von Geburt an ein Pflegefall war, getötet. Für ihn gibt sie ihren Job auf. Ihre Ehe geht in die Brüche. Aber sie will ihr Kind nie in fremde Pflege geben.

Stattdessen erträgt sie seine Schmerzensschreie Tag und Nacht. Die Medikamente helfen nur zeitweise. Die Kontrakturen und die wundgelegenen Stellen vergrößern sich. Der Sohn magert ab und starrt sie oft minutenlang mit einem flehenden Blick an, in dem sie einen Erlösungswunsch erkannt haben will. Vielleicht auch den eigenen. Immer mehr drängt sich ihr der Gedanke auf, ihn von seinen Schmerzen zu befreien – und zwar endgültig. Eines Tages bringt sie seinen letzten Wehruf mit einem Polster auf seinem Gesicht zum Verstummen. Sie zeigt sich selbst an. Sogar im Rückblick steht sie zu ihrer Tat. Sie ist überzeugt, das Richtige getan zu haben. Die Bindung zu einem kranken Kind ist besonders stark. Oft ist sie stärker als die Bindung zu einem gesunden.

Auch im Alter gibt es sog. Barmherzigkeitstötungen. Zum Beispiel wenn einer von zwei betagten Menschen schwer krank und pflegebedürftig ist und den anderen um Erlösung bittet, oder ihm das Versprechen schon in besseren Zeiten abgenommen hat, ihn zu erlösen, wenn das Leben für ihn nur mehr Leiden ist. Das ist natürlich ein heikler Grenzpfad. Letztlich ist es Sterbehilfe, auch wenn sie tröstend Barmherzigkeitstötung genannt wird. Immer wieder hören wir von betagten Paaren: Einer erlöst den anderen und tötet anschließend sich selbst. Ob die Motivation immer altruistisch ist, kann meist nicht mehr geklärt werden. Es könnte auch sein, dass einer sich selbst vom anderen erlöst, und es sich doch um ein egozentrisches Motiv handelt.

Der österreichische Regisseur und weltberühmte Drehbuchautor Michael Haneke griff dieses Thema im Film „Liebe" (2012) auf. Ein pensioniertes Ehepaar lebt nach dem Schlaganfall der Frau, die der betagte Partner aufopfernd pflegt, zunehmend vereinsamt und zurückgezogen. Sie hat immer wieder Selbstmordgedanken, die Pflege wird immer aufwendiger, sie schreit stundenlang, weigert sich, zu essen und zu trinken, kann sich kaum verständlich artikulieren. Eines Tages, als sie wieder um Hilfe schreit, setzt der Mann sich an ihr Bett, liest ihr zur Beruhigung eine Geschichte vor und erstickt sie anschließend mit einem Polster. War es eine Barmherzigkeitstötung? Erlöst er sich selbst? War es vielleicht beides?

Ich selbst habe vor Jahren eine 86-jährige Täterin untersucht, die ihren schwerkranken Mann, zu ersticken versuchte, um sich anschließend mit einer Überdosis an Medikamenten das Leben zu nehmen. Der Mann soll ihr gegenüber zwar immer wieder geäußert haben, ihn doch zu erlösen, letztlich hat er sich aber dann doch erfolgreich gegen das Ersticken gewehrt. Beide hatten Krebs. Sie war selbst noch rüstig, gar nicht verwirrt, sie pflegte ihn. Beide überlebten. Wen wollte sie erlösen? Wie im Film „Liebe" verantwortete sie sich damit, „nur aus Liebe" gehandelt zu haben. Sie hätte beide Leben auslöschen wollen und erachtete die Gegenwehr ihres Mannes beim Ersticken „nur als Reflex".

Die Bezeichnung „Mord aus Barmherzigkeit" wird auch gerne als Ausrede für grausame Taten gebraucht. Zum Beispiel von Täterinnen in pflegenden Berufen, die Frühgeborene, Neugeborene oder pflegebedürftige Alte durch Quälen töten. Dass sie die Patienten nur hätten erlösen wollen, ist bloß ein vorgeschobenes Motiv.

3.2.4 Vorgetäuschte Handlungen

Es ist ein sehr beliebtes Spiel mit der Justiz. Täterinnen verklagen andere für Delikte, die gar nicht passiert sind, und probieren, damit vor Gericht durchzukommen. Sie täuschen strafbare Handlungen vor.

Motive für Verleumdungen, üble Nachrede und Vortäuschen einer mit Strafe bedrohten Handlung sind oft Hass, Rache oder Kränkungen nach Zurückweisungen in einer Beziehung, die man sich wünscht. Die Täterinnen machen ihre Opfer zu Tätern. Sie beschuldigen sie für erlittene Gewalt oder sexuelle Übergriffe. Wobei nicht immer zur Gänze zu klären ist, ob die Vorwürfe stimmen oder nicht, weil Aussage gegen Aussage steht. Das ist auch der Grund, warum derartige Verfahren immer langwierig sind. Immer werden noch mehr Zeugen befragt, weitere gutachterliche Expertisen eingeholt, teils psychiatrische, teils aussagepsychologische. Sie sollen klären, ob die Anschuldigungen in unmittelbarem Bezug zu einer krankhaften Realitätsverkennung stehen könnten, und ob die Kriterien der Aussagewahrheit erfüllt und die Angaben der Zeugin glaubhaft sind.

Besonders langwierig sind Verfahren von prominenten Paaren, die sich im Streit getrennt haben. Es geht um viel Geld, keiner gibt nach. Die Parteien belasten sich gegenseitig mit Vorwürfen und schenken sich nichts. Für gewöhnlich braucht es mehrere Sachverständige allein zur Beurteilung des Geisteszustandes von Opfer und Täter, wobei beide beides sind. Jeder beschuldigt den anderen, zu lügen und verrückt zu sein. Gleichzeitig prüfen Aussagepsychologen den Wahrheitsgehalt der Angaben. Nicht selten entgleisen diese Verfahren, selbst nach Jahren kommt es zu keiner Klärung. Wenn es irgendwann aus Mangel an Beweisen zu einem Freispruch des Angeklagten kommt, holt er sofort zum Gegenschlag aus und verklagt die Klägerin wegen übler Nachrede. Am Ende sind beide durch die hohen Prozess- und Anwaltskosten bankrott, ihr Ruf ist ruiniert und oft haben sie auch noch ihre Jobs verloren und ihre Karrieren beendet. Der einzige Erfolg ist, dass sie die Auseinandersetzung trotz aller Vernichtungsabsichten überlebt haben. Es ist der Gladiatorenkampf der heutigen Zeit.

So einen Schaukampf können sich allerdings nur die wenigsten leisten. Nicht immer kann sich der zu Unrecht Angeklagte wehren oder es sich leisten, auf Rufschädigung zu klagen. Nach der Verleumdung der Täterin kommt es oft genug dazu, dass der Mann in U-Haft kommt.

Forensisches Beispiel
Die 21-jährige Rosalie, eine Verleumdungstäterin, erstattet Anzeige gegen einen früheren Freund, mit dem sie bis vor kurzem eine On-off-Beziehung führte. Sie überschüttet ihn mit SMS: Sie liebe ihn, sie sehne sich nach ihm, sie wolle mit ihm schlafen, er solle die Nacht bei ihr verbringen. Für ein paar wenige Tage kommt es tatsächlich zu einer leidenschaftlichen Begegnung, dann zerbricht das romantische Kartenhaus. Monate später erfährt die junge Frau, dass ihr Ex-Freund geheiratet hat und zeigt ihn an.

Anfangs wegen einer bezahlten Scheinehe, die er führen würde. Ihre Vorwürfe lassen sich nicht erhärten. Danach wegen einer Vergewaltigung, die just an dem Tag passiert sein soll, an dem sie ihm die glühenden SMS geschickt hat. Auszuschließen ist so etwas trotzdem nicht. Der Angeklagte beteuert seine Unschuld, im Gegenteil, sie wäre die Unersättliche gewesen, er habe schon aus der Wohnung flüchten wollen, weil er sich benutzt fühlte. Ihre Anzeige wäre bloß Rache und Hass, weil er trotz ihrer Bitten keine Beziehung mit ihr einging. Was stimmt?

Das Gericht glaubt ihm. Was selten vorkommt. Frauen, die jemanden der Vergewaltigung bezichtigen, wirken üblicherweise glaubhaft. Rosalie wird wegen Verleumdung verurteilt. Als kurz danach von ihr eine neuerliche Anzeige gegen einen anderen Freund eingebracht wird, werden die Behörden aufmerksam und machen sich auf die Suche. Aus Strafregisterauskünften und Strafakten aus anderen europäischen Ländern, die Rosalie verschwiegen hat, geht klar hervor, dass ihre Anzeigen gegen Ex-Partner schon lange Gewohnheit sind. Das Motiv ist stets Rache.

Ebenso schwierig zu beweisen, sind Fälle, die als Verleumdung artikuliert werden, aber auf wahren Begebenheiten beruhen. Vergewaltigung ist einer der beliebtesten Vorwürfe. Als Folge einer krankhaften Realitätsverzerrung, einhergehend mit Köperhalluzinationen, behaupten wahnhafte Frauen, sie wären vor Jahren von einem bestimmten Mann vergewaltigt worden. Was ist wahr? Was ist krankhaft verzerrt?

Auch Mütter verleumden. Meistens den Kindesvater, um das alleinige Sorgerecht zu bekommen. Umgekehrt kommt das bei Vätern seltener vor. Vermutlich würde ihnen auch niemand glauben, dass eine Mutter ihr Kind missbraucht. Ich werde noch ausführlich dazu kommen.

Verleumdung ist keine körperliche Gewalt, aber eine psychische und emotionale Vernichtungsstrategie mit massiven Auswirkungen. Ein falscher Vorwurf hat für den Beschuldigten fatale Folgen. Abgesehen davon, dass zunächst einmal U-Haft verhängt wird, sind Freiheitsstrafen bei Sexualdelikten lang und selbst nach einem Freispruch bleibt etwas hängen, die Rufschädigung ist enorm. Job- und Wohnungsverlust sind zusätzliche Kollateralschäden.

Ganz oben bei den Motiven für Falschbezichtigungen steht die Rache. Gefolgt von Enttäuschung, Wut, Kränkung und Trennung, die Ausschaltung des Partners bei Sorgerechtsstreitigkeiten und das Verdecken von Affären. Meistens ist es ein und dasselbe Szenario: Das angebliche Opfer hatte einen One-Night-Stand mit dem Beschuldigten, der publik wird und ihr Beziehungsprobleme einbringt. Auch die Suche nach Aufmerksamkeit spielt eine große Rolle, man nennt das „erzwungenen Kontakt", weil man den Beschuldigten wenigstens vor Gericht wiedersieht. Täterinnen und Opfer sind dabei gut bekannt oder waren sogar liiert. In der Vorgeschichte finden sich bei solchen Verfahren belastende Beziehungserfahrungen, teilweise auch Suchtmittelgebrauch.

Außerdem gibt es Anzeigen, die gar nicht primär vom angeblichen Opfer, sondern auf Anraten von Dritten ausgehen. Das kann passieren, wenn falsche Aussagen so real erzählt werden, dass andere glauben müssen, dass sie stimmen. Bei Therapeuten werden dadurch auch Traumatisierungen diagnostiziert und das angebliche Opfer darin bestärkt, doch Anzeige zu erstatten, um „endlich mit dem Ganzen abzuschließen". Sämtliche Beschwerden, die das angebliche Opfer schildert, werden als Folge der erlittenen Traumatisierung durch den Beschuldigten gesehen und bestärken das angebliche Opfer darin, sich durch Anzeigen befreien zu müssen.

Das Vortäuschen von Handlungen kann sich auch als krankhaftes Syndrom zeigen, wie in den folgenden drei Fällen.

Pseudologia fantastica
Die Pseudologia fantastica zeichnet sich durch pathologisches Lügen aus. Es geht um die Schilderung von extremen und wunderlicheren Erlebnissen in der Lebensgeschichte. Je mehr man nachfragt, desto ausgeschmückter und einfallsreicher werden die Geschichten. Es handelt sich dabei nicht um profanes Lügen. Die betroffenen Frauen glauben ihre Geschichten mit der Zeit selbst und bringen sie so überzeugt vor, dass Außenstehende und auch Therapeuten und Ärzte sie für wahr halten. Ursächlich verantwortlich sind unbewusste Motive nach Zuwendung, Aufmerksamkeit und Mittelpunktsuche.

Forensisches Beispiel
Die 45-jährige Ilse erstattet auf Anraten ihres Traumatherapeuten, der bei ihr eine posttraumatische Belastungsstörung feststellt, Anzeige gegen ehemalige Studienkollegen. Sie berichtet, vor etwa 20 Jahren von ihnen mehrfach gewaltsam sexuell missbraucht worden zu sein. Täter waren angeblich zwei Studenten und ein paar andere Freunde. Man habe sie unter Drogen gesetzt, zur Prostitution gezwungen, genötigt, mit Freunden und Fremden perverse sexuelle Praktiken zu tätigen. Unter Drogeneinfluss und K.o.-Tropfen gesetzt, hätte sie sich nicht wehren können. Die Übergriffe und Nötigungen wären auch überwiegend nachts erfolgt. Sie habe eine unersättliche sexuelle Begierde entwickelt, habe keine Kontrolle mehr über sich gehabt. Man habe sich sogar noch über sie lustig gemacht, weil sie sich so „pervers-dumm" angestellt hätte.

20 Jahre nach den angeblichen Vorfällen sucht Ilse nun die Therapeutin wegen Schlafstörungen und Unruhe auf. Sie bringt sie „erst auf die Idee", dass die seinerzeitigen Vorfälle bei ihr eine Traumatisierung hervorgerufen hätte und dass sie Anzeige erstatten sollte. Sie tut es. Die Anzeige wurde tatsächlich an die Staatsanwaltschaft weitergeleitet, die damaligen Täter ausfindig gemacht und einvernommen, was ungemein belastend für die Betroffenen ist. Der Verdacht, dass die Anschuldigungen nicht stimmen, erhärtet sich. Das angebliche Opfer übermittelt dem Gericht akribische, im Nachhinein recherchierte, schriftliche Aufzeichnungen über die einzelnen Vorfälle. Der Bericht umfasst an die 100 Seiten und liest sich wie ein sadomasochistischer Roman, so genau beschrieb sie erotische, lustvolle und quälende Details sexueller Handlungen, die sie gegen ihren Willen und unter Drogen erlitten haben will. Sie selbst glaubte, was sie behauptete. Das Ganze bringt auch mit sich, dass sie dem seinerzeitigen Trauma, das sie erlitten zu haben glaubt, diverse neurotische Beschwerden zuordnen kann. Sie „weiß" nun, woher ihre psychischen Beschwerden stammen und schildert sich erleichtert.

Es gibt, ohne Frauen nach realer Traumatisierung zu verunglimpfen, auch die Sehnsucht, ein Traumaopfer zu sein, um eine Begründung für das gefühlte seelische Ungemach und Zuwendung zu erlangen. Man bezeichnet das als sekundären Krankheitsgewinn. Davon abgesehen, gibt es natürlich genügend erlittene Traumatisierungen, die auf tatsächlich lange zurückliegenden sexuellen Missbrauchs- und Gewalterfahrungen beruhen.

Münchhausen-Syndrom
Im Unterschied zur Pseudologia fantastica täuschen Frauen beim sog. Münchhausen-Syndrom körperliche oder psychische Syndrome vor oder fügen sich absichtlich Verletzungen zu, deren Zustandekommen sie ganz anders schil-

dern. Der Grund dafür ist, sich ärztlich versorgen, behandeln, in seltenen Fällen auch operieren zu lassen. Nicht zufällig ist das Syndrom nach dem Lügenbaron Freiherr von Münchhausen benannt. Psychiatrisch handelt es sich um artifizielle, sog. vorgetäuschte Störungen. Angenommen wird, dass diese neurotischen Verhaltensweisen auf einer Reinszenierung früher kindlicher Erfahrungen beruhen. Getragen vom unbewussten Wunsch nach Umsorgung, Zuwendung und Mitleid, wie das die Täterin als Kind nach schmerzhaften Erfahrungen bekommen hat. Das Syndrom ist von der bewussten Simulation von Beschwerden entschieden abzugrenzen.

Münchhausen-by-Proxy
Beim Münchhausen-Stellvertreter-Syndrom, ebenfalls eine artifizielle Störung, werden körperliche oder seelische Symptome bei nahen Angehörigen, v. a. bei Kindern, vorgetäuscht; anders angegeben als verursacht; schwerer dargestellt, als sie sind. Es geht darum, medizinische Behandlung zu verlangen. Üblicherweise finden sich keine fassbaren äußeren Anlässe, die das Verhalten erklären könnten. Hauptsächlich sind es neurotische Ursachen. Vermutet wird, dass der Zweck des Vortäuschens in der Suche nach Aufmerksamkeit und Zuwendung liegt. Die Täterin inszeniert damit die Selbstdarstellung einer scheinbar liebe- und aufopferungsvollen Bezugsperson, nicht zuletzt auch, um die Bindung zum „kranken" Kind zu verstärken.

Es handelt sich um eine subtile Form von Kindesmissbrauch, die zum Tod der Opfer führen kann, und schwierig nachzuweisen sind (Krupinski et al. 1995).

Einerseits gelingt der Nachweis bei Verdacht nur mit Videoaufzeichnung, die überwiegend nicht zumutbar ist. Andererseits ist die Gefahr von Falschbezichtigungen nicht unerheblich. Denn die etwa 95 % der fast ausschließlich weiblichen Täterinnen wirken in ihrem Verhalten dem Kind gegenüber liebevoll und fürsorglich. Es handelt sich dabei um Mütter, Stief-, Pflege- und Großmütter, selten um Betreuungspersonen oder Babysitterinnen. Ärzte geben dem Drängen der Täterinnen oft einfach nach, führen diverse sinnlose Eingriffe durch, um den Ursachen der stets von neuem präsentierten Beschwerden ganz auf den Grund zu gehen. Handelt es sich bei dem Opfer um einen Erwachsenen, nennt sich das Münchhausen-by-Adult-Proxy-Syndrom (Tatu et al. 2018). In dem Fall bringt dann z. B. die pflegende Tochter ständig ihren Vater zum Arzt.

Die Täterinnen verfügen meistens über gutes medizinisches Basiswissen, können die Beschwerden exakt beschreiben, gehören selbst Berufsgruppen aus dem Gesundheitswesen an, sodass es den konsultierten Ärzten nicht in den Sinn kommt, dass die Beschwerden von den Täterinnen selbst verursacht wurden.

In leichten Fällen werden nicht vorhandene Beschwerden, bspw. wie Herz- oder Atemstillstände oder epileptische Anfälle aufgelistet. In weiterer Folge werden dann Befunde wie Fieberkurven oder krankheitswertige Laborbefunde gefälscht, indem die Täterinnen selbst Blut, Eiter, diverse Sekrete in Harn und Stuhlproben mischen. Am schlimmsten ist es, wenn Symptome durch bewusstes Verabreichen von Medikamenten oder sogar Giften erzeugt werden. Oder wenn sogar Bewusstlosigkeit durch Erstickungshandlungen mit der Hand oder einem Polster verursacht werden, die das Opfer gar nicht realisiert. Außerdem werden die Opfer unter Druck gesetzt, die Angaben der Täterin zu bestätigen. Durch die steten Beschwerden des Opfers und die permanente Beschäftigung der Täterin damit, intensiviert sich zwangsläufig die Beziehung zwischen Täterin und Opfer.

Die von den Täterinnen präsentierten Beschwerden sind großteils schwer nachweisbare Symptome und Krankheiten. Dazu gehören z. B. Ohnmachten, epileptische Störungen, Bauchbeschwerden, Krämpfe oder Verletzungen. Die Liste ist lang. Einzig die gehäuften Arztbesuche, die Beharrlichkeit und der Druck, mit dem Behandlung gefordert wird, springen ins Auge. Über solche Verdachtsmomente kommt man aber rasch hinweg. Denn auch besorgte Mütter bringen ihr Kind übermäßig oft zum Arzt, ohne dass ein Fremdschädigungssyndrom vorliegt.

Das Münchhausen-by-Proxy-Syndrom tritt selten auf. Die Zahlen variieren, die Dunkelfeldtaten sind hoch. Es gehört zu den häufigsten nicht erkannten Störungen und kommt weltweit geschätzt nur in einigen hundert Fällen vor. Besonders problematisch ist, dass es dabei auch Todesfälle gibt, und Ärzte, ohne es zu bemerken, verhängnisvoll in die Inszenierung der Täterin involviert wurden. Sie müssen sich dann nachträglich, für medizinische Maßnahmen, die nicht indiziert waren, verantworten.

Die Täterinnen leiden meist an Persönlichkeitsstörungen, höchst selten agieren Väter als Täter. In einigen Fällen findet sich in der Vorgeschichte selbstverletzendes Verhalten, sodass die destruktiven Handlungen am Opfer lediglich ein destruktives Handeln am „erweiterten Selbst" abbilden. Dazu braucht es eine symbiotische, verschränkt gefühlte Beziehung zum Opfer. Mitunter findet sich auch beides zugleich: selbstverletzendes Verhalten der Täterin und Münchhausen-by-Proxy-Handlungen am Opfer, was auf ein hohes Spannungspotenzial mit Wendung der Aggressionen gegen das eigene und das erweiterte Selbst schließen lässt.

Die Gefahr von Falschbeschuldigungen ist beim Münchhausen-by-Proxy-Syndrom hoch, daher wird mit der Diagnose zurückhaltend umgegangen. Möglicherweise ist dadurch die weltweite Fallzahl so gering. Die

Dunkelfeldrate ist vermutlich deshalb so hoch, weil Ärzte an sich detektivisch vorgehen müssten, um diese Störung überhaupt diagnostizieren zu können.

Täterinnen können auch Großmütter sein, die sich manchmal als die besseren Mütter fühlen, und die Bindung zum Enkelkind dann intensivieren, wenn sie isoliert und einsam sind.

Forensisches Beispiel
Cäcilie ist eine 63-jährige pensionierte, ehemalige Krankenschwester, die seit 5 Jahren an einer Zuckerkrankheit leidet und täglich Insulin spritzen muss. Sie fühlt sich einsam. Hin und wieder besucht sie ihre 5-jährige Enkelin Sophie, mit der sie „ein Herz und eine Seele" ist. Cäcilie verwöhnt Sophie und erfüllt ihr sämtliche Wünsche. Immer wieder äußert sie die Sorge, dass das Kind krank oder überfordert wäre, weil es blass und müde wirke.

Die Eltern nehmen diese Ängste anfangs nicht so ernst. Bis ihnen auch auffällt, dass Sophie tatsächlich blass, müde, lustlos und ein bisschen benommen wirkt. Besonders nach Besuchen bei der Großmutter, was unerklärlich für alle ist. Dann treten kurzfristige Ohnmachten auf. Sophie wird komplett durchuntersucht. Die Großmutter begleitet sie zu vielen der Arztbesuche und schildert ihre Sorgen. Sie traktiert die Eltern und Ärzte, verlangt ständig neue Untersuchungen und Eingriffe, um endlich herauszufinden, woran die Kleine leidet. Die Enkelin zieht dann vorübergehend ganz zur Oma, ihr Befinden verschlechtert sich weiter.

Die kolikartigen Schmerzen, die Müdigkeit, die Ohnmachten nehmen zu. Die Kleine lässt sämtliche Untersuchungen über sich ergehen. Der Alltag der Großmutter besteht fast nur mehr aus Arztbesuchen und der Einholung von Zweit- und Drittmeinungen. Die Eltern sind völlig hilflos. Jedenfalls gelingt es der Großmutter weit besser als den Eltern, das Kind an sich zu binden. Die Frage ist nur womit.

Eines Tages äußert ein Arzt den Verdacht, dass es sich um ein Münchhausen-by-Proxy-Syndrom handeln könnte, und die Großmutter der Kleinen „irgendwelche Substanzen" verabreicht. Noch in seiner Praxis wird Sophie Blut abgenommen, sonst erledigte das immer das Labor einige Tage nach den Arztbesuchen. Jetzt stellt sich heraus, dass das Kind massiv unterzuckert ist. Die Kleine wird in einem Kinderspital zur Durchuntersuchung aufgenommen, zusammen mit der Mutter und nicht der Großmutter. Dort bleibt das Mädchen mehrere Tage. Während dieser Zeit blühte sie körperlich auf. Neuerlich wird der Verdacht auf das Münchhausen-by-Proxy-Syndrom geäußert. Einem

Psychologen erzählte Sophie, dass die Oma ihr lustige „Piekser" macht. Damit meint sie offenbar die Insulininjektionen, die unter die Haut verabreicht werden.

Der Verdacht des Münchhausen-by-Proxy-Syndroms wird als bestätigt erachtet, das Krankenhaus erstattet Anzeige. Die Großmutter wird zwar angeklagt, aber freigesprochen, weil nicht genügend Beweise für einen Schuldspruch vorhanden sind. Das Gericht lässt die Kleine auch von einer Psychologin untersuchen, die eine sehr enge Bindung zwischen Sophie und ihrer Oma feststellt.

Das erstaunt das Gericht. Es wird nämlich angenommen, dass man am Kind wahrnehmen müsste, wenn es ihm schlecht ging. Das stimmt allerdings nicht, weil gerade diese subtilen aggressiven Missbrauchshandlungen eingebunden sind in eine sehr fürsorgliche Zuwendung und Erziehung. Selbst Kinder, die von ihren Eltern misshandelt werden, weisen eine enge Beziehung zu ihnen auf. Die Misshandlung im Elternhaus tut ihnen zweifelsohne nicht gut, aber sie sind vertraut damit. Mitunter sind sie sogar unbewusst mit dem gewalttätigen Elternteil identifiziert, was der Angstabwehr dient. Das ist besonders problematisch, weil es später in eigene Gewalttätigkeit münden kann.

3.2.5 Motivlose Delikte

Prinzipiell stellt sich die Frage, ob es eine Gewalttat ohne erkennbares oder verständliches Motiv überhaupt gibt. Menschen haben stets das Bedürfnis, Außergewöhnliches in einen verstehbaren Rahmen einzuordnen, damit es begreifbar und weniger bedrohlich wirkt. Wenn eine wohlwollend wirkende Mutter ihr Baby zu Tode geschüttelt hat und angibt, sie könnte sich nicht daran erinnern oder keinen Grund nennen, warum sie das getan hat, löst das Befremden und Angst aus. Deshalb kommt es vor, dass die Täterin ein Motiv angibt, das im Grunde nicht wesentlich für die Tat war, aber von ihr vorgegeben und von anderen verstanden wird.

Geständnisse wirken eindrücklicher, wenn sie an ein Motiv geknüpft sind. Widerlegbar ist das Motiv kaum. Im Grunde nur dann, wenn bei Gewaltdelikten die Angaben über den Tatablauf nicht mit den gerichtsärztlich festgestellten Folgen zusammenstimmen.

Forensisches Beispiel
Die 35-jährige Conny lebt in einer Beziehung mit einem gewalttätigen alkoholkranken Mann. Sie erzählt: „Wir hatten eine harmonische Beziehung. Wohl haben wir viel getrunken an dem Tag. Ich hätte keinen Grund, ihm etwas anzutun, ich verdanke ihm viel. Ich war das nicht. Er hat das Messer

gehabt, er ist gestolpert, glaub ich, und hat sich das Messer selbst hineingerammt. Ich schwöre, so war's."

Gewalt- und Tötungsdelikte, ohne klares Motiv, gibt es tatsächlich. Sie sind selten, aber in allen Kulturen bekannt. Sie irritieren, weil Menschen immer eine Begründung brauchen für eine schwere Grenzüberschreitung, wie sie ein Tötungsdelikt darstellt. Eine seelisch kranke Täterin ist weniger unheimlich als eine unerklärbare Tat. Von einer Kranken kann man sich leichter distanzieren, eben weil man gesund ist oder sich zumindest so fühlt. Man kann sich leichter von der Gewalthandlung abgrenzen, wenn man das Warum kennt.

Im Grunde ist das Motiv eine Frage, die das Gericht zu klären hat. Trotzdem werden psychiatrische Sachverständige oft dazu befragt. Wir sollen verstehen, wie es dazu kommen konnte. Wohl herrschen immer wieder Ängste, dass dann ein Psychologisieren einsetzt und dass Gerichtspsychiater die „eigentlichen Richter in Weiß" wären, die alles verstehbar und damit verzeihbar machen. Psychodynamische Hypothesen, die dem Gericht als Wahrheit vermittelt werden, um Schuldunfähigkeit zu begründen, stellen einen Kunstfehler in psychiatrischen Gutachten dar.

Forensisches Beispiel
Die 16-jährige Annegret erschlägt grundlos, so plädiert ihre Verteidigerin vor Gericht, eine 86-jährige Frau, die sie nicht kennt. Sie ist ihr zufällig auf der Straße begegnet, die alte Frau habe sich in halblaut murmelndem Ton negativ über die Piercings und die rosa gefärbten Haare der jungen Frau ausgelassen. Das versetzt Annegret in Rage. Sie ist angetrunken, steht unter dem Einfluss von Drogen und ist vorher schon als gewaltbereit aufgefallen.

Gutachterlicherseits wurde vom psychologischen Sachverständigen das Tötungsdelikt in Bezug zur Großmutter der Täterin gebracht, bei der sie aufgewachsen ist und die sie auch stets kritisiert und an ihr herumgenörgelt hat. Es wäre zu einem Wiedererleben von traumatischen Vorerfahrungen gekommen. Sie hat in dem Opfer die Großmutter gesehen, eigentlich habe sie die erschlagen und wäre damit nicht verantwortlich für den Tod der alten Frau.

Es ist, so könnte man argumentieren, psychiatrisch unerheblich, ob sie die Großmutter oder das tatsächliche Opfer getötet hat. Wesentlich ist, wie sie gehandelt hat, wozu sie imstande war und dass Einsichtsfähigkeit und erkenntnisgemäße Handlungsfähigkeit gegeben waren. Eine allfällige Traumatisierung könnte die Gewaltbereitschaft begünstigen, ebenso der Alkohol- und Suchtmitteleinfluss. Die Traumatisierungshypothese kann, falls sie stimmt, einen begünstigenden Faktor rein für das Verstehen darstellen, nicht aber Schuldunfähigkeit begründen.

Der Persönlichkeitsbezug zur Tat ist stets schwierig herzustellen und auch ein heikler Grenzpfad. Gutachter sollen sich nicht in rechtliche Belange einmischen, und doch werden sie oft genug gefragt: „War die Tat affektgesteuert?"

Im Grunde spielt das Motiv auf der Rechtsebene keine Rolle. Es ändert nichts an der Schwere der Tat. Es macht sie möglicherweise verstehbar. Es tangiert aber nicht die Schuldfrage. Wenn nun vor Gericht auch noch angegeben wird, dass die Täterin ihre Tat nicht versteht, dann weckt das bei allen Zuhörern Unverständnis. Und dann soll der psychiatrische Sachverständige erklären, ob es Hinweise auf eine psychische Krankheit gibt, auf eine tiefgreifende Bewusstseinsstörung, die einem Dämmerzustand entsprechen könnte. Oder auf eine sonstige schwere seelische Störung oder eine Intelligenzminderung, die unmittelbar mit der Tathandlung in Bezug standen. Es sind die Merkmale, die im österreichischen Strafgesetzbuch aufgeführt werden, die die Zurechnungsunfähigkeit begründen können. Ist das nicht der Fall, und gibt die Täterin auch noch an, sie könnte es nicht gewesen sein, weil sie nie so handeln würde, dann bleibt die Tat scheinbar oder tatsächlich ohne Motiv.

Hypothesen sind weder Realität noch die Wahrheit. Selten ist jemand, der verlässliche Angaben machen könnte, bei der Tat unmittelbar dabei. Zeugenaussagen sind so divergierend wie subjektiv. Bei einer nicht geständigen Angeklagten ist stets darauf hinzuweisen, dass in der gutachterlichen Expertise eine Einschränkung besteht. Es können nur feststehende Tatsachen und objektive Untersuchungsergebnisse wie Anamnese, klinisch psychopathologische Befunde und Ergebnisse der Testpsychologie vorgenommen werden. Vorausgesetzt, es braucht die konkrete Aussage der Täterin, um das Ausmaß einer eventuellen Minderung des Steuerungsvermögens zu beurteilen. Berichtet die Angeklagte nicht über ihr inneres Erleben, muss gutachterlicherseits ausdrücklich auf diese Problematik hingewiesen werden. Dementsprechend wird die Beurteilung einer etwaigen tiefgreifenden Bewusstseinsstörung oder eines abnormen Rauschzustandes immer noch in hypothetischer Form formuliert. Eine allfällig vorliegende seelische Störung oder Krankheit dürfen nicht als selbst interpretierte Tatsache vermittelt werden.

Manchmal ist die Motivlosigkeit allerdings eingehüllt in eine psychodynamische Verleugnung, versteckt unter den Masken der Scham. Im Nachhinein schämt man sich für das, was man getan hat. Es kommt nicht selten vor, dass Täterinnen keine Verantwortung für ihr Handeln übernehmen, weil es unerträglich für sie ist, daran erinnert zu werden, wozu sie fähig waren.

Häufig vergisst man, dass Menschen die schwere Gewalttaten und Tötungshandlungen begangen haben, auch mit ihnen leben, v. a. seelisch überleben, müssen. Manchmal helfen sie sich mit Erinnerungslücken, die das Motiv scheinbar verdecken. Damit kann aus einer besonders perfiden Tat plötzlich eine motivlose oder unverständliche Tat werden, die dann doch um vieles leichter auszuhalten und anzunehmen ist, als die eigentlichen Gründe preiszugeben. Ansonsten müssten die Täterinnen sich nämlich selbst reflektieren und Verantwortung übernehmen. Allerdings ist ein Geständnis ein Milderungsgrund, was den Täterinnen anwaltlich vermittelt wird.

Forensisches Beispiel
Die 24-jährige Leonie trinkt in einer Wirtsstube eine Flasche Weißwein und kommt in einen erregten Gemütszustand. Zunächst küsst sie einen ihr völlig unbekannten Mann beim Vorbeigehen auf die Wange. Unmittelbar danach verpasst sie ihm mit einem mitgeführten Skalpell einen tiefen Schnitt an seinem Oberarm. Vor Ort gibt sie den Polizeibeamten an, sie hätte sich dem Mann „nur in Erinnerung" bringen wollen. Später kann sie sich an diese Aussage nicht mehr erinnern. Auch nicht mehr an die Tat. Im Gefangenenhaus bleibt sie unauffällig, ohne Medikation. Sie selbst hat keinen Bezug zur Tat, betont wie schrecklich sie es finde, wo sie doch unbescholten und bisher als Krankenpflegerin tätig war.

Ein motivloses Delikt? Ein blitzartig psychotischer Einfall, eine bisher unbemerkte wahnhafte Störung, ein seelischer Ausnahmezustand nach schwerer Belastungskrise? Oder doch nur eine Störung der Impulskontrolle unter Alkoholeinfluss?

Könnte das Zufallsopfer vielleicht Ähnlichkeiten gehabt haben mit einem Mann, der die Täterin gekränkt oder verlassen hat, zu dem sie noch immer eine höchst ambivalente Beziehung aufweist? Was stimmt und was nicht stimmt, können wir nicht immer klären. Das ist auch nicht Aufgabe der psychiatrischen Sachverständigen. Wir sind nur für das Krankhafte zuständig, das in unmittelbarem oder mittelbarem Bezug zur angelasteten Tat stand. Alles andere ist Sache des Gerichts.

Wesentlich ist, dass fehlende Erklärungen nicht Anlass sein dürfen, a priori von einer verrückten Täterin auszugehen. Manchmal schwingt die Ansicht mit, dass eine Täterin ohne Motiv freigesprochen werden muss. Auch vorgebrachte Erinnerungslücken sind kein Kriterium zur Begründung der Schuldunfähigkeit. Und Äußerungen wie „das war ich nicht, das passt nicht zu mir, ich bin ein ganz friedfertiger Mensch, schauen sie mich an", sagen nichts aus.

Es ängstigt, nicht einordnen zu können. Womöglich trägt man selbst auch so einen Kern an Destruktivität in sich, der motivlos irgendwann losbrechen könnte. Immer wieder wird fälschlicherweise eine Tat auch dann als motivlos erachtet, wenn sie eine gewisse Sinnlosigkeit aufweist.

Forensisches Beispiel
Die 50-jährige Alexandra schlägt beim Besuch ihrer betagten Tante mit deren Krücke plötzlich „wie von Sinnen" auf den Hund der Frau ein. Sie nimmt einen Teller Kekse, den ihr die alte Dame auf den Tisch gestellt hat, gibt der alten Frau einen Stoß, dass sie stürzt, sich aber nicht schwer verletzt, und verlässt grußlos das Haus.

Um Motivlosigkeit zu minimieren, werden psychiatrische Gutachten eingeholt, in seltenen Fällen auch eine stationär-psychiatrische Beobachtung veranlasst. Der Fokus für die gutachterliche Expertise muss stets auf psychopathologischen Fragen und nicht auf Hypothesen liegen. Die wesentliche Frage ist, ob eines der Merkmale vorliegt, die im Strafgesetzbuch aufgeführt die Voraussetzungen der Zurechnungsunfähigkeit begründen oder nicht. Ist das nicht der Fall, ist es unerheblich, ob ein Motiv gefunden wird. Die Handlung war nicht krankhaft begründet.

Zitierte und weiterführende Literatur

Literatur zu Abschn. 3.1

Müller-Isberner R, Eucker S, Rohner A, Eusterschulte B (2015) Unterbringung im Maßregelvollzug gemäß § 63 StGB. In: Dreßing H, Habermeyer E (Hrsg) Psychiatrische Begutachtung, 6. Aufl. Urban und Fischer, München, S 364–387

Literatur zu Abschn. 3.1.1

Babiak P, Hare RD (2006) Snakes in suits. When psychopaths go to work. Harper Collins Publication, New York
Bedeke L (2018) Psychopathinnen. Die Psychologie des weiblichen Bösen. Lübbe Bastei, Köln
Deutsch H (1930) Psychoanalyse der Neurosen. Elf Vorlesungen gehalten am Lehrinstitut der Wiener Psychoanalytischen Vereinigung. Psychoanalytischer Verlag, Wien
Fiedler P, Herpertz S (2016) Persönlichkeitsstörungen, 7. Aufl. Beltz, Weinheim/Basel
Freud S (1914) Zur Einführung des Narzissmus. In: Freud S (Hrsg) Gesammelte Werke. Band X. Fischer, Frankfurt am Main. (1973)
Fromm E (1964) The heart of man. Its genius for good and evil. Harper and Row, New York
Haller R (2008) Das psychiatrische Gutachten. Manz, Wien

Haller R (2013) Die Narzissmusfalle. Ecowin, Salzburg/München
Herpertz S, Sass H (2008) Persönlichkeitsstörungen. Thieme, Stuttgart
Kernberg O, Strauss B (1996) Narzisstische Persönlichkeitsstörungen. Schattauer, Stuttgart
Lieb K, Frauenknecht S (2019) Intensivkurs Psychiatrie und Psychotherapie, 9. Aufl. Elsevier, München
Murray H (1938) Explorations in personality. Oxford University Press, New York
Rappoport A (2005) How we accommodate to narcissistic parents. http://www.alan-rappoport.com/pdf/Co-Narcissism%20Article.pdf. Zugegriffen am 29.06.2020
Schmidbauer W (2019) Die Geheimnisse der Kränkung und das Rätsel des Narzissmus. Klett Cotta, Stuttgart
Wardetzki B (2007) Weiblicher Narzissmus. Der Hunger nach Anerkennung. Kösel, München

Literatur zu Abschn. 3.1.2

Kreuzer A, Hürlimann M (Hrsg) (1992) Alte Menschen als Täter und Opfer. Lambertus, Freiburg i Breisgau

Literatur zu Abschn. 3.1.3

Capgras J, Reboul-Lachaux J (1923) Illusion des sosies dans un delire systematise chronique. In: Bulletin de la Societe Clinique de Medicine Mentale. 2:6–16
Dreßing H, Habermeyer E (2015) Psychiatrische Begutachtung. 6. neu überarbeitete und erweiterte Auflage. Urban und Fischer, München
Jaspers K (1913) Allgemeine Psychopathologie. Springer, Berlin
Müller JL, Nedopil N (2017) Forensische Psychiatrie, 5. Aufl. Thieme, Stuttgart
Stransky E (1950) Das Initialdelikt. Arch Psychiatr Nervenkr 185:395–413

Literatur zu Abschn. 3.1.4

Friedman S, Hrouda C, Holden C, Noffsinger S, Resnick P (2005) Child murder committed by severely mentally ill mothers; an examination of mothers found not guilty by reason of insanity. J Forensic Sci 50:1466–1471

Literatur zu Abschn. 3.1.5

Haller R (2008) Das psychiatrische Gutachten. 2. Aufl. Manz, Wien
Hermann JL (2018) Die Narben der Gewalt. Traumatische Erfahrungen verstehen und überwinden, 5. Aufl. Jungermann, Paderborn

Maercker A (Hrsg) (2013) Posttraumatische Belastungsstörungen, 4. Aufl. Springer, Berlin
Worden W (2017) Beratung und Therapie in Trauerfällen. Ein Handbuch, 5. Aufl. Hogrefe, Göttingen

Literatur zu Abschn. 3.1.6

Fiedler P (2013) Dissoziative Störungen. 2 überarb Aufl. Hogrefe, Göttingen

Literatur zu Abschn. 3.1.7

Haller R (2008) Das psychiatrische Gutachten. Manz, Wien
Rasch W (1997) Forensische Psychiatrie. Kohlhammer, Stuttgart
Soyka M (2018) Suchtmedizin. Urban und Fischer, München

Literatur zu Abschn. 3.1.8

Gündüz N, Turan H, Polat AN (2019) Hypersexuality manifesting as excessive masturbation in a female patient after temporal lobe epileptic surgery. A rare case report. Noro Psikiyatr Ars 56:316–318
Kafka MP (2010) Hypersexual disorder: a proposed diagnosis for DSM-V. Arch Sex Behav 39:377–400
Rettenberger M, Dekker A, KleinV BP (2013) Klinische und forensische Aspekte hypersexuellen Verhaltens. Forens Psychiatr Psychol Kriminol 7:3–11

Literatur zu Abschn. 3.1.9

Berner M, Briken P (2013) Praxisbuch. Sexuelle Störungen. Thieme, Stuttgart
Briken P (2015) Paraphile Störungen und Sexualdelinquenz. In: Dreßing H, Habermeyer E (Hrsg) Psychiatrische Begutachtung. Urban und Fischer, München, S 307–329
Chan HC (2013) Female sexual homicide offenders: An analysis of the offender racial profiles in offending process. Forensic Sci Int 233(1-3):265–272
Die Ärzte (1984) Claudia hat nen Schäferhund. Album Debil
Fehrenbach PA, Monastersky C (1988) Characteristics of female adolescent sexual offenders. Am J Orthopsychiatry 56:225–233
Fiedler P (2004) Sexuelle Orientierung und sexuelle Abweichung. Beltz, Weinheim
Finkelhor D (1986) A sourcebook on child sexual abuse. Sage, Beverly Hills
Friday N (1973) My secret garden. women's sexual fantasies. Simon and Schuster, New York

Gannon Th A, Cortoni F (2010) Female sexual offenders. Wiley-Blackwell, West Sussex
Hunger U (2019) Verurteilte Sexualstraftäterinnen. Eine empirische Analyse sexueller Missbrauchs- und Gewaltdelikte. Duncker & Humblot, Berlin
Kinsey A (1948) Kinsey Report Das sexuelle Verhalten des Mannes. Fischer, Frankfurt am Main
Kinsey A (1966) Kinsey Report. Das sexuelle Verhalten der Frau. Fischer, Frankfurt am Main
von Krafft-Ebing R (1886) Psychopathia sexualis. Ferdinand Enke Verlag, Stuttgart. 1907
Mathews R, Hunter JA, Vuz J (1997) Juvenile female sex offenders: clinical characteristics and treatment issues. Sex Abus J Res Treat 9:187–199
Mühl O (1976) Das AA-Modell. Band 1, AA-Verlag, Neusiedl am See
Nedopil N, Müller JL (2017) Forensische Psychiatrie, 5. Aufl. Georg Thieme Verlag, Stuttgart
Neutze J, Osterheider M (2015) MIKADO. Missbrauch von Kindern: Aetiologie, Dunkelfeld, Opfer Zentrale Ergebnisse des Forschungsverbundes: Abteilung für Forensische Psychiatrie und Psychotherapie der Universität Regensburg
Roe-Sepowitz D, Krysik J (2008) Examing the sexual offenses of female juveniles: the relevance of childhood maltreatment. Am J Orthopsychiatr 78:405–412
Rumler F (1997) Ohne Phantasie keine Sodomie. Der Spiegel Special 1:138–139
Sigusch V (2013) Eine kritische Theorie in 99 Fragmenten. Campus Frankfurt, New York

Literatur zu Abschn. 3.1.10

Leygraf N (1988) Psychisch kranke Rechtsbrecher. Springer, Berlin/Heidelberg/New York/London
Walker N, Cabe S (1973) Crime and insanitiy in England. Volume II. University Press, Edinburgh

Literatur zu Abschn. 3.2.1

Kernberg O (2014) Liebe und Aggression. Schattauer, Stuttgart
Menninger K (1985) Liebe und Hass. Klett- Cotta, Stuttgart
Riemann F (1961) Grundformen der Angst. Ernst Reinhardt Verlag, München

Literatur zu Abschn. 3.2.2

Marneros A (2006) Affekttaten und Impulstaten. Die forensische Beurteilung von Affektdelikten. Schattauer Verlag, Stuttgart
Rasch W (1964) Tötung des Intimpartners. Ferdinand Enke Verlag, Stuttgart
Schlesinger LB (1996) The Catathymic crisis, 1912 – present. A review and clinical study. Aggress Violent Behav Rev J 1(4):307–316

Literatur zu Abschn. 3.2.3

Haneke M (2012) Liebe. Originaltitel: Amour. Spielfilm

Literatur zu Abschn. 3.2.4

Krupinski M, Tutsch-Bauer E, Frank R, Brodherr-Heberlein S, Soyka M (1995) Münchhausen-by-proxy-Syndrom. Nervenarzt 66:36–40
Tatu L, Aybek S, Bogousslavsky J (2018) Munchausen syndrome and the wide spectrum of factitious disorders. Front Neurol Neurosci 42:81–86

Literatur zu Abschn. 3.2.5

Haller R (2015) Das (scheinbar) motivlose Delikt. Vortrag. 9. Wiener Frühjahrstagung für Forensische Psychiatrie, 12. Juni 2015. AKH, Wien
Nietzsche F (1886) Jenseits von Gut und Böse. Viertes Hauptstück. Sprüche und Zwischenspiel. Reclam, Stuttgart, S 1998

4

Täterinnenprofile

Willkommen im Dunkel der weiblichen Seele, wir sind beim Kern des Buches angelangt. In den bisherigen Kapiteln ging es um das Warum. Nun geht es um das Wie. Betrachten Sie nun einzelne Beispiele zur weiblichen Gewaltkriminalität aus der Warte einer Gerichtsgutachterin und Psychiaterin.

Allgemein zählen zur Gewaltkriminalität strafbare Handlungen gegen Leib und Leben, gegen die Freiheit und gegen die sexuelle Integrität und Selbstbestimmung. In den Jahren 2015–2019 umfasste nach der österreichischen Verurteilungsstatistik der Anteil der Frauen an der Gewaltkriminalität etwa 8–10 %, in 90–92 % waren es männliche Täter, die dafür verurteilt wurden. Es zeigt sich, dass es eher die sozial schwächer gestellten Frauen mit geringerem Bildungsstatus sind, die sich dafür vor Gericht verantworten müssen. Aber im Hinblick auf die Dunkelziffern täuscht das Bild. Denn (sexuelle) Gewalttäterinnen sind vermutlich in allen sozialen Metiers und Bildungsschichten zu finden, die wohlhabenderen und höhergebildeten verstecken sich besser vor dem Radar der Justiz. Ein Gutteil der Taten wird auch deshalb nicht erfasst, weil sich die Opfer schämen und sich nicht zu den Behörden trauen. Das ist bei Missbrauchs- und Gewaltopfern von Täterinnen – nach Mitteilung von Opferschutzzentren – noch ein weit größeres Tabu, als wenn es männliche Täter sind. Zahlen aus den USA machen es deutlich: Nur jede 10. Vergewaltigung wird bei der Polizei angezeigt, 90 % aller Kindesmissbrauchsfälle kommen erst gar nicht vor Gericht.

Am häufigsten ereignen sich Aggressions- und Gewalttaten begangen von Frauen innerhalb der Familie, deshalb möchte ich mit ihnen beginnen (s. Abschn. 4.1 und 4.2). Auf die Sexualstraftäterinnen werde ich ausführlicher eingehen, weil es auf dem Gebiet noch sehr wenig Literatur gibt

(s. Abschn. 4.3). Anschließend widme ich mich spezifischen Täterinnengruppen (Abschn. 4.4 bis 4.9).

Ich möchte noch einmal ausdrücklich darauf hinweisen, dass ich die Gewalt- und Sexualdelikte von Frauen nicht vorstelle, um das weibliche Geschlecht anzugreifen oder schlecht zu machen. Ganz im Gegenteil. Auch wenn sie zwar zahlenmäßig weit unter denen der Männer liegen, sind sie trotzdem ein Teil des Ganzen, der zu wenig gesehen wird. Auch sie gehören zu einer wertfreien, ganzheitlichen Betrachtungsweise menschlicher Destruktivität.

Ich möchte das Dunkle, das diese Taten umhüllt, beleuchten. Vor allem auch im Hinblick auf Prävention. Man kann nur etwas verhindern, was man kennt.

4.1 Mütter, die töten

Für viele ist es ein unvorstellbarer Gedanke. Eine Mutter, die ihr Kind tötet. Wo Frauen doch für das Leben stehen. Biologisch gesehen, ist das Weibliche die ursprüngliche Kraft. Mann *und* Frau entstehen aus der weiblichen Urzelle, bis zur 5. Schwangerschaftswoche ist jeder Mensch weiblich. Frauen schenken Leben, das ist ihre Natur. Mythologisch betrachtet, zeigen uns die Urmütter aber noch eine andere weibliche Kraft. Sie alle vereinen Leben *und* Tod in sich. Auch das ist Teil ihrer Natur. Frauen schenken Leben, und sie nehmen es.

Ist das Kind geboren, sorgen für gewöhnlich die natürliche Mutter-Kind-Beziehung und das Kindchenschema dafür, dass der Nachwuchs beschützt, versorgt und geliebt wird. In manchen Situationen versagen diese Schutzmechanismen der Natur. Dann brechen unkontrollierbare Impulse und Gefühle los. Sie sind nicht vom Verstand gesteuert, sie kommen aus den Tiefen der Seele.

Die Frage, warum Mütter ihre Kinder umbringen, wurde oft gestellt, aber bis heute nicht verlässlich beantwortet. Die amerikanische Rechtsprofessorin Michele Oberman setzte sich in ihrem 2008 – mit dem Outstanding Book Award by the Academy of Criminal Justice Sciences – ausgezeichneten Buch *When Mothers Kill* mit dem Thema auseinander. Sie unterscheidet darin zwischen Tötungen unter der Geburt, der Todesfolge durch Vernachlässigung des Kindes, missbrauchsbezogenen Kindstötungen und den vom Partner erzwungenen oder beabsichtigten Tötungen.

Wir haben es also mit verschiedenen Situationen zu tun, die oft aus einer Überforderung heraus entstehen. Eine Mutter kann aggressiv reagieren, wenn ein Kind nicht gehorcht, wenn es nicht aufhört, zu schreien, oder wenn es der

Verfolgung ihrer Ziele im Weg steht. Mehr noch, dem Nachwuchs wird die Schuld an fast allem zugeschoben, von Trennungen, Kündigungen oder Prestigeverlust. Das Kind wird zum „Giftbehälter" der Wut und zum Abbild des eigenen Versagens. Es bekommt sämtliche destruktiven Handlungen ab, weil alles Negative und Aggressive mit ihm assoziiert wird. Manchmal ist das Baby auch schlicht nicht gewollt. Oder eine Geisteskrankheit überschattet die Tat. In jedem dieser Fälle können die Mütter mit ihren Reaktionen weit übers Ziel hinausschießen und dem Kind schwere Verletzungen zufügen, die im schlimmsten Fall zum Tod führen.

Systemische Überlegungen deuten darauf hin, dass sich bei Müttern, die ihr Kind töten, auch im eigenen Leben „lebensverhindernde" Umstände finden (Wiese 1993). Entgegen dem gängigen Stereotyp von kaltherzigen Verbrecherinnen, wird die Kindstöterin, die unter der Geburt oder kurz danach tötet, als „angepasste, passive, unterdrückte und unselbstständige Person" beschrieben (Dertinger 2016), mit der man eigentlich Mitleid hat. Sie wirkt eher wie ein Opfer, trotzdem sie Täterin ist.

Der österreichische Schriftsteller Peter Turrini schrieb anlässlich der Uraufführung seines Stückes *Kindsmord* im Jahr 1973: „Ich habe ein Stück über den gutbürgerlichen Wahnsinn geschrieben, über die Verhältnisse, die so lange in Ordnung sind, bis sie in einem Mord enden." Wir könnten uns auch an das bekannteste Theaterstück des österreichisch-ungarischen Schriftstellers Ödön von Horváth (1901–1938) *Geschichten aus dem Wienerwald* (1931) erinnern, in dem die Großmutter das Enkelkind heimtückisch tötet, was zu den beabsichtigten Kindsmorden zählt. Dieser Täterin gegenüber bringt der Zuseher allerdings keine Mitleidsgefühle, sondern blanken Hass und Abscheu auf.

Die Presse bereitet Kindsmord immer so auf, dass die Tat besonders verabscheuungswürdig erscheint. Das geht ganz einfach, mit wenigen Worten, die mitten ins Herz auf widersprechende Gefühle treffen: „Baby entsorgt in Mülltonne", „zweifache Kindsmörderin war bis zur Tat eine vorbildliche Mutter". Dadurch verschiebt sich bei den Lesern oft unbemerkt das ursprüngliche Mitleid in eine bösartige Entwertung der Kindsmörderin.

Kindsmörderinnen kommen in allen Kulturen, in allen Schichten und zu allen Zeiten vor. Die Wissenschaft bemühte sich um eine Systematisierung, nicht zuletzt im Hinblick auf Prävention. Der amerikanische Psychiater Philip Resnick (1969) definierte die folgenden Begriffe: Neonatizid nennt er die Tötung eines Kindes innerhalb der ersten 24 h nach der Geburt; Infantizid ist die Tötung eines Kindes im Alter von einem Tag bis zu einem Jahr; von Filizid spricht man, wenn Kinder getötet werden, die ein Jahr oder älter sind. Resnick untersuchte 131 angeklagte Mütter und stellte 5 Kriterien auf, die zur Ermordung des eigenen Kindes führen können (Resnick 1969).

1. Altruistischer Filizid ist Tötung in Kombination mit dem Suizid der Täterin. Der Tod scheint der Mutter als einziger Ausweg aus einem unerträglichen Schicksal. Die Motivation, dem Kind etwas Gutes zu tun, steht hinter 56 % der untersuchten Fälle.
2. Psychotischer Filizid ist die Tötung unter Einfluss psychotischer Symptome, Epilepsie oder auch im Delirium. Das betraf 24 % der Delikte.
3. Filizid eines ungeliebten Kindes liegt vor, wenn das Kind getötet wird, weil es nicht gewollt ist. Darauf beriefen sich 11 % der Frauen.
4. Beim unbeabsichtigten Filizid stirbt ein Kind an den Folgen einer körperlichen Misshandlung. So geschehen in 7 % der Fälle.
5. Rachefilizid. Das Kind wird aus Rache am Partner umgebracht, es geht darum, ihm Leid zuzufügen. Auch das kommt vor, zumindest bei 2 % der Kindstötungen.

Resnick geht dabei von den Situationen aus, die zur Tat führen.

Eine andere Herangehensweise konzentriert sich auf die Person der Täterin. d'Orban (1979) hat sechs Typen tötender Mütter herausgearbeitet. In absteigender Häufigkeit sind das die schlagenden, die geisteskranken und die Mütter, die unter der Geburt töten; es folgen die rächenden und dann die Mütter, die ungewollte Kinder töten; das Schlusslicht bilden Mütter mit dem Motiv der Barmherzigkeit.

Als psychiatrische Diagnose ordnet d'Orban den Täterinnen Persönlichkeitsstörungen, Depressionen und Psychosen zu. Es gab aber auch Mütter ohne psychiatrische Auffälligkeiten. Die jüngsten Täterinnen waren die schlagenden Mütter, die Barmherzigkeitstäterinnen die ältesten. Die Ergebnisse aus der Wissenschaft kann ich aus meiner Praxiserfahrung heraus bestätigen.

Nicht alle Frauen, die ihren Nachwuchs töten, unterliegen einem seelischen Ausnahmezustand, sind geisteskrank oder psychisch beeinträchtigt. Wohl kann eine psychotische Störung zu einer Realitätsverzerrung führen. Manchmal befehlen Stimmen, das Kind zu töten, weil es etwa vom Teufel besessen ist oder ein Doppelgänger wäre, der erst durch Tötung befreit werden könnte. Hier wären wir wieder beim „Capgras-Syndrom", dem Doppelgängersyndrom. Auch schizophrene und wahnhafte Störungen können eine Rolle spielen.

Aber insbesondere Mütter, die unter der Geburt töten, sind seelisch weitgehend unauffällig. Überwiegend sind sie jung, unverheiratet und sind von der Geburt überrascht. Viele Täterinnen sprechen von einem Gefühl der Fremdheit und Unwirklichkeit zur Tatzeit. Es wäre, als seien sie zweigeteilt gewesen. Sie schauten sich selbst emotionslos bei der Tötung zu. Bei anderen Müttern zeigt sich ein sog. Neglect, ihnen fehlt es an Fürsorglichkeit. Sie lassen den Säugling verhungern, verdursten, in der Hitze oder Kälte liegen, während sie sich in einer anderen Gedankenwelt befinden. Schlagzeilen wie „Mutter reiste für 3 Tage zum Lover, Kind verhungert" lösen ungläubiges Kopfschütteln aus. Der Fokus solcher Mütter liegt auf ihrer Egozentrik, nicht auf dem Neugeborenen. Sie spielen, trinken, gehen einer Sucht nach und vergessen darüber das Kind. Der Tod des Kindes ist also nicht primär intendiert, es handelt sich um Fahrlässigkeit, Vernachlässigung der Sorgfaltspflicht. Die Mütter selbst wirken in ihrer Persönlichkeit undifferenziert. Sie töten sozusagen versehentlich. Später können sie nicht mehr nachvollziehen, warum sie die Straftat begangen haben. Viele schämen sich, können damit nicht umgehen und sind suizidgefährdet, viele zerbrechen daran.

Eine Ausnahmesituation ergibt sich, wenn Frauen nach einer Vergewaltigung schwanger werden, was Kindsmörderinnen oft angeben. Ob es stimmt, bleibt offen. Frauen, die unter der Geburt töten, fehlen oft nötige soziale Fähigkeiten, sie fühlen sich komplett überfordert, sind außerstande das Kind in eine Babyklappe zu legen oder das Angebot der anonymen Geburt zu nutzen. Die Tat passiert – so wird sie zumindest geschildert – fast instinktiv, es gibt kein langes Überlegen. Wissenschaftlich wurde daher eine dissoziative Störung der Mütter diskutiert, wodurch sie in einem Zustand tiefgreifender Bewußtseinsstörung (Spinelli 2001) die Tat begehen würden, was aber mehrheitlich nicht festzustellen ist.

Unter den Frauen, die sofort nach der Geburt töten, gibt es einige, die nicht wissen, dass sie überhaupt schwanger waren. Sie haben ihren Zustand verdrängt, meist aus Angst, damit überfordert zu sein oder abgelehnt zu werden. Sie ignorieren die Schwangerschaftssymptome, nehmen weiterhin Verhütungsmittel und bekommen oft sogar durchgehend ihre Tage. Die Gewichtszunahme, die minimal ist, schreiben sie dem Essverhalten und die Wehen einer Kolik zu. Die Geburt kommt für sie wie aus heiterem Himmel, sie stehen sie allein durch, auf öffentlichen Toiletten, im Park oder eingesperrt im eigenen Zimmer. Selbst die Nabelschnur schneiden, reißen oder beißen sie selbst durch. Tatwaffen sind fast immer die Hände, das Neugeborene wird erstickt, ertränkt, erschlagen, eingefroren oder mumifiziert. Die Tat kommt heraus, wenn das tote Neugeborene entdeckt, oder die Frau nach der Geburt im Spital aufgenommen werden muss. Die hohe Ambivalenz von Müttern, die unter der Geburt töten, zeigt sich auch darin, dass die Kinderleichen oft Jahrzehnte später, wenn die Mütter schon längst ausgezogen oder gar verstorben sind, in Keller oder Dachboden gefunden werden. Sie wurden zwar getötet, verblieben aber in räumlicher Nähe mit der Mutter. Die Annahme des Kindes war unmöglich, aber die komplette Trennung auch.

Kindstötungen kommen im ersten Lebensjahr 5-mal häufiger vor als jene von älteren Kindern. Je jünger das Kind, umso höher ist der Anteil der Mütter als Täterinnen. Väter töten eher Kleinkinder und ältere Kinder. Die Häufigkeit von Kindstötungen – die naturgemäß eine hohe Dunkelziffer umgibt – wird in verschiedenen Ländern unterschiedlich und stark schwankend mit bis zu 8/100.000 (Häßler et al. 2008) angegeben.

Auch Wut und Hass auf den Partner, den die Täterin mit der Tötung des gemeinsamen Kindes quälen und bestrafen will, sind Motivation für Kindstötungen. Es handelt sich dabei um den sog. Medea-Komplex, für den eine schwere Kränkung der Täterin, z. B. durch Untreue des Partners oder Sorgerechtsstreitigkeiten, Auslöser sein kann: „Du wirst das Kind nicht kriegen", ist die Devise. Der Kindstötung kann auch die (versuchte) Selbsttötung der Täterin folgen.

Forensisches Beispiel
Doris, eine 32-jährige Mutter, will nach Trennung und einem Sorgerechtsstreit alles auslöschen. Ihr Leben und das ihrer beiden Kinder. Ohne sie hat für sie nichts mehr einen Sinn. Sie nimmt die Pistole, zielt auf die Kinder, drückt ab. Aber die Waffe klemmt. Sie packt die beiden 4- und 6-jährigen Kinder unter Aufbietung all ihrer Kräfte – die Kinder wehren sich mit Händen und Füßen –, schleppt sie auf den Balkon und schleudert sie vom vierten Stock. Sie springt ihnen nach. Sie landet auf dem Dach eines vorbeifahrenden Autos. Sie bricht sich ein paar Knochen, mehr nicht. Die Kinder liegen auf dem Asphalt, in Blutlachen, röchelnd, sterbend, eines schon am Unfallort tot. An nichts davon kann sich die Mutter mehr erinnern. Ich begegne ihr in keinem Gefängnis, sondern als behandelnde Konsiliarpsychiaterin in einem Unfallspital. Als ich ihr die Wahrheit sage, stammelt sie tonlos mit weit aufgerissenen Augen: „Das kann nicht sein, ich kann mir doch nicht das Liebste genommen haben." Ihren Blick werde ich nie mehr vergessen. Mehrere Monate später hatte sie sich selbst mit einer Überdosis an gehorteten Medikamenten getötet. Doris litt an einer Persönlichkeitsstörung, war kaum kompromissfähig, wollte lieber zusammen mit den Kindern tot sein, als sie getrennt von sich beim Ex-Mann zu wissen. Sie wurde als schuldfähig erachtet und hätte wahrscheinlich eine längere Freiheitsstrafe bekommen.

Die Gefährlichkeitsprognose von Kindsmörderinnen ist psychiatrisch schwierig. Es gibt Mütter, die außer einem einzigen Kind kein weiteres töten, sondern liebevoll aufziehen, und solche, die gleich mehrere hintereinander töten. Vor Jahren gab es einen aufsehenerregenden Fall, als eine Mutter gleich 6 Mal hintereinander ihre Neugeborenen tötete und in der Tiefkühltruhe ihres Vorratsraumes verwahrte.

Ganz anders ist es, wenn Mütter beschämt ihre Ängste äußern, dem Kind etwas anzutun. Es sind nicht die, die gefährdet sind, es zu töten, sondern die, die perfektionistische Ansprüche an sich stellen und keinen negativen Gedanken zulassen.

Auch wenn das Baby gewollt und die familiären Umstände durchaus glücklich sind, kann es zu psychischen Problemen nach der Geburt kommen, die meist vorübergehend und harmlos sind. Schauspielerin Brooke Shields schrieb in ihrem Buch *Down Came the Rain* schonungslos ehrlich darüber, wie sie mit ihrem Baby auf dem Schoß dasaß, während sie es in ihrer Vorstellung durch die Luft fliegen und gegen eine Wand krachen sah. „Ich wusste zwar, dass ich ihm nie etwas antun würde, aber ich hatte dieses Bild im Kopf." Es gibt viele Mütter, die dieses Bild kennen, eine solche Offenheit, noch dazu von einem Hollywood-Star, kann schon einigen geholfen haben.

Eine ernste psychische Störung ist die postpartale Depression, die nicht zu verwechseln ist mit dem vorübergehenden Baby-Blues. Bei der postpartalen Depression kann sich die Mutter über Monate hinweg nicht an ihrem Kind freuen, sie ist depressiv, teilnahmslos, lustlos und fühlt sich deswegen auch schuldig. Sie funktioniert bloß wie ein Roboter und ist ernsthaft gefährdet, sich zu töten und auch das Kind mit in den Tod zu nehmen. Leider suchen diese Mütter aus Angst vor Schande erst spät eine psychiatrische Behandlung auf.

Sich nicht mehr zu helfen wissen, ist das Stichwort für Gewalt in der Kindererziehung, der meistens ein Gefühl der Hilflosigkeit oder Ohnmacht zugrunde liegt. Die sog. Babyschüttlerinnen bilden dabei eine eigene Gruppe, im Fachjargon spricht man vom „shaken baby syndrom", kurz SBS. Brüllt oder stört das Kind über längere Zeit hinweg, wird es am Brustkorb, den Extremitäten oder am Kopf gepackt und solange gebeutelt, bis es ruhig ist. Bisweilen führt diese Form der Kindesmisshandlung bis zu Schädel-Hirn-Traumata oder zum Tod. Rippenbrüche, Quetschungen, Einblutungen der harten und weichen Hirnhaut oder der Netzhaut des Auges sind keine Seltenheit. In 70 % der Fälle bleiben Langzeitfolgen, etwa 30 % der Kinder sterben. Das Verhalten wird fast automatisch den Vätern, leiblichen wie Stiefvätern, zugeschrieben, weil Aggressivität eher als männliche Eigenschaft gilt.

Forensisches Beispiel
Karin ist 21 Jahre und Mutter eines 3 Monate alten Babys. Sie wuchs in desolaten Verhältnissen auf, der Vater war alkoholkrank und gewalttätig. Er schlug die Mutter und ihre Töchter regelmäßig und nahezu krankenhausreif. Die Mutter war ihm ausgeliefert, sie konnte Karin und ihre Schwester nicht vor den Übergriffen schützen. Sobald der Vater betrunken nach Hause kam,

klammerten sich die Schwestern in ihrer Angst aneinander. Er riss sie auseinander, donnerte jede in eine Ecke und verdrosch sie. Am nächsten Tag schminkten sich die Mädchen gegenseitig die blauen Flecken weg. Als der Vater im Rausch zu Tode stürzte, waren alle erleichtert. Ein neues Leben sollte beginnen. Doch die Mutter war ohne ihren Mann hilflos, verlor ihre Arbeit und ihre Lebensfreude. Die Schwester wanderte aus, wollte in Übersee alles hinter sich lassen.

Nach der Geburt des Kindes unterstützt die Mutter Karin, so gut es geht. Als die Mutter bei einem Autounfall stirbt, und der Kindesvater sie für eine andere verlässt, verliert die junge Frau den Boden unter den Füßen. Zuvor bemühte sie sich noch bei der Betreuung des Babys, nun fühlt sie sich erdrückt von der Verantwortung, kann nicht mehr schlafen, hat panische Angst. Immer öfter schlägt sie das Kind, wenn es über längere Zeit schreit, zuerst auf den Popo, später ins Gesicht. Sie zuckt zusammen, wenn das Baby wieder zu brüllen beginnt. Schüttelt es, damit es aufhört, zuerst ein wenig, dann heftiger. Am schlimmsten ist es nachts, wenn Karin zermürbt ist von Schlaflosigkeit und Stress. Außerdem hat sie Angst vor den Nachbarn, die das ständige Geschrei schon Nerven kostet. Karin hat kein Geld, kann die Wohnung vermutlich auch nicht mehr lange bezahlen. An Krisenstellen wie Mutter-Kind-Heime oder Frauenhäuser denkt sie schon aus Scham nicht. Die Hilflosigkeit wandelt sich zu ohnmächtiger Wut auf das schreiende Baby. Karin fühlt sich von ihm provoziert und in Frage gestellt, sie ist sich sicher, das Kind macht alles bewusst und mit Absicht, um sie zu ärgern. Später, im Gefängnis, kommt es auch ihr unsinnig vor, wie ein 3 Monate alter Säugling sie hinterfragen sollte. Aber so empfindet sie es, sie steht vor einer Krise, die sie nicht mehr bewältigen kann.

Sie nimmt das Baby am Bein. Mit dem Kopf nach unten hängend, hört es kurz auf zu schreien. Dann beginnt es von Neuem. Die junge Mutter schüttelt es immer heftiger, es brüllt weiter. Sie wirft es an die Wand. „Nur ein Mal", wie Karin später berichtet, „und gar nicht so fest". Endlich ist es still. Karin geht schlafen. Am nächsten Morgen kommt ihr das Kind „irgendwie zu ruhig" vor. Sie alarmiert die Rettung, erzählt den Unfallchirurgen, dass es vom Wickeltisch gerollt ist. Über den Vorfall verliert sie kein Wort. Das 3 Monate alte Baby weist eine Hirnblutung und schwere Kopfverletzungen auf. Man glaubt ihr die Erklärung nicht, nimmt Karin den Säugling weg und erstattet Anzeige wegen absichtlich schwerer Körperverletzung.

Bei der Untersuchung weist Karin eine Persönlichkeitsstörung auf, sie ist rasch überfordert, irritierbar und stimmungslabil. Aufgrund der Verletzlichkeit, die sie aus der Kindheit mitbringt, ist sie wenig belastbar und schnell unsicher. In Spannungszuständen verletzt sie sich selbst, um sich „wieder zu erden", wie sie sagt. Das habe sie immer gemacht, seit den Gewaltausbrüchen ihres Vaters.

Positive Beziehungserfahrungen, auf die sich in Krisenzeiten zurückgreifen lässt, hat Karin nie aufbauen können. Gewalterfahrungen sind verinnerlicht. Der zu selten gefühlte Schutz, der sich bei ihr in Haltlosigkeit und Unsicherheit niederschlug, drängt sie in der Schule und in ihren Jobs in die Außenseiterposition. Mobbing erzeugt in Opfern unbändige, hilflose Wut. Früh bestimmte das Gefühl, nicht zu genügen, nicht mit den anderen mitzukommen, auf der Strecke zu bleiben. Im Unterschied zu ihrer Schwester, der die Flucht aus dem verhassten Zuhause gelang, wie Karin meint. Ob es wirklich so ist, bleibt offen.

In unbewusster Wiederholung ihrer gewalttätigen Kindheit liierte sich Karin wieder mit einem gewaltbereiten Mann. Anfangs stützte er sie, ertrug aber ihre Launen und Vorwürfe nicht. Wie der Vater begann er zu trinken, wieder gab es Gewalt. Als Karin ihr Leben vor der Gutachterin Revue passieren ließ, war sie fassungslos, zugeben zu müssen, ein zweites Mal genau in die Gewaltspirale geraten zu sein, der sie immer entkommen wollte. Vom Opfer zur Täterin. Unter einem neurotischen Wiederholungszwang brachte sie ihr Baby fast um.

Karin wird aus psychiatrischer Sicht als schuldfähig erachtet. Sie weist keine Geisteskrankheit im engeren Sinn auf. Die Tathandlungen am Baby waren nicht durch eine krankhafte Realitätsverzerrung bedingt, sondern durch eine Störung der Impulskontrolle, einen angegriffenen Selbstwert, geminderte emotionale Empathie und durch ein Fürsorgedefizit. Sie konnte dem Baby weder ausreichend Schutz noch Fürsorge geben.

4.2 Täterinnen, die ihre Angehörigen töten

Wächst ein Kind in schwierigen, gewaltbehafteten Verhältnissen auf, wie unser Beispielfall Karin aus Abschn. 4.1, kann das zu heftigen Gegenreaktionen führen. Wären sie und ihre Schwester psychisch anders strukturiert gewesen, hätten sie sich gemeinsam gegen den Vater stellen können. Den Vater zu töten, hätte in ihren Augen als Befreiungsschlag gelten können. Der Mord wäre dann unter die vielen Motive gefallen, aus denen heraus Kinder ihre Eltern töten.

Nicht immer braucht es dazu gewalttätige Familienmitglieder, sehr wohl aber eine Vorgeschichte. Dasselbe gilt für Geschwistertötungen. Manchmal werden sie durch Trigger ausgelöst, die die Eltern gar nicht bemerken, die das

Kind aber zu destruktiven Handlungen treiben. Ein Klassiker ist zum Beispiel die Beseitigung des Konkurrenten, wenn ein älteres Kind sich vernachlässigt fühlt, weil das jüngere Geschwisterchen zu viel Aufmerksamkeit bekommt.

Die absichtliche Tötung von Artgenossen ist zwar selten, kommt aber unter speziellen Umweltbedingungen in der Natur durchaus vor. Bei Raubtieren und Menschenaffen lässt sich eine gezielte Kindes- oder Geschwistertötung beobachten, wenn sich die Rangordnung der Männchen in der Gruppe ändert, und ein neuer Anführer die Macht übernimmt. Taucht in einem Paarverband ein neues Männchen auf, werden die Jungen des Weibchens durchaus auch verdrängt oder umgebracht. Die eigenen Gene sollen erhalten bleiben, keine fremden. Mord beschleunigt die Sache. Eine Tiermutter mit Säuglingen ist weder paarungsbereit noch fruchtbar. Tötet man ihre Jungen, kommt sie wieder in den Oestrus und kann begattet werden.

Auch beim Menschen gibt es immer wieder Fälle, in denen Stiefväter die von der Partnerin mitgebrachten oder auch die gemeinsamen Kinder umbringen. Lebt die Frau in starker Abhängigkeit von ihrem Partner, kann er sie sogar dazu motivieren, ihr Kind selbst zu töten.

Bei Fischen, Amphibien und Insekten, die viele Eier legen und viele Jungtiere produzieren, gehört Geschwistermord und Kannibalismus zum Standardverhalten. Selbst Eltern fressen ihre Brut unter gewissen Umständen auf.

4.2.1 Geschwistertötung

Die Natur zeigt, worauf es der Evolution ankommt: Der Stärkere überlebt. Auch unter Tiergeschwistern. Wobei Mord innerhalb des Wurfs fakultativ, also zufällig, oder obligatorisch, also vorgegeben und ausgewählt ablaufen kann. Bei Säugetieren wie Hyänen oder Wildschweinen spricht man von fakultativer Geschwistertötung, wenn es mehr Junge gibt, als die Mutter Zitzen hat. Die potenzielle Nahrungsverknappung bringt die stärkeren Frischlinge in die Gänge. Sie verdrängen die Schwächeren von der Milchquelle, damit sie im Wachstum zurückbleiben. Wer nicht von allein verhungert, wird direkt getötet. Und das offenbar mit dem Segen der Mutter. Obwohl sie ihre Nachkommen gegen externe Feinde vehement verteidigt, greift sie hier nicht ein. Soziobiologen stellten zum Geschwistermord die „insurance egg hypothesis" auf: Es kommt auf die Erstgeborenen an, die zweiten sind bloß Reservekinder, die nur Überlebenschancen haben, wenn das erstgeschlüpfte Jungtier zu schwach ist oder krank wird.

Auch unter Menschen kann Geschwistermord die Folge einer Ressourcenknappheit sein. Anders als im Tierreich geht es dabei aber primär um soziale Ressourcen. Im Kindes- und Jugendalter ist Rivalität und Gewalt unter Geschwistern ein häufiges, vorwiegend männliches Alltagsphänomen, allerdings ohne Todesfolge. Im Allgemeinen geht es um die Anerkennung der Eltern oder familiäre Rollenkonflikte.

Demgegenüber steht das Prinzip der „kin selection", der Verwandtenselektion. Menschliches wie tierisches Handeln richtet sich dabei nicht rein nach dem Überleben und dem eigenen Nutzen, es kann auch den nächsten Verwandten gegenüber kooperativ und selbstlos sein. Die eigenen Gene sollen überleben, dafür opfert man notfalls auch sein Leben. Der Mord an den Geschwistern als genetischen Nächstverwandten steht dazu im Widerspruch. Es braucht also ein Motiv, das über der „kin selection" steht.

Der Brudermord ist zentral für die Schöpfungsmythen der mediterranen Hochkulturen. Seth und Osiris, Romulus und Remus. Von Kain und Abel abgeleitet, spricht man auch vom Kainismus. In der Fachsprache heißt es Siblizid.

Geschwistertötungen treten an sich sehr selten auf. Im Gegensatz zu Gewalt, die 80 % der Teenager und jungen Erwachsenen kennen. Brüder geraten öfter körperlich aneinander, Mädchen fechten ihre Streits verbal aus. Je geringer der Altersunterschied, desto höher ist die Gewaltrate.

Kommt es zum Tötungsdelikt, sind die Motive oft Hass und unterdrückte Wut, mit denen man nicht umzugehen gelernt hat, gefühlte Benachteiligung und Rivalität oder der drängende Wunsch, sich zu befreien. Überwiegend handelt es sich um Überraschungsangriffe mit Messern oder anderen Haushaltsgegenständen. Schusswaffen werden in den USA eingesetzt, in Europa nur sehr selten. Das Unglück passiert. Zum Beispiel, wenn das eine Geschwisterchen dem anderen ein Polster aufs Gesicht drückt, um sein Geschrei abzustellen. Greifen die Eltern nicht schnell genug ein, kann das Baby ersticken.

Hass kommt bei älteren Kindern häufig daher, wenn von ihnen verlangt wird, auf das Zweitgeborene aufzupassen und es zu lieben. Wird es ohnehin schon von allen Seiten geherzt und liebkost, kann die Eifersucht unerträglich werden. Der Neuankömmling nimmt dem Alteingesessenen die Mutter weg. Als Erwachsener schluckt man solche Gefühle hinunter, als Kind will man den Störenfried beseitigen.

Es gibt verschiedene Situationen, die Gewalt zwischen Kindern fördern. Die offensichtliche Bevorzugung eines Geschwisterchens. Die ungleiche Aufteilung häuslicher Aufgaben, insbesondere wenn traditionelle Geschlechterrollen zu Lasten der Mädchen gehen. Vergleiche wie „schau, wie toll das deine Schwester macht" oder Behauptungen à la „dein Bruder würde so etwas nie tun" erhöhen den Konkurrenzkampf und die Gewaltbereitschaft. Es sind nur hingeworfene Sätze, aber sie brennen sich ein, man merkt sie sich bis ins Erwachsenenalter. Patienten berichten mir immer wieder von ihrem unerträglichen Hass auf die kleineren Geschwister, die ständig bevorzugt wurden und alles bekamen, was ihnen selbst vorenthalten wurde. Das kommt in den besten Familien vor, und ist noch kein Garant dafür, dass die große Schwester irgendwann in die Küche geht und den kleinen Bruder mit dem Brotmesser ersticht. Dazu brauch es schon mehr.

Geschwister, die töten, kommen aus dysfunktionalen Familien, in denen physischer oder sexueller Missbrauch, Abwertung und Aggression herrschen. Das Klima zwischen den Eltern und innerhalb der Familie ist prägend. Häufige Streitereien, Demütigungen, Entwertungen, gegenseitige Belehrungen sind Gift für die Seele. Ebenso physische Bestrafung, insbesondere inkonsistente Strafmuster. In solchen Familien kann die Verarbeitung von Neid, Hass und Wut nicht erlernt werden. Das Kind kann weder konstruktiv streiten noch liebevoll miteinander umgehen. Risikofaktoren sind auch Drogenkonsum und Alkoholmissbrauch.

Auch von außerhalb der Familie kommt wenig Hilfe. In den Medien sorgen soziale Vorbilder dafür, dass Gewalt toleriert wird, und senken die Hemmschwelle dafür, besonders bei den Burschen. Männliche Gewalt gilt als Zeichen von Stärke und Autonomie, obwohl genau das Gegenteil der Fall ist. Buben lernen schon als Kinder und Jugendliche, dass physische Gewalt ein probates Mittel zur Konfliktlösung ist. Zugleich verschließt man den Blick vor der weiblichen Gewalt, die zwar nicht primär körperlich, aber in der Förderung gewalttätiger Auseinandersetzungen nicht zu unterschätzen ist.

Forensisches Beispiel
Clara ist 14 Jahre alt. Sie ersticht ihre 2-jährige, behinderte Schwester Carmen im Schlaf mit einem Taschenmesser. Sie flüchtet, man greift sie am nächsten Morgen am Straßenrand auf. Sie bestreitet die Tat nicht, aber sie habe Erinnerungslücken. Bei der Obduktion lassen sich 28 Messerstiche feststellen, ein Overkill-Delikt.

Die Eltern sprachen von einer erkennbaren Eifersucht und gefühlter Benachteiligung als Motiv. Durch die körperliche Beeinträchtigung der Schwester, brauchte sie mehr Aufmerksamkeit. Clara fühlte sich zurückgesetzt und hegte einen abgrundtiefen Hass auf die kleine Schwester. Daran ließ sie keinen Zweifel mit der Botschaft, die sie der Mutter hinterließ. Mit dem Blut der Kleinen, schrieb sie auf den Boden: „Ich hasse sie." Ein interessantes Detail der Tat, das an sich zur Tötung nicht notwendig ist, aber Aufschluss über das Motiv gibt. Die junge Täterin verewigt sich damit, überbringt den Eltern eine klare Ansage und präsentiert ihre Tat. Ein solches Verhalten wird kriminalpsychologisch als „Handschrift der Täterin" bezeichnet. Es sagt etwas ganz Persönliches über sie aus.

Die Eltern wussten nicht, wie überbordend der Hass ihrer Tochter auf die Schwester mit Behinderung war. Das Verhältnis zwischen den Geschwistern sei normal gewesen. Mit Höhen und Tiefen durch die Beeinträchtigung. Auf Fotos wirkten die beiden glücklich, lachten gemeinsam.

Bei den Untersuchungen ist Clara nicht zugänglich, lehnt Gespräche und Hilfe ab. Erst Monate nach der Tat schreibt sie aus dem Jugendgefängnis einen Brief. Es tue ihr alles so leid, sie würde es gerne mit der Mutter besprechen und fragte, ob sie zu Besuch kommen wolle. Claras Wunsch nachzukommen, bedeutete eine enorme Herausforderung. Wie sieht es in einer Mutter aus, deren ältere Tochter ihre jüngere Tochter umgebracht hat, die nach der Tat psychiatrisch behandelt wird, die Beerdigung ihres Kindes organisieren muss und nun ihre Tochter im Jugendgefängnis besuchen soll. Da sind Verzweiflung, Unverständnis, Schuldgefühle, Selbstvorwürfe, Ohnmacht. Ob trotz der Tötung Liebe spürbar bleibt oder der Hass überwiegt, wissen wir nicht. Claras Mutter überwand sich und fuhr ins Jugendgefängnis.

Das Jugendstrafgesetz sieht in Österreich wie in Deutschland für Tötungen geringere Freiheitsstrafen vor. In Österreich sind es maximal 10 Jahre. Schuldmindernd wertet das Gericht stets das Geständnis und schwere psychische Störungen bei der Persönlichkeitsentwicklung, die maßgeblich an der Tathandlung beteiligt waren.

Die Eltern blieben in der Wohnung, in der die Tat geschehen war. Den Tatort, das Kinderzimmer, riegelten sie ab und betreten es nicht mehr. Ein Zeichen dafür, dass das Trauma noch nicht verarbeitet ist. Es ist die Frage, ob das je passieren wird. Trotz psychiatrischer Behandlung werden die seelischen Narben bleiben, solche Wunden heilen schlecht und brechen immer wieder auf. Trotzdem gaben die Eltern der Täterin und des Opfers an, dass sie ihrer Clara vergeben. Sie sei immer noch ihr Kind, das sie nicht im Stich ließen. Sie lieben sie genauso wie ihre getötete Carmen.

Aus psychiatrischer Sicht können Angehörige von Mordopfern Tätern oft nicht wirklich verzeihen. Sie können die Tat nur akzeptieren, und selbst das ist schon schwer genug. Natürlich ist es eine Ausnahmesituation, wenn Opfer und Täter zur Familie gehören. Dennoch legen sich Angehörige immer wieder die Pflicht des Verzeihens auf, meistens als christliches Anliegen. Es wird davon ausgegangen, dass man zunächst verzeihen muss, um den Verlust verkraften zu können. In Ausnahmefällen gelingt das. In den meisten Fällen nicht.

Meines Erachtens ist Verzeihen nicht das Ausschlaggebende. Solange die Akzeptanz des Unrechts nicht erlebbar wird, kehrt keine Ruhe ein. Die Angehörigen pendeln zwischen Wut, Ohnmacht, Rachegedanken, Hadern, Schuldgefühlen, Depression und Rückzug.

Vor Jahren haben mich Eltern kontaktiert, deren Sohn von seiner Freundin erstochen worden war. Sie fragten mich, ob sie die Täterin im Gefängnis besuchen sollten, sie würden gern ihr Motiv verstehen. Aus meiner langjährigen Erfahrung kann ich sagen, dass es nicht hilft. Das Motiv der Täterin bleibt meist nicht nachvollziehbar. Es gibt Projekte, die es Angehörigen der Opfer ermöglichen, anderen Tätern und Täterinnen Fragen zu stellen. Manche profitieren davon und kommen leichter mit dem schmerzlichen Verlust zurecht, weil sie, wie sie sagen, die Angst der Täter gesehen haben. Verallgemeinern lässt sich das nicht.

Nach schweren Gewalt- und Tötungshandlungen fragen Täterinnen oft, ob sie den Eltern ihrer Opfer einen Brief schreiben und um Entschuldigung bitten sollten. Erfahrungsgemäß hilft auch das wenig, viele Opferangehörige wollen den Kontakt nicht. Keine Entschuldigung mache das getötete Kind wieder lebendig. Offenbar ist der seelische Schmerz nach Verlusten durch Gewalt derart groß und tief, dass es unerheblich ist, ob der andere sich entschuldigt. Es ließe sich fragen, ob die Familie von Clara ihre Entschuldigung annehmen konnte oder es als Lippenbekenntnis der jungen Täterin erachtete.

4.2.2 Elterntötung

Mütter, die ihr Kind töten; Kinder, die ihre Eltern töten. Die Sachlage ist sehr ähnlich. In beiden Fällen übersteigen die Täter eine Schwelle, sie handeln wider die Blutsverwandtschaft und jegliche religiöse oder kulturelle Wertvorstellung. Mit dem Elternmord werden die moralischen Grundfesten der Sozietät erschüttert. Vor allem der Mord an der Mutter, man nennt das Matrizid, wiegt noch schwerer als die Kindstötung. Es ist der größte Tabubruch, die Frau zu töten, die uns geboren hat. Und doch passiert es.

Laut Statistik geht es bei etwa 2–4 % aller Tötungsdelikte um die Eltern, wobei die Opferzahl bei Vater und Mutter recht ausgewogen ist. Zu 85 % sind Söhne die Täter, die restlichen 15 % Töchter. Anders als bei den meisten Straftaten häufen sich hier die Zahlen der geisteskranken Täter und Täterinnen. In 60 % der Fälle sind viele dieser Mörder zum Tatzeitpunkt psychiatrisch krank, meistens schizophren oder wahnhaft.

In der Fachliteratur ist vorwiegend von Verfolgungs- und Vergiftungswahn die Rede, bei dem die Kinder die Gewissheit haben, dass die Mutter sie töten will. Aus psychodynamischer Sicht werden die eigenen Tötungswünsche und mörderischen Gefühle auf die Mutter, also nach außen verlagert. Ihr Tod würde die Bedrohung beseitigen. Ein fataler Trugschluss. Die Mutter ist Teil des eigenen Selbst und damit unsterblich. Der Mord an der Mutter ist der sicherste Weg, ewig an sie gebunden zu bleiben. Eine innere Befreiung wird dadurch erst recht unmöglich.

Bei Mädchen und Frauen, die ihre Mutter töten, geht immer eine hoch ambivalente, spannungsgeladene Beziehung zu ihr voraus, die sich destruktiv entlädt. Es kann sich auch um eine sog. Double-bind-Kommunikation handeln, bei der eine Hass-Liebe vorherrscht. Oft gab es auch Kränkungen, Demütigungen, Einengungen der Freiheit, Gewaltmissbrauch und sexuellen Missbrauch in der Vorgeschichte. Bei der Muttertöterin dominiert der Elektra-Komplex, die feindliche Grundhaltung gegenüber der Mutter kombiniert mit der liebevollen Beziehung zum Vater.

Wird der Vater getötet, kann das Motiv oft die Befreiung der Familie vom gewalttätigen und tyrannischen Vater sein, wie in Karins Beispiel. Der ödipale Konflikt steht im Mittelpunkt. Manche Täterinnen vollziehen die Tötung des Vaters erst im Erwachsenenalter, als späte Rache für erlittenen sexuellen Missbrauch.

Ein Fall, der durch die Medien ging, zeigt uns einen sehr seltenen Tathergang.

Mediales Beispiel
Drei Schwestern in Russland, Krestina, 20, Angelina, 19, und Maria, 18 Jahre alt, gehen mit einem Küchenmesser und einem Hammer gemeinsam auf den schlafenden Vater los und töten ihn. Man findet seine Leiche später außerhalb der Wohnung mit 36 Messerstichen und einem Dutzend Hammerschlägen an Hals und Brust. Ein Overkill-Delikt. Wut und Hass führten die Tatwaffen.

Bei ihrer Anwältin geben die Schwestern an, dass es ihnen im Gefängnis besser ginge als daheim beim Vater. Er hat sie jahrelang missbraucht und gequält, zwang sie zum Oralsex, überwachte jede Bewegung in der Wohnung mit Kameras, verprügelte sie und zwang sie dazu, Hundehaare zu essen.

Hier waren also weniger psychotisch kranke Täterinnen am Werk als gedemütigte Frauen, die sich miteinander gegen den Vater erhoben. So eine Gemeinschaftstat kommt äußerst selten vor. Die Motive waren Ängste, Rache- und Befreiungswünsche, aber wie sehr man sie auch versteht, kein Motiv der Welt rechtfertigt die Tat.

Forensisches Beispiel
Die 14-jährige Lisa ist von klein auf ein Scheidungskind. Weil sich das so gehörte, wohnt sie weiterhin bei der Mutter, obwohl sie zum Vater ein inniges Verhältnis hat und viel lieber bei ihm leben würde. Sie sieht ihn alle vierzehn Tage, die beiden machen lange Wanderungen, Ausflüge und sogar Ur-

laube. Die Rückkehr zur Mutter fällt immer schwer. Sie ist Lehrerin, hat immer etwas an der Tochter auszusetzen, verbietet Computerspiele und schreibt ihr vor, wann sie ihr Handy benutzen darf. Konsequent ist sie dabei allerdings nicht. Hat sie mehr Hefte zu verbessern, darf Lisa länger spielen. Das Mädchen steht der Mutter sehr ambivalent gegenüber, sie kann nicht sagen, ob sie sie liebt oder hasst.

In der frühen Kindheit verbrachte Lisa mehr Zeit bei ihren Großeltern als bei ihren Eltern. Bei Oma und Opa herrschte ein Klima des Laissez-faire, keine Vorschriften, keine Einschränkungen. Sie fühlte sich wohl, auf wenn sie oft einsam war, weil die Großeltern eine Landwirtschaft führten und von früh bis spät beschäftigt waren. Ein kleiner Bruder wäre schön gewesen, aber Lisa blieb ein Einzelkind.

Schon als kleines Mädchen wachte sie oft schreiend auf, sie war ängstlich, es musste immer jemand bei ihr sein. Sie litt an Hautausschlägen, und mit 2, 3 Jahren hatte sie zwei Fieberkrämpfe, bei denen die Eltern fürchteten, sie würde nicht mehr aufwachen. Lisa war ein störrisches Kind, beharrte auf dem eigenen Willen, gehorchte nicht und ging ungern in die Schule. Lisa legte sich gern mit den Lehrern an, ihre Intelligenz half ihr, im Gymnasium trotzdem weiterzukommen. Sie war in der vierten Klasse, als sie das Delikt beging.

Bei der Untersuchung kann sie sich nicht mehr genau daran erinnern. Sie wäre vom Wochenendausflug mit dem Vater zurückgekommen, sofort habe es Streit mit der Mutter wegen eines Videospiels gegeben. Zuerst wurde sie ermahnt, dann beschimpft und mit Vorwürfen beworfen. Da wäre ihr der Faden gerissen, sie habe die Mutter einfach „abstellen" wollen. Mehr nicht. Lisa greift nach dem Aschenbecher neben ihr, gibt der Mutter einen Stoß und schlägt „wie verrückt auf sie ein". Das Blut habe sie nicht realisiert. Als sie wieder zu sich kommt, liegt die Mutter nur noch röchelnd am Boden. Um nicht entdeckt zu werden, müsse sie den Körper wegbringen, denkt Lisa. Sie ruft ihren Vater an, sagt nur, sie hätte etwas Schlimmes getan.

Bis zur Tat war Lisa unbescholten und durch keine Störung des Sozialverhaltens aufgefallen. Sie hatte zwar ihre Probleme mit Autoritätspersonen, einen Hang zur Provokation und Respektlosigkeit, und Vorgaben akzeptierte sie nur, wenn sie einen Sinn darin sah. Freunde hatte sie eher in den sozialen Medien als im wahren Leben. Online war sie beliebt, in der Virtual Reality fühlte sie sich wohl. Ein Hinweis darauf, dass sie mit der Wirklichkeit weniger gut zurechtkam, als sie nach außen hin vermittelte.

In der Jugendstrafanstalt wirkte sie bedrückt, schweigsam, trotzig und desinteressiert, sie sprach wenig und leise. Schuldgefühle zeigte sie keine, es schien, als würden ihre Erinnerungslücken die Tat schlucken. Mitinsassinnen berichteten aber, dass sie nachts weinte. Sie litt schon früh an der Scheidung der Eltern, doch ein Trauma konnte nicht festgestellt werden. Dafür ein klassischer Elektra-Komplex: der Mutter gegenüber feindlich gesinnt, liebevoll bezogen auf den Vater. Eine zwischen Gut und Böse gespaltene seelische Welt.

Bei der Gerichtsverhandlung sagte der Vater aus, dass er und die tote Mutter unterschiedliche Erziehungskonzepte gehabt hatten. Er war der Freigeist, sie war auf Grenzen und Strenge aus, hielt sich aber nicht immer daran: Was heute galt, war morgen auch schon mal vergessen. Erstaunlich war seine Aussage, obwohl das Ganze natürlich furchtbar sei, könne er die Tat seiner Tochter verstehen. Sein Einfluss auf die Tat blieb offen. Lisa bekam eine mehrjährige Haftstrafe.

Forensisches Beispiel
Gloria ist 33 Jahre alt. Im Streit hatte sie versucht, ihren Vater mit einem Messerstich ins Herz zu töten. „Er hat nichts anderes verdient", wie sie sagte. Jahrelang habe er sie sexuell missbraucht, die Mutter habe weggeschaut. Jetzt hätte sie Rache für ihr Martyrium geübt. Die Tat erfolgte spontan, aber geplant habe sie es schon länger.

Es passiert an einem Wochenende, als die beiden allein sind. Gloria ist schon länger arbeitslos, das stört den Vater. Er hat viel Geld in die Ausbildung seiner Tochter investiert, es war seine Art, sie zum Schweigen zu bringen. Er wollte finanziell gut machen, was er ihr angetan hatte. Das Messer, das sie ihrem Vater in ihrer Rage ins Herz stechen will, hat Gloria zufällig in der Hand. Er wehrte sich, sie trifft nur die Rippen. Während er selbst den Notruf anruft, schneidet sie sich die Pulsadern auf. Der Rettungsdienst nimmt beide mit: Opfer und Täterin.

Bei Gloria wird eine emotional instabile Persönlichkeitsstörung auf Borderline-Strukturniveau diagnostiziert. Seit ihrer Kindheit war sie in psychiatrisch-psychologischer Behandlung. Mal war sie zurückgezogen, introvertiert, dann wieder aufsässig, unruhig. In der Volksschule biss sie andere Kinder, wenn sie sie ärgerten. Sie sprach mit niemandem über die sexuellen Vorwürfe, erst nach der Tat brachte sie sie dem Vater gegenüber vor. Sie war hochintelligent und in Bezug auf den Vater ambivalent. Sie hasste ihn, sprach aber auch davon, dass sie ihn eigentlich liebe, er habe sie zwar missbraucht, aber auch viel Gutes für sie getan. Sie war mit ihm destruktiv verschränkt.

Der Mutter warf sie vor, sie vor den sexuellen Übergriffen des Vaters nicht beschützt zu haben. Auch sie habe sie gedemütigt und mit „Foltermethoden dressiert". Wenn sie schlechte Noten nach Hause brachte, musste sie stundenlang im dunklen Zimmer knien. Der Vater habe sie oft früher dort rausgeholt, weil er meinte, man könne das dem Kind nicht antun. Dafür wäre sie ihm ewig dankbar.

Gloria wurde wegen absichtlich zugefügter, schwerer Körperverletzung verurteilt. Das Gericht erkannte keinen Tötungsvorsatz in ihrem Handeln. Ich begutachtete sie ein weiteres Mal, nach einer Tätlichkeit ihrem Freund gegenüber. Inzwischen waren ihre Beine amputiert, da sie in suizidaler Absicht vor die U-Bahn gesprungen war, aber überlebt hatte.

Beide Beispiele zeigen, dass der Bezug zum ermordeten Elternteil meist ambivalent ist. Manche Täterinnen nehmen ihr getötetes Opfer sogar noch in den Arm und küssen es. Es herrscht eine Hass-Liebe vor, die sich letztlich im Streit destruktiv entlädt. Grund dafür ist der Mangel an erlernten Ressourcen und Bewältigungsstrategien, die von der Tat abhalten würden.

Selbst bei jugendlichen Täterinnen, die in psychotischem Zustand einen Elternteil töteten, lässt sich in der Vorgeschichte eine zumindest gewaltbehaftete Beziehung eruieren – wie das nächste Beispiel zeigt:

Forensisches Beispiel
Sabine ist 28 und kommt aus schwierigen Verhältnissen. Nachdem sie ihre Mutter getötet hatte, wurde bei ihr eine Psychose diagnostiziert. Die genauen Familienverhältnisse konnten nicht geklärt werden. Verwandte standen in psychiatrischer Behandlung, ihre Eltern und ihr Bruder dagegen nicht. Sabines Psychose konnte auf keine organische Erkrankung des zentralen Nervensystems oder sonstige körperliche Schädigungen zurückgeführt werden.

In ihrer Kindheit litt Sabine unter Trennungsangst und fürchtete sich im Dunklen. Im Kindergarten wirkte sie ängstlich, nässte oft ein. In der Volksschule wurde es nicht leichter. Sie galt als Außenseiterin, hatte Legasthenie und Angst zu versagen, die so weit ging, dass sie sich am Morgen vor der Schule übergeben musste. Trotz der Schwierigkeiten schloss sie das Gymnasium tadellos mit der Matura ab. In der Pubertät kamen zunehmend Streitereien mit der Mutter auf. Sie warf ihr vor, in der Erziehung einiges falsch gemacht zu haben. Sabine flüchtete sich in Suchtmittel, rauchte Cannabis und wirkte auf andere weggetreten.

Sechs Jahre vor dem Tötungsdelikt fiel Sabine das erste Mal durch Größenwahn auf, sie deutete Bedrohungs- und Verfolgungsgefühle an. Cannabis konsumierte sie weiterhin, zur Beruhigung, wie sie angab, und wegen der Schlafstörungen.

Ein Jahr vor der Tat wurde Sabine richtig komisch, wie der Vater es rückblickend nannte. Sie zog sich zurück, führte halblaut zusammenhanglose Selbstgespräche und lachte immer wieder kurz auf. Tag und Nacht blieb sie in ihrem Zimmer, sie verwahrloste. Wo sie hinging, folgte ihr starker Körpergeruch. Das einzige, was sie zu sich nahm, waren Walnüsse. Täglich holte sie sich eine neue Packung aus der Speisekammer. Sie musste original verpackt sein und durfte erst in ihrem Zimmer geöffnet werden.

Bei jeder Begegnung warf die Tochter der Mutter hasserfüllte Blicke zu. Die Mutter bekam zunehmend Angst vor ihr, wollte nicht mehr allein mit ihr sein und legte ihr eine psychiatrische Behandlung nahe. Eines Tages kam es zum Streit.

„Sie fing mit ihrer üblichen Aggressivität an und nörgelte an mir herum. Sie bemängelte meine Lebensgewohnheiten, ich solle doch dies und solle doch jenes tun, nur nicht das, was ich gerade machte", sagte Sabine aus. „Es war einfach genug. Es kam ganz klar in mir der Wille zum Ausdruck, dass diese Situation, die ich wie Flamme und Flamme empfand", womit sie ihre Mutter und sich meinte, „endgültig einer positiven Erledigung im Sinne meiner gedanklichen Vorgänge zugeführt wird." Diesen Vorgang beschrieb sie selbst wie folgt. „Ich wollte meiner Mutter bewusst machen, dass sie nur frei sein könnte, wenn sie sich von ihren Schutzhüllen befreien würde. Konkret meinte ich damit ihr schwarz gefärbtes Haar, ihre rot lackierten Finger- und Zehennägel, das waren Zeichen des Untergangs, des Teufels. Ich zwang sie immer heftiger, sich zu bekreuzigen, was sie anfangs noch verweigerte. Sie hatte Angst vor mir, ich wollte ihr diese Angst nehmen, indem ich ihr das Messer einfach in die Brust stieß. Es prallte aber an ihren Rippen ab. Ich wollte ihr Herz erwischen, dieses verfluchte Herz, wollte es pulsieren fühlen in meiner Hand. Der Vollständigkeit halber muss ich noch sagen, dass ich sie gezwungen hatte, sich hinzuknien, ich musste sie bestrafen, ich selbst wurde ja auch dazu gezwungen. Die dunkle, böse Stimme der Hyazintha redete unentwegt auf mich ein. Dann tat ich es einfach. Ich rächte die Verführung und Unterjochung meines geliebten Vaters, der durch ihre Grausamkeit seelisch gestorben ist, jetzt musste sie vor meinen Augen verbluten. Ich schnitt ihr einfach die Kehle durch. Das Blut spritzte, sie röchelte und alles schwamm in Blut. Sie sagte nichts, ihre Augen sagten alles. Ich hasste sie unendlich, sie quälte mich, seit ich auf der Welt war. Bis zuletzt, es gingen von ihr Strahlen aus, die mich direkt trafen, ständig, unvorhergesehen, zu jeder Tages- und Nachtzeit, auch im Schlaf verfolgte sie mich. Das Essen, das manchmal noch am Herd stand, wenn ich nachts in die Küche kam, rührte ich nicht an, ich wusste, es war vergiftet mit Rattengift, das roch ich. Sie wollte mich loswerden, schleunigst. So kam ich ihr einfach nur zuvor. Ich war eben cleverer als sie."

Sabine wurde als zurechnungsunfähig psychiatrisch erachtet. Sie erhielt keine Freiheitsstrafe, wurde aber in den Maßnahmenvollzug für zurechnungsunfähige, höhergradig abnorme Frauen eingewiesen und verbrachte mehrere Jahre in der forensisch psychiatrischen Institution, bevor sie bedingt entlassen wurde mit der gerichtlichen Weisung zur Weiterführung der psychiatrisch-psychotherapeutischen Behandlung.

Tötung von pflegebedürftigen Eltern
Die Tötung von Eltern, die pflegebedürftig sind und eine Last werden, ist eine Ausnahmesituation. Im eigenen Elend gefangen beschimpft, kränkt und demütigt ein Elternteil die Tochter über die Grenzen des Ertragbaren hinaus. Womöglich kommen dazu auch noch familiäre Auseinandersetzungen dazu, etwa unter zwei Schwestern, von denen sich eine hingebungsvoll um den Vater kümmert, während die andere nur selten vorbeischaut. Trotzdem wird die zweite mehr geliebt und bekommt das Erbe zugeschrieben. Die Übergangene tötet den pflegebedürftigen Vater dann in einem abrupt durchbrechenden Affekt.

Im folgenden Beispiel war die Konstellation anders. Hier war die Tötung eine Folge zunehmender Ohnmacht, Überforderung und Wut, gekoppelt mit dem eigenen Suizidversuch.

Forensisches Beispiel
Die ersten paar Jahre von Magdas Kindheit verliefen friedlich und geordnet. Die Mutter war Schuhverkäuferin, der Vater arbeitete saisonal am Bau. Sie war 5 Jahre alt, als sich die Eltern trennten. Sie blieb bei der Mutter, besuchte aber ihren Vater immer wieder. Sie hatten eine enge Beziehung, sie unternahmen Ausflüge mit seinem Auto, das für Magda immer mit einem eigenartigen Geruch verbunden war. Im Nachhinein wusste sie, dass es von den vielen leeren Dosen, die überall herumlagen, nach Bier stank. Als Jugendliche tat Magda ihr Vater leid, er war ständig arbeitslos und hatte dominante Partnerinnen, von denen er nach der Trennung nie loskam. Eins war der Tochter klar, sie wollte nie werden wie ihr Vater.

Es gelang ihr nicht gut. Magda konnte keine Beziehung halten, war selbst gewalttätig. Das Kind von ihrem letzten Partner hatte sie verloren. Mit 33 zog sie in das Haus ihres Vaters, die letzte Zuflucht vor der Straße. Es war alt und heruntergekommen, wie ihr pflegebedürftiger „Papi". Zeitweise kümmerte sich seine Freundin um ihn. Sie stand in psychiatrischer Behandlung, war seltsam, fütterte aber immerhin die Katzen und brachte hin und wieder Essen ins Haus. Der Tagesablauf war immer gleich. In der Früh öffnete der Vater sein erstes Bier, seine drei Tagesmahlzeiten bestanden stets aus einer Stange harter Wust mit Senf, Brot und Essiggurken. Anfangs verließ er wenigstens das Bett noch für die Notdurft, aber zunehmend seltener tat er das.

Magda lebte im oberen Stock des Hauses und beschäftigte sich damit, das Schreiben von Bewerbungen von einem Tag auf den nächsten zu verschieben. Eigentlich wollte sie wieder ausziehen, nur wollte sie ihren pflegebedürftigen Vater nicht allein lassen. Seine eigentümliche Freundin war komplett überfordert, schimpfte nur über die Unordnung und klopfte an die Wände, um die Geister zu vertreiben. Durch das gesamte Haus zog ein bestialischer Geruch aus Bier, Erbrochenem, Kot, Urin und verstreutem Katzenkot. Die Bettwäsche des Vaters durfte nicht gewechselt werden, weil er nicht mehr aufstehen wollte. Er machte sogar zeitweise ins Bett, blieb darin liegen und wartete bis es trocknete, weshalb sich offene Stellen in der Steißbeingegend bildeten. Manchmal legte er das Brot, ohne es zu merken, in eine Urinpfütze am Leintuch. Magda verlor sich, und auch ihren Lebenswillen, kümmerte sich nur noch um das Nötigste, nämlich um das Bier. Das durfte niemals ausgehen. Auch sie trank, schlief und tat ansonsten gar nichts mehr. So ging das dahin.

Irgendwann begann Magda mit dem Gedanken an Selbstmord zu spielen, sich zu erhängen. Es entstand ein zwanghafter Grübelkreis: sich erhängen, weg und aus, sich erhängen, weg und aus ... Die Möglichkeit, dem Elend durch Suizid entrinnen zu können, verschaffte ihr Erleichterung. Seit Wochen baumelte ein Plastikseil von ihrer Zimmerdecke, das sich einfach zuziehen ließ, wenn sie soweit wäre.

Eines Tages – so schilderte sie – sprang sie frühmorgens aus dem Bett, lief „wie ferngesteuert" in die Küche, holte ein Fleischermesser, lief weiter in das Zimmer des Vaters und stach es ihm zwischen die Rippen hinein, voller Wucht. Sie durchstach die Lunge und große Blutgefäße, das Blut spritzte mit ungeheurem Druck heraus. Sie ließ das Messer fallen, lief aus dem Haus in den Wald, wo sie schon früher ein Seil an einem Baum geknüpft hatte, sie wollte sich jetzt erhängen. Doch es klappte nicht. Zwei Tage irrte sie herum, bis sie völlig unterkühlt unter einem Baum kauernd von einem Jogger gefunden wurde. Er verständigte die Polizei.

Bei der Untersuchung im Gefangenhauses wirkt Magda zurückgezogen, kann sich kaum verständigen und versteht die Tötungshandlung am Vater nicht mehr. Sie habe es nicht mehr ausgehalten, eigentlich hätte sie sich selbst töten wollen. Auf die Frage, warum sie keine andere Lösung finden konnte, eine Arbeit oder zumindest eine andere Wohnmöglichkeit, gab sie an, sie habe sich einfach nicht aufraffen können. Sie habe es jeden Tag verschoben und immer weiter getrunken, bis es dann schon egal war, was sie tat.

Es war eine depressive Entwicklung mit Antriebslosigkeit, Desinteresse, völlig eintönigem Tagesablauf, totalem sozialen Rückzug und Verwahrlosung. Die Trennung vom Vater war nicht möglich, die Lösung in eine konstruktive Lebensbewältigung nicht verfügbar, bis ein aggressiver Raptus aus der Lethargie heraus das Ganze gewaltsam beendete. Emotional war Magda nicht zu erreichen, weder Schuldgefühle noch Bedauern über die Ereignisse und die bevorstehende Freiheitsstrafe waren an ihr wahrzunehmen. Sie fügte sich anstandslos in den Gefängnisalltag, erhielt eine stimmungsstabilisierende Medikation und meinte lapidar, dass es ihr hier besser ginge als vorher. Erstaunlicherweise erhielt sie nur eine 6-jährige Freiheitsstrafe, weil man ihr keine Tötungsabsicht unterstellte.

Das Gericht folgte dem Sachverständigenbeweis und erachtete Magda als schwer depressiv, grenzenlos überfordert mit den gesamten Umständen, und die Tötungshandlung als abrupten Durchbruch, der nicht geplant war.

In der älteren Psychiatrie wurde der seltene melancholische Erregungsdurchbruch als „raptus melancholicus" (Stransky 1950; Erkwohl und Huber 2009) bezeichnet: Aus der melancholischen Hemmung heraus kommt es plötzlich zu einem aggressiven Impulsdurchbruch, der in den Suizid oder in eine Gewalt- oder Tötungshandlung mündet (Steinau et al. 2020). Wohl war bei Magda auch von abhängigen Persönlichkeitszügen auszugehen, die ihr eine konstruktive Trennung erschwerten.

4.3 Sexualstraftäterinnen

Es gibt noch zu wenig Fachliteratur zu Sexualstraftaten von Frauen und Mädchen. Da ihr Vorkommen in den Verurteilungsstatistiken sehr selten ist, werden sie meist übersehen und überdies aus dem öffentlichen Bewusstsein ausgeklammert. Es ist ein Tabuthema, das weder in unserer Gesellschaft noch in der Wissenschaft angekommen ist. Sexualstraftaten erachtete man vorwiegend als männlich dominiert, Frauen waren nur Opfer. Wie uns die Geschichte zeigt, müssten die tiefgehenden Klischees über Frauen und Mütter, die unsere Sozietät prägen, hinterfragt und überdacht werden.

Auch die Nomenklatur der psychiatrischen Klassifikationssysteme ist männlich determiniert. Allein die Termini „Kindesmissbraucher" und „Vergewaltiger" legen unausgesprochen eine männliche Täterschaft nahe. Aber auch Beratungsangebote für Pädophile „Kein Täter werden" sprechen Frauen nicht unmittelbar an. Kriminologie, forensische Psychiatrie und Psychologie ignorierten lange, dass es auch Frauen gibt, die vergewaltigen, misshandeln, Kinder der Prostitution aushändigen. Der Anteil der Frauen an der Sexualkriminalität ist weltweit nur 2–6 % (Gannon und Cortoni 2010; Pflugradt 2014).

Werfen wir einen Blick auf die österreichische Verurteilungsstatistik: Im Jahr 2019 verurteilten Strafgerichte 47.980 Personen, davon waren 41.601 Männer und 6379 Frauen. Die Frauenkriminalität belief sich im Jahr 2019 auf 13 %. Auf die Sexualkriminalität entfielen 2,7 % (n = 1322). Von diesen waren 96 % männliche (n = 1281) und 4 % weibliche Täter (n = 41), von denen 2 junge erwachsene Frauen (18- und 20-jährig) waren. Auf die Gesamtverurteilungen bezogen machte somit der Anteil der männlichen Sexualstraftäter 2,6 % aus und derjenige der Sexualstraftäterinnen 0,08 %. Missbraucherinnen (n = 15) hatten an der Gesamtkriminalität einen Anteil von 0,031 %, an der Sexualkriminalität von 1,13 %

In den Jahren 2015–2019 wurden 143 Frauen wegen strafbarer Handlungen gegen die sexuelle Integrität und Selbstbestimmung verurteilt, darunter 21 Frauen wegen sexuellem Missbrauch und 5 Frauen wegen Vergewaltigung und geschlechtlicher Nötigung.

Nach dem geringen Vorkommen der Sexualstraftäterinnen im Hellfeld, ist es nicht verwunderlich, dass man sie kaum wahrnimmt. Darüberhinaus sind Tabus wirksam, dass so manche Sexualtäterin unentdeckt bleibt. Wohl wird Gewalt bei Frauen weniger körperlich als verbal und emotional ausgeübt. Dennoch wollen wir im Weiteren einen Blick auf die wenigen Missbrauchs- und sexuellen Gewalttäterinnen werfen.

Sexual(straf)täterinnen – der Terminus impliziert eine Verurteilung – sind Beziehungs- und Konflikttäterinnen. Überwiegend kommen die Opfer aus dem Familien-, Freundes- und Bekanntenkreis. Es gibt sie aber auch in Tagesstätten, Schulen und anderen Institutionen für Erziehung und Ausbildung. Im Vergleich zu den Delikten der Männer sind die Opfer der Frauen kaum fremde und selten erwachsene Personen. Einerseits handelt es sich um bisher unbescholtene Frauen, unauffällige, scheinbar gut angepasste Frauen und Mütter. Andererseits sind es vorbestrafte Täterinnen, die aber noch nicht wegen sexueller Übergriffe strafrechtlich in Erscheinung getreten sind. In der Persönlichkeit ähnelt diese letztgenannte Gruppe dissozialen und psychopathischen Gewalttäterinnen. Einige neigen zu neurotischer, wenige zu perverser Sexualität. Ausnahmen sind die wenigen manischen und hirnorganisch enthemmten Frauen, deren Affektkontrolle mangelhaft ist. Unreife Sexualstraftäterinnen agieren in Abhängigkeit zu einem sexualdevianten Partner, dem sie sich unterordnen und ihr Kind „opfern". Oder mit dem sie mitmachen, damit er sie nicht verlässt. Aber es gibt auch „geschäftstüchtige" Täterinnen, die ihr Kind ganz bewusst anderen gegen Entgelt überlassen und Videos von den sexuellen Übergriffen ins Darknet stellen.

Grundsätzlich kann man zwischen Missbrauchs- und Vergewaltigungstäterinnen differenzieren. Der Unterschied liegt in der Art der Gewaltanwendung und ob die Täterinnen wegen Missbrauch oder wegen sexueller Nötigung und Vergewaltigung verurteilt wurden. Bei sexuellen Missbrauchsdelikten werden Machtverhältnisse ausgenutzt, dazu zählt z. B. der sexuelle Missbrauch von Kindern. Dagegen wird bei sexuellen Gewaltdelikten Gewalt angewendet oder angedroht, um sexuelle Handlungen zu erzwingen. Darunter fallen die geschlechtliche Nötigung sowie die Vergewaltigung. Die praktische Ausführung der Delikte umfasst oft beides: Missbrauch schließt stets psychische und mitunter auch physische Gewaltanwendung und Nötigung mit ein. Hinsichtlich der Verurteilungszahlen sind es weit mehr Missbraucherinnen als Vergewaltigerinnen.

Missbrauchstäterinnen agieren eher einzeln, aber auch zusammen mit einem oder mehreren (meist männlichen) Mittätern. Vergewaltigerinnen sind eher Mit- und Gruppentäterinnen, selten Einzeltäterinnen. Die sexuellen Übergriffe sind primär nicht Mittel, um zwingend eigene sexuelle Bedürfnisse zu befriedigen, entstehen aus dem Wunsch nach Nähe, Dominanz und Macht, werden argumentiert mit Strafe und Rache. Bei den Mittäterschaften wird Angst vor Liebesverlust und Zwang zum Mitmachen argumentiert. Frauen, die aufgrund ihrer Sexsucht straffällig werden, gibt es, sie sind aber rar.

In der Wissenschaft sind die weiblichen Sexualstraftäterinnen Stiefkinder, man hat sich ihrer noch kaum angenommen. Das trifft auch auf die therapeutischen Beratungsstellen für Sexualstraftäterinnen zu (Berres et al. 2013). Wohl gab es immer wieder mahnende Arbeiten (O'Connor 1987; Matthews et al. 1989; Allen 1991; Teegen 1993; Jennings 1995; Sargent und Sgroi 1995), die auf Kindsmissbrauch durch Frauen als Täterinnen hinwiesen. Daraus entstand vor mehr als 30 Jahren die erste Typologie von weiblichen Sexualstraftäterinnen nach Matthews et al. (1989): erstens die Lehrerin oder Liebhaberin; zweitens die vorgeschädigte Täterin, in deren Familie sexueller Missbrauch gehäuft vorkommt; drittens die Täterin, die in Abhängigkeit von Männern zu sexuellen Taten gezwungen wird.

Diese Unterteilung wurde über die Jahre immer weiter ergänzt. Ich möchte hier vier Typen exemplarisch anführen.

- **Die Liebhaberin**. Sie missbraucht vorzugsweise Buben kurz vor oder in der Pubertät. Sie blickt zurück auf unbefriedigende Beziehungen mit Männern, wurde meist selbst sexuell missbraucht und gibt das im klassischen Rollenwechsel unmittelbar weiter. Die Täterin rechtfertigt ihr Verhalten mit dem Argument, dass sich auch der Junge die Liebebeziehung gewünscht habe.

- **Die Mittäterin** wird vom Partner zur Tat gezwungen. Sollte sie sich weigern, das Kind zusammen mit ihrem Mann sexuell zu missbrauchen, ist sie selbst Gewalt ausgesetzt oder sie wird ihr zumindest angedroht.
- **Die Prädisponierte** bezieht sich auf Täterinnen, die in ihrer Kindheit meist schwer und anhaltend sexuellen Missbrauch erleiden mussten. Die Frauen sind Einzeltäterinnen, Opfer sind hauptsächlich die eigenen Kinder, v. a. in sehr jungem Alter. Sie gibt dem Kind eine Mitschuld, weil es sie verführt und Lust gezeigt hätte. Hier findet sich eine deutliche Ähnlichkeit mit den sog. Rechtfertigungsmythen der männlichen Sexualstraftäter.
- **Die atypische Täterin** handelt ebenfalls ähnlich wie männliche Sexualstraftäter: Es sind Frauen, die an schweren seelischen Störungen leiden und Druck ausüben, damit der Mann das Kind gemeinsam mit ihr missbraucht. Dazu zählen auch Mütter, die in einer ausgeprägten Ängstlichkeit vor allfälligem sexuellem Missbrauch ihres Kindes ständig seine Geschlechtsorgane nach entsprechenden Hinweisen überprüfen. Diese Kontrollen führen letztlich zum eigenen sexuellen Missbrauch am Kind. Die Fälle, in denen zwei Frauen gemeinsam sexuelle Handlungen an Opfern tätigen (Peh 2014; Richter-Unger 2004; Braun und Kavemann 2001) gehören zu den Ausnahmen.

Ich habe die Typologien durch meine eigenen praktischen Erkenntnisse ergänzt. Dabei kam ich über den Kindesmissbrauch hinaus auf eine breitgefächerte Einteilung der Sexualstraftäterinnen (Roßmanith 2014, 2016):

- Frauen, die ihre eigenen oder fremden Kinder missbrauchen.
- Frauen, die Jugendliche (Adoleszente) oder Erwachsene missbrauchen, sexuell nötigen und/oder gewaltsam sexuelle Handlungen an ihnen verüben, also vergewaltigen.
- Mädchen, die allein oder in Gangs sexuelle Gewalttaten an anderen verüben.
- Frauen als Mittäterinnen, die Dependenzen, selten pädophile und/oder sadistisch perverse Anteile aufweisen.
- Frauen, die eigene oder fremde Kinder und Minderjährige der Prostitution zuführen und von ihnen kinderpornografische Abbildungen/Videos anfertigen.
- Frauen, die unter sexuellen Abweichungen leiden wie etwa Zoophilie. Solche paraphilen Handlungen sind symbiotische Ersatzhandlungen mit dem „Lieblingstier".

Ich gehe nun näher auf die Kategorien ein, wobei die Zoophilie schon in Abschn. 3.1.9 erläutert wurde.

4.3.1 Missbrauchstäterinnen

Nach WHO-Schätzungen erleben weltweit 18 % der Mädchen und 8 % der Jungen sexuelle Gewalt. Rund 1 Mrd. Kinder zwischen 2 und 17 Jahren weltweit haben emotionale, physische, sexuelle Gewalt erfahren. Der zahlenmäßige Anteil der Täterinnen ist im Hellfeld wenige Prozent, im Dunkelfeld wird er im 2-stelligen Bereich vermutet.

Missbrauchstäterinnen gehören zu einer heterogenen Gruppe. Beim regressiven Typ sind die pädosexuellen Handlungen gut getarnt, auf den ersten Blick sogar unscheinbar. Sie sind eingebettet in Waschrituale, Wohlfühlspiele, Maßnahmen der Gesundheitserziehung, diverse Massagen, die die Genitalien miteinbeziehen. Sie können auch selbstverständlicher Bestandteil von Zärtlichkeit sein, die zunehmend entgleist und in sexuelle Rituale übergeht. Solchen Taten fehlt scheinbar der Aspekt der Gewalt, trotzdem handelt es sich um penetrant sexuelle Handlungen durch Frauen und Mütter, die die Intimitätsgrenzen der Kinder überschreiten. Das Kind wird für den eigenen Zweck sinnlich erotischer Bedürfnisse funktionalisiert (Gannon und Rose 2008).

Gerade bei Müttern, die schon Kleinkinder missbrauchen, sie erleben das Kind nicht abgetrennt, sondern als Teil von sich selbst. Es kommt zu einer symbiotischen Verschränkung mit dem Kind, es ist ihr gefühlter Besitz. In seltenen Fällen sind es auch Großmütter, die unter dem Vorwand, sexuelle Aufklärung plastisch zu demonstrieren, selbst Hand an die Enkel legen. Solche Frauen geben den Missbrauch nicht zu, sondern erfinden Mythen, Ausreden und Pseudoerklärungen, die völlig absurd klingen. Bei der Konfrontation mit Polizei und Richter streiten sie alles ab oder sind empört, dass „sowas" eine sexuelle Straftat sein soll (Braun und Kavemann 2001). Sie wollten nur „das Beste für das Kind" und haben es „sicher nicht für sich getan". Das geht soweit, dass die Frauen den sexuellen Missbrauch sogar vor sich selbst „verschweigen" (Peh 2014).

In der Bevölkerung ist das kaum anders. Eine Mutter, die ihr Baby penetriert? Eine Oma, die ihren Enkel missbraucht? Undenkbar. Bevor man die Frauen zur Verantwortung zieht, wird noch eher die Glaubwürdigkeit der Zeugenaussage des Kindes geprüft, oder ein Mann als Täter gefunden. Gerade bei getrennten Eltern, unterstellt die Mutter dem Vater, das Kind zu missbrauchen, obwohl es nicht stimmt.

Frauen, die eigene oder bekannte Kinder missbrauchen, stehen unter dem Drang nach Zuwendung, suchen körperliche Nähe und erotisch sinnliche, aber auch sexuelle Bedürfnisbefriedigung, die von Erwachsenen nicht zu bekommen ist. Das kann schlicht daran liegen, dass keiner da ist, oder dass die Frauen in ihrem Selbstwert derart lädiert sind, dass sie sich keinem Erwachsenen zumuten und öffnen können. Gegenüber einem Kind nehmen sie die dominante Rolle ein. Die Angst fällt komplett weg. Sie erfinden gute Gründe für die sexuellen Handlungen. Manchmal kriegen die Kinder nicht einmal ganz mit, was passiert, weil das alles „ganz natürlich" sei, der Gesundheit oder Sauberkeit diene, aus Liebe geschehe. Erst als Erwachsene erinnern sich die Opfer, meinen, irgendwie gespürt zu haben, dass da was nicht stimmte. Sie nehmen erst in Gesprächen wahr, dass ihnen Unrecht widerfahren ist.

So geschehen in einer Opferbegutachtung. Ein junger Mann schilderte den jahrelangen sexuellen Missbrauch an ihm und seiner Schwester durch die Eltern. Seine Mutter beschwerte sich täglich, wie viel Arbeit sie mit ihrem Sohn hätte, weil sie sich stets um seine morgendliche Erektion kümmern musste. Sie führte Handverkehr am 11-Jährigen durch bis zur Ejakulation, damit er keinen gesundheitlichen Schaden davontrage, wie sie meinte. Der Junge litt unter Schuldgefühlen, der Mutter solche Arbeit zu machen. Als er einen Mitschüler fragte, ob es bei ihm zu Hause auch so wäre, kam der Fall ins Rollen. Auch familiärer Gruppensex war in der Mittelschichtfamilie „ganz normal".

Es gibt einzelne Familien, in denen perverse Eltern ihre Kinder „praktisch" in die Sexualität einführen, also in ihre eigenen sexuellen Handlungen miteinbeziehen. Den Minderjährigen wird versichert, dass das zur Liebe gehöre und normal sei. Entstanden aus der Mentalität der 1960er-Jahre, war es eine Zeit lang „in", wenn der Nachwuchs beim Sex zuschaute und mitmachte. Als Gegenbewegung zur verkorksten, prüden, mit Schuldgefühlen behafteten Sexualität, die vor der Make-love-not-war-Ära herrschte. Die Eltern wollten ihren Kindern damit immer nur etwas Gutes tun. Allerdings ging das gehörig schief, v. a. in Kommunen mit praktiziertem Gemeinschaftssex unter Einbezug der Kinder. Das zeigte sich in den zahlreichen gerichtlichen Prozessen und Therapien der Opfer, die gar nicht wussten, wer ihr leiblicher Vater, ihr „Erzeuger", wie sie ihn nannten, war. Leider gibt es auch heute noch Familien, die das so handhaben. Bekannte werden als Zuschauer oder Beteiligte zur „Familiensexualität" eingeladen. Oder es werden minderjährige Geschwister unter Anweisung der Eltern zum Inzest untereinander angehalten oder sogar gezwungen. Das hat mit pädosexuellen Kuschelvarianten nichts mehr zu tun.

Eine andere Variante ist der sexuelle Übergriff von Müttern auf schlafende Kinder. Die Praktiken reichen von Handverkehr an schlafenden Jungen, Ausgreifen an Mädchen, bis zum vaginalen oder analen Einführen des Fingers oder sogar von Gegenständen. Manchmal geht die Frau auf Nummer sicher und betäubt die Kinder mit einem Beruhigungsmittel. „Früher hat man den Babys Schlafmohn gegeben", rechtfertigte sich einmal eine Beschuldigte. Bekommen die Kinder doch etwas mit, wäre es nur Einbildung gewesen oder wird als „Schlafspiel, Schlafmassage" bezeichnet. Die Frauen beherrscht bei solchen Handlungen ein Machtgefühl, das Kind weiß nichts, kann sich nicht wehren, ist ihr ausgeliefert und gehört ihr damit ganz. Eine ähnliche Dynamik ist mit im Spiel, wenn K.o.-Tropfen verabreicht werden. Mir ist nur ein Fall in Erinnerung geblieben, bei dem das durch eine Einzeltäterin vorgekommen sein soll. Aber es gibt solche Szenarien in Gruppen- und Mittäterschaften bei sexuellen Übergriffen an wehrlos gemachten Kindern, Minderjährigen oder Erwachsenen. Es handelt sich dabei um die sadistische Dominanz und Kontrolle über die Opfer, die für sexuelle Zwecke benutzt werden (Roßmanith 2016, 2019). Dabei vermischen sich pädosexuelle mit sadistischen Handlungsweisen. Die Übergriffe fliegen auf, wenn Videosequenzen davon publiziert werden, wenn die Opfer doch was mitbekommen, nicht glauben, was ihnen gesagt wird, anderen davon erzählen, oder nach Festnahme einer Verdächtigen, die alle anderen verrät.

Dennoch wirken missbräuchliche Übergriffe von Frauen scheinbar weniger brutal, zumindest werden sie oft so dargestellt. Es wäre „nur eine Liebkosung" gewesen, sagte der Anwalt einer Missbrauchstäterin im Plädoyer. Man hätte ihm beim Anblick der Täterin fast glauben können. Eine adrett wirkende ältere Frau, die ihre Schuld etwas zu penetrant von sich wies. Dass die Großmutter schon ihre eigenen Kinder missbraucht haben soll, kam erst durch einen Vorfall mit dem Enkel auf.

Es wäre „nur zur Beruhigung" gewesen, die Kinder hätten das gebraucht. Es sei nicht aus ihrem Bedürfnis heraus passiert, sie tue so etwas nicht, sie wäre ja „kein Schwein". Von Beruf Physiotherapeutin war sie gewohnt, am Körper der Kunden für Entspannung zu sorgen. Dasselbe tat sie dann eben auch bei ihren jungen Opfern.

Ihre beiden Kinder sowie die drei Enkel, zwei Buben und ein Mädchen, waren psychisch höchst auffällig. Die Schäden könnten aber nicht durch ihre Handlungen kommen, mit denen wollte sie „doch nur ihr Bestes". Die ältere Dame gab nichts zu, stellte sich kompetent dar, war nicht einmal peinlich berührt. Sie nahm das Urteil an und verlor nie die Contenance. Bis zuletzt gab es Zweifel an ihrer Schuld, weil die Taten einfach nicht mit ihrem präsentierten ernsten Auftreten im Gerichtssaal zusammenpassten.

Es gibt aber auch Täterinnen, die zusammen mit Tätern, seltener mit Mittäterinnen pädosexuelle Übergriffe verüben, die sexuellen Gewaltdelikten entsprechen.

Die Juristin Ulrike Hunger fand in ihrer kriminologischen Studie „Verurteilte Sexualstraftäterinnen" (2019), einer empirischen Analyse von 104 Strafakten verurteilter sexueller Missbrauchs- und Gewalttäterinnen zwischen 2003–2012 in Bayern und Baden-Württemberg, deutliche Unterschiede in der Sexualkriminalität von Männern und Frauen. Es sollen vorerst nur die Ergebnisse hinsichtlich der sexuellen Missbrauchstäterinnen referiert werden: Mehrheitlich hätten die Täterinnen zusammen mit einem Partner oder mehreren Mittätern (selten mit Mittäterinnen) Missbrauchshandlungen an verwandten oder bekannten, teils männlichen, teils weiblichen Opfern verübt. Die Motivation erfolgte nicht aus eigenem sexuellen Bedürfnis, wie sie mehrheitlich angaben, sondern primär zur sexuellen Befriedigung der Mittäter, aus Angst vor Trennung oder Liebesverlust von diesen oder dem Bedürfnis nach Nähe. Die Täterinnen waren zwischen 20 und 39 Jahre, durchschnittlich 33 Jahre alt. Ein hoher Anteil wies einen niedrigen Bildungsabschluß auf. Das Durchschnittsalter der Opfer lag bei 12 Jahren, etwa drei Viertel der Täterinnen lebten in Partnerschaften und hatten eigene Kinder. Mehrheitlich wiesen sie keine Vorstrafen auf. Fast die Hälfte der Taten wurde ohne Körperkontakt vollzogen. „Frauentypische" Handlungen waren das Bestimmen und Auffordern zu sexuellen Handlungen, das Nichtstun und den Geschlechtsverkehr vor dem Opfer mit dem Mittäter zu vollziehen. Im Unterschied dazu agierte die Vergleichsgruppe der männlichen Missbrauchstäter allein, aus primär (pädo)sexueller Motivation.

Teilweise kann ich diese empirischen Studienergebnisse nachvollziehen, aber nicht zur Gänze. Vor allem nicht hinsichtlich des fehlenden Körperkontakts der Täterinnen mit den Opfern. Ob die Verantwortung der Täterinnen stimmt, keine eigenen sexuellen Bedürfnisse ausgelebt zu haben, bleibt offen. Sie wird vor Gericht stets vorgebracht, auch von männlichen Sexualstraftätern. Es sind meist „Mythen", Pseudorechtfertigungen. Aus meiner Erfahrung tarnen manche Missbrauchstäterinnen eigene paraphile Anteile in der Mittäterschaft. Aber dazu später.

4.3.2 Sexueller Missbrauch in Institutionen

In den vergangenen drei Jahrzehnten häufen sich die Anschuldigungen von Opfern des sexuellen Missbrauchs gegen Institutionen. Betroffen waren und sind kirchliche Gemeinschaften, Kinder- und Waisenheime, Internate, Vereine, selbst Beratungs- und Behandlungsinstitutionen. Allerdings gingen auch hier die Frauen als Sexualtäterinnen unter. Sie wurden schlichtweg übersehen in der Verleugnungskultur, die in unserer Gesellschaft herrscht. Es gilt die öffentliche Meinung, dass die „penislose" Frau gar nicht sexuell penetrant agieren könne. Und doch habe ich oft genug von Opfern gehört, die von Erzieherinnen und Nonnen sexuell „verführt" wurden. Mittlerweile belegen auch Zahlen die Schuld der Frauen. In einer Opferbefragung fand man heraus, dass es sich bei 80 % der Täter um Männer, bei 20 % um Frauen handelte, die pädosexuelle Übergriffe an ihren Schützlingen begehen würden (Enders 2012).

Die Täterinnen verbergen ihre sexuellen Übergriffe hinter Erziehungs- und Pflegemaßnahmen. So gelangen sie in die Intimsphäre der Kinder, um sie zu küssen, auszugreifen, an den Geschlechtsteilen zu reiben, sie mit Hilfsmitteln zu penetrieren oder tatsächlichen Geschlechtsverkehr mit ihnen zu haben. Eine andere Methode sind sexualisierte Bestrafungsrituale. Die Täterinnen sollen dabei sehr erfinderisch sein, wie die Opfer berichten: Sie streuen Salz, Pfeffer oder schmieren scharfen Senf auf den Penis oder die Klitoris des Schützlings, der Rest heißt „Strafreiben". Andere nötigen die Kinder zu oralen und genitalen Handlungen an sich oder zum Ausgreifen der eigenen Geschlechtsteile. Als Belohnung stehen Vergünstigungen in Aussicht, als Bestrafung sind Nachteile zu erwarten. Es gibt Drohungen, falls jemand etwas erfahren sollte, stets verbunden mit dem Hinweis, dass es sowieso niemand glauben würde. Oft genug hatten die Frauen damit auch recht. Fliegen solche Taten auf, werden sie als einmalige Entgleisung abgetan (Cobham und Harrison 1995). Dem ist aber nicht so. Solche Missbrauchshandlungen werden meist über lange Zeit an verschiedenen Kindern vollzogen. Die Täterinnen agieren im Dunkelfeld, die wenigen Anzeigen, die es gibt, werden wegen Mangel an Beweisen eingestellt (Enders 2003). Stets wird auf Unschuld plädiert, die Missbrauchstäterinnen übernehmen keine Verantwortung.

Sexuelle Übergriffe in Institutionen sind keine Seltenheit. Es können Erzieherinnen, Lehrerinnen, Nonnen, Jugendführerinnen sein, die Kinder und Jugendliche zu sexuellen Handlungen missbrauchen und vereinzelt sexualisierte Gewaltübergriffen tätigen. Die Taten kommen wesentlich später ans Tageslicht als bei den Männern als Täter. Die Frauen berichten, selbst sexuellen Missbrauch erlebt zu haben, wodurch sie von der Rolle der Täterin in den Opferstatus kommen und dort meistens auch bleiben. Die Anschuldigung, selbst zur Täterin geworden zu sein, kommt danach erst gar nicht mehr auf.

Forensisches Beispiel
Der 58-jährige Christian sitzt wegen mehrfacher Körperverletzung im Gefängnis. In der psychiatrischen Untersuchung erzählt er vom jahrelangen sexuellen Missbrauch durch seine Heimerzieherin.

Mit 8 Jahren kam Christian ins Heim, nachdem sich seine Eltern getrennt und die Mutter ihn nicht mehr versorgen hatte können. Sie war Alkoholikerin, schlug ihren Sohn manchmal mit, manchmal ohne Grund, sperrte ihn ein und ließ ihn stundenlang auf Holzscheiten knien. In der Einrichtung ging es dem Jungen kurze Zeit besser, bis nach 2 Jahren die gewalttätigen, sexuellen Übergriffe der Erzieherin losgingen. Der 10-Jährige habe sie so „angezogen", weil er so ein schönes Glied hatte, wie sie beim Duschen bemerkt haben will.

Es beginnt mit Streicheln und Aufforderungen, er solle ihre Scheide und ihre Brüste küssen und betasten. Bald folgt der erste Geschlechtsverkehr. Das sei, wie Christian meint, nicht so unangenehm gewesen, die Erzieherin ist um die 30 und eine „saubere und hübsche, an sich lustige Frau". Allerdings hat sie auch ein „zweites Gesicht". Das zeigt sie bei Strafritualen, wenn sie den Jungen mit einem Bambusstab oder einer Peitsche schlägt. Anfangs wird er vor Schmerz fast bewusstlos, mit der Zeit gewöhnt er sich daran. Er muss auf ihre Aufforderung um sein Leben betteln und zugeben, dass er Böses getan hat, meistens hat er keine Ahnung, was er gemacht haben soll. Nach den Gewalthandlungen nimmt die Erzieherin ihn in ihre Arme. Christian spürt ihre Erregung und „darf" mit ihr als „Herrin und Gebieterin" den Geschlechtsverkehr vollziehen. Das Ganze erinnert an sadomasochistische Praktiken, wie sie in einschlägiger Szene, dort allerdings in beiderseitigem Einverständnis, vorkommen.

Für Christian wiegen die Schläge und die sexuellen Übergriffe weniger schwer als die Ausweglosigkeit, sich niemandem anvertrauen zu können, weil ihm das keiner abnehmen würde. Die Angst zu versagen und dadurch keine Erektion mehr zusammenzubringen, die Ohnmacht und das Gefühl der Auslieferung prägen ihn fürs Leben. Kinder und Jugendliche mit solchen Erfahrungen werden damit im Laufe ihres Lebens auf mehrfache Art zu Opfern. So auch Christian.

Missbrauch in Schulen
Eine eigene Kategorie bilden Lehrerinnen, die mit Schülern sexuelle Kontakte pflegen. Im Gegensatz zu den Erzieherinnen haftet diesen Taten allerdings ein Flair des Aufregenden und Romantischen in der allgemeinen Meinung an. Obwohl hier genauso sexueller Missbrauch verübt wird, weil es sich um eine Autoritätsperson und einen ihr anvertrauten, unmündigen oder minderjährigen Schüler handelt, wird es nicht als solcher gewertet. Es besteht die Tendenz, es als erste tolle Erfahrung in der Sexualität zu betrachten. Schlagzeilen wie „Lehrerin hatte Sex mit der halben Klasse" wecken weniger Abscheu oder Ekel als erotische Vorstellungen. Besonders, wenn bekannt wird, dass die Lehrerin ihre Klasse nicht nur mit Schulaufgaben, sondern auch mit eigenen Por-

nofilmen, kurzen Videosequenzen und erotischen Nacktfotos versorgte. Hätte ein Mann die Tat begangen, wäre er geächtet, diskriminiert und als Pädophiler beschimpft worden.

Der Selbstwert der Lehrerin wird noch gesteigert, wenn sie Bewunderung von den Schülern erfährt. Abhängig von der Schwere ihrer Bedürfnisse, wird sie Angebote nicht abschlagen können oder selbst welche machen. Eine der angeklagten Lehrerinnen gab an, den Jugendlichen etwas Sinnvolles zu vermitteln, sie verrichte Aufklärungsarbeit. Keinesfalls hätte sie ihren Opfern Schaden zugefügt, es wäre alles auf freiwilliger Basis passiert. Zwar handelte es sich dabei nicht um Kinder, aber immer noch um Minderjährige. Die Anzeigen kommen hauptsächlich von den Eltern der Kinder. Aber auch von Klassenkollegen, die neidisch sind, weil nicht sie von der Lehrerin auserwählt wurden. Manchmal werden die Schüler sogar beglückwünscht, eine reife Frau gefunden zu haben, die sie in die Sexualität einführt. Insbesondere, wenn es eine attraktive Lehrerin ist mit erotischer, sexy Ausstrahlung.

Ein bekannter Fall in Österreich betraf vor Jahren eine Lehrerin, die mit ihrem Schüler eine Affäre begann. Es entstand eine Liebesbeziehung, die in einer Heirat mit gemeinsamen Kindern mündete. Die Strafe fiel mild aus. Das dazugehörige Buch *41 und 14* wurde ein Bestseller. Unvorstellbar bei einem männlichen Lehrer, der als Triebtäter gebrandmarkt worden wäre.

In den USA wird übrigens mit Lehrerinnen, die mit ihren minderjährigen Schülern sexuelle Kontakte pflegen, anders umgegangen. Dort werden die pädosexuellen Täterinnen zu jahrzehntelangen Freiheitsstrafen verurteilt. Aber nicht immer. Im Jahr 1996 ging die Geschichte einer „Skandallehrerin" um die Welt. Sie schlief mit ihrem 12-jährigen Schüler, obwohl sie selbst minderjährige Kinder hatte. Sie wurde wegen Kindesmissbrauch mehrere Monate und dann 7 Jahre auf Bewährung verurteilt und hatte mit dem Schüler zusammen zwei Kinder. Im Jahr 2005 heirateten die beiden, die Ehe zerbrach später. Als sie dann an Darmkrebs erkrankte und letztlich daran starb, betreute der ehemalige Schüler und spätere Ehemann sie rund um die Uhr, bis zum Schluss.

Missbrauch in therapeutischen und ärztlichen Praxen

Ein so seltener wie unglaublicher Fall ist es, wenn sich Psychotherapeutinnen oder auch Ärztinnen an ihren Klienten und Patienten vergehen. Obwohl Experten davon ausgehen, dass das vorkommt, und auch ich davon weiß, gibt es kaum Literatur zu diesem Thema, kaum bekannte Fälle und schon gar keine Zahlen. Auch hier werden eher Männer als Täter sichtbar.

Wird doch etwas publik, weil die „Übertragungsliebe" der Klienten schwindet oder in Hass umschlägt, werden von der Therapeutin die Übergriffe mit angewandter Sexualtherapie oder mit „Berührungsbehaglichkeit" (Hofer und Hager 2012) gerechtfertigt. Eines der ersten Schwarzbücher (1988), verfasst von „Anonyma" über den sexuellen Missbrauch von Psychoanalytikern an ihren Klientinnen, weckte zur damaligen Zeit keinen Verdacht, dass auch Therapeutinnen sexuelle Übergriffe verüben könnten. Heute weiß man es, aber kaum jemand spricht darüber. In einer infolge der geringen Fallzahl und methodisch kritisierten älteren Dissertation (Benowitz 1991) wurden etwa 4 % Therapeutinnen gefunden, die zugaben, Sex mit ihren Klienten praktiziert zu haben. Einige avisierten während der Therapie ihren Klienten nur ihr Interesse, vollzogen sexuelle Handlungen erst nach Beendigung der Therapie. Nur eine einzige (!) Klientin dieser Studie meinte dadurch Schaden erlitten zu haben. In einer weiteren Untersuchung (Becker-Fischer et al. 1997; Fischer und Becker-Fischer 2016) an 60 befragten Klientinnen, die sexuelle Übergriffe in der Therapie erlebt hatten, wurde überhaupt nur eine Klientin gefunden, die von einer Therapeutin sexuell übergriffig behandelt wurde.

Darüber hinaus wird in etlichen Berichten zu sexuellen Übergriffen während laufender Psychotherapie in der Bezeichnung der Täterschaft „gegendert" („TherapeutInnen"), sodass es einfach unklar bleibt, ob es sich um Täter oder Täterinnen handelte, die ihre Klienten während der Therapie missbrauchten.

Wie sehr das Thema („Missbrauch durch Therapeutinnen") heftige Reaktionen weckt und gleichzeitig tabuisiert ist, konnte ich als Psychiaterin und Psychotherapeutin selbst feststellen: Auf dem Weltkongress für Kriminologie (Monterrey/Mexiko, 2014) hielt ich einen Workshop zum Thema Frauen als Sexualstraftäterinnen und erwähnte die übergriffigen Therapeutinnen nicht: Ein junger Mexikaner, von Beruf Sozialarbeiter, Teilnehmer meines Workshops und möglicherweise selbst Opfer, stürmte am Ende der Veranstaltung völlig aufgelöst zu mir und brachte mir das zur Kenntnis. Es wäre der wesentliche Grund gewesen, warum er den Workshop besucht hätte!

Missbrauch von Menschen mit Behinderungen
Die Steigerung von sexuellem Missbrauch an Kindern ist die an wehrlosen, geistig, psychisch und/oder körperlich beeinträchtigten Kindern, Jugendlichen, Erwachsenen. Dabei kann es sein, dass Frauen das Bedürfnis hegen, zu Menschen mit schweren Behinderungen, Verunstaltungen, diversen Gebrechen, nicht nur körperliche, sondern auch sexuelle Kontakte zu haben. In der Pflege kommt es schnell zu körperlichem Nahkontakt, Übergriffe gelingen

damit leicht. Die Pfleglinge sind leicht manipulierbar und vertrauen rasch, besonders wenn sie die Betreuungsperson gut kennen und körperliche Nähe mit ihr selbstverständlich ist. Die Handlungen können von kuscheln, liebkosen, bis zu oralen, analen und genitalen sexuellen Handlungen reichen. Argumentiert werden sie damit, dass man nur Gutes tun wollte und die Pfleglinge „es ja auch selbst wollten". Etliche können jedoch gar kein Einverständnis dazu geben. Wohl findet sich in solchen Betreuungsinstitutionen die Intention, den Betreuten gelebte Sexualität zu ermöglichen. Dafür werden eigens geschulte Personen organisiert. Das ist mit meinen Ausführungen hier nicht gemeint. Primär geht es nämlich bei den geschilderten Taten nicht um die Erfüllung der Bedürfnisse der Opfer, sondern um diejenigen der Täterin. Auch finden sich sadistische Übergriffe mit Schmerzzufügung und Gefügigmachen.

Psychiatrisch gesehen, haben solche Täterinnen einen massiv angegriffenen Selbstwert, der in der Opferwahl sichtbar wird. Es fehlt ihnen an Sorgfaltspflicht und einem, vielleicht auch übergangenen Schutzinstinkt. Bei sadistischen Übergriffen springen ein defizitäres Gewissen und eine dissoziale wie psychopathische Prägung ins Auge. Die Erfahrungen werden, möglicherweise geprägt von eigenen sadistischen Strafritualen in der Kindheit, durch die Überlegenheit der Täterin an wehrlosen Schutzbefohlenen kanalisiert. Die Art der sexuellen Begierde überspringt gleich mehrere Hürden, was auf eine Paraphilie hinweisen kann.

Die Opfer werden auch zu diskriminierenden Handlungen angehalten. Davon werden Videos angefertigt, unter Versprechungen und falschen Lobbekundungen. So auch im folgenden Fall.

Eine 22-jährige Frau mit schweren körperlichen und geistigen Behinderungen wurde von einer Betreuerin ermuntert und letztlich überredet, sich doch vom Fahrer eines Behindertentransportes fotografieren zu lassen. Er würde gerne anderen zeigen, wie schön sie sei: „Du bist so schön, zeig das doch mal allen". Die Bilder zeigten eine körperlich und geistig erheblich beeinträchtigte junge Frau, die sich mit gespreizten Beinen am Rollstuhl positionierte. Sie deutete an, sich gerade selbst zu befriedigen und lächelte dabei gezwungen.

Missbrauch von alten Menschen
Eine Sonderform des sexuellen Missbrauchs kann alte Menschen als Opfer betreffen. Vereinzelt finden sich Betreuerinnen, die sich an den sexuellen Handlungen mit alten Menschen erregen. Dabei ist ähnliches am Werk wie bei pädosexuellen Übergriffen an einem Kind, beide sind wehrlose Opfer. Es handelt es sich jedoch nicht um eine gerontophile Vorliebe der Täterin, son-

dern um Ersatzhandlungen mit sadistischen Merkmalen. Dabei spielen das Ausnützen der Wehrlosigkeit und die Rache für anstrengende Pflege eine Rolle, wodurch das Motiv für die Delikte oft nicht eindeutig zuzuordnen ist.

Geständnisse sind mehr als selten, weil der Bereich extrem schambehaftet ist. Die Handlungen kommen nur auf, wenn irgendjemand Verdacht schöpft, die Handlungen beobachtet oder Abbildungen und Videosequenzen ins Netz gestellt werden. Erstaunlich, dass solche Bilder und Videosequenzen im Web reißend Absatz finden. Das ist allerdings auch einer der wenigen Wege, um solche Taten auffliegen zu lassen. Handyaufnahmen und Videos in einschlägigen Foren und Gruppen enttarnen die Täterinnen. Die Beweisführung wird durch die Kommunikation in Geheimsprache und mit Aliasnamen erschwert.

Oder es agiert eine ganze Gruppe, wie das bei sadistisch quälenden Übergriffen mit Todesfolge an geriatrischen Abteilungen oder Pflegeheimen publik wurde. So wurde eine demente Patientin bei Waschritualen ausgegriffen, gekniffen und gequält. Die Täterinnen versuchten mit Fingern und gefüllten Spritzen in den Anus und die Scheide der Frau einzudringen, um Flüssigkeiten einzuführen, die als Spülung getarnt wurde. Sie dehnten auch die Scheide, „damit sie nicht ganz zuwachse". Das ähnelt medizinischen Maßnahmen, die allerdings keine Indikation hatten. Sexueller Missbrauch hat viele Formen. So machten sich zum Beispiel Täterinnen zusammen mit Mittätern über die alten Menschen lustig, indem sie ihnen erotische Reizwäsche anzogen und sie posieren ließen: Eine 89-jährige gebrechliche, pflegebedürftige Frau wurde mit Strapsen, Spitzen-BH und -höschen aufgemotzt, die kontrahierten Beine gespreizt. Davon sollen sogar Bilder existieren.

Die sadistischen Handlungen dienen dazu, den Selbstwert der Täterinnen zu stärken. Durch die erzwungene Demütigung entsteht ein Gefühl der Macht über die anvertrauten hilflosen Menschen. Es ist ein Mittel zum Zweck der narzisstischen Aufwertung der Täterinnen.

4.3.3 Vergewaltigerinnen

Frauen begehen selten sexuelle Gewalttaten, an Unmündigen, Minderjährigen, vereinzelt auch an Erwachsenen. Die Vergewaltigerin unterscheidet sich von der Missbrauchstäterin durch die geschlechtliche Nötigung und körperliche Gewalt, die sie anwendet. Sie handelt selten allein, öfter ist sie Mittäterin oder Gruppentäterin. Erstaunlicherweise sind etliche der Vergewaltigerinnen Jugendliche und junge Erwachsene.

Eine sexuelle Gewalthandlung durch eine Frau ist von der herkömmlich gemeinten Vergewaltigung eines Mannes klar zu unterscheiden. Kaum eine

Täterin springt einfach auf der Straße ein Opfer an, weil sie ihre Libido nicht mehr unterdrücken kann. Sie fällt nicht über ein x-beliebiges Opfer her, weil die sexuelle Triebspannung sofort kanalisiert werden muss.

Wie alle anderen Täterinnen kennen auch Vergewaltigerinnen ihre Opfer und haben oft eine persönliche Verbindung zu ihnen, aus der das Motiv für die Tat entstehen kann. Nur in äußerst seltenen Fällen, wenn die Frau einer manischen Enthemmung mit drängender sexueller Spannung unterliegt, trifft es fremde oder gar Zufallsopfer. Oder auch wenn Sexualität als dysfunktionale Copingstrategie ausgelebt wird, um Spannung und Unlustgefühl zu mindern. Auch eine zwanghafte Sexsucht, die nie zur Gänze gestillt werden kann, treibt die Täterin zu Sexualpartnern, die sie wahllos nimmt und zu sexuellen Handlungen nötigt.

Forensisches Beispiel
Die 34-jährige manisch enthemmte und alkoholisierte Judith überrumpelt auf einer Firmenfeier ihren gleichaltrigen Kollegen. Sie lockt ihn in ein Gartenhäuschen, nähert sich ihm penetrant distanzlos. Er lässt es über sich ergehen. Sie greift einfach in seine Hose und vollzieht Handverkehr an dem verblüfften Mann. Man könnte meinen, in beiderseitigem Einverständnis. Aber so war es eben nicht, wie der Mann später ausführt. Er hatte rasch eine Erektion, allerdings nur infolge einer „biologischen Reaktion", wie er meinte, und gegen seinen Willen. Judith sah das als Einladung zum Weitermachen.

Letztlich zeigt der Kollege Judith wegen sexueller Nötigung an. Sie bestreitet alles und verweist auf seine offensichtliche Bereitschaft. Vergeblich, denn tatsächlich kann die Erektion, gegen die sich der Kollege erfolglos zu wehren versuchte, nicht als Einladung für sexuelle Handlungen verstanden werden.

Bei Vergewaltigerinnen, die hier ausgeführt werden, äußern sich die Übergriffe meist anders, nämlich in aggressiven sexuellen Handlungen, bei denen meist gar nicht die sexuelle Lust federführend ist, sondern sadistische Anteile.

Überwiegend handeln Vergewaltigerinnen aus Rache, Straf- und Machtbedürfnissen oder in Mittäterschaft (Roßmanith 2019; Hunger 2019). Eine Vergewaltigung kann zum Beispiel aus aufgedrängten sexuellen Spielen resultieren. Die Täterin zwingt das Opfer, sich immer mehr auszuziehen und Aufgaben zu erfüllen, die immer heftiger werden. Bis der Punkt erreicht ist, an dem man von einem gewaltvollen, sexuellen Übergriff sprechen kann und das Opfer schon wehrlos ist.

Zahlen zu Vergewaltigungen durch Frauen als Täterinnen liegen im Hellfeld kaum vor. Es sind nur einzelne Täterinnen pro Jahr. Im Jahr 2019 wurde keine Frau in Österreich wegen Vergewaltigung oder geschlechtlicher Nötigung verurteilt. Man kann vermuten, dass einiges im Dunkelfeld verborgen ist und sich die Taten durch alle sozialen und Bildungsschichten ziehen.

Wie bereits erwähnt analysierte die Juristin Ulrike Hunger (2019) vom Institut für Kriminologie (IFK) der Universität Tübingen nicht nur die Strafakten verurteilter sexueller Missbrauchstäterinnen, sondern auch von Frauen, die wegen eines sexuellen Gewaltdeliktes zwischen 2003 und 2012 in Bayern und Baden-Württemberg verurteilt wurden und verglich sie mit einer Gruppe von männlichen Sexualstraftätern: Danach waren in der Gruppe der sexuellen Gewalttäterinnen bei fast allen Taten weitere Personen beteiligt. Die Täterinnen hatten selbst (wie die ebenfalls untersuchten Missbrauchstäterinnen) oftmals keinen Körperkontakt zu ihrem Opfer, sondern forderten zu sexuellen Handlungen auf oder sahen dabei zu. Als Hauptbeweggründe nannten sie die Angst, vom Mittäter verlassen oder körperlich misshandelt zu werden. Über drei Viertel der Opfer waren weiblich. Sämtliche Opfer waren mit den Frauen bekannt oder verwandt. Die verurteilten Vergewaltiger der Vergleichsgruppe hingegen kannten ihre meist weiblichen Opfer nur in etwa einem Drittel und gaben primär sexuelle Beweggründe für ihre Taten an.

Ich selbst habe auch eine – im Vergleich dazu kleine – empirische Studie gemacht. Ich analysierte die Strafakten von 16 in Österreich zwischen 2003–2015 verurteilten sexuellen Gewalttäterinnen. Zusätzlich bezog ich auch die psychiatrisch/psychologischen Nachbeurteilungen zur Gefährlichkeitsprognose der Täterinnen mit ein, die an der Dokumentations- und Koordinationsstelle für Sexualstraftäter in Wien (BEST) gemacht wurden. Wegen geschlechtlicher Nötigung waren 6 Täterinnen, wegen Vergewaltigung 10 verurteilt wurden, davon wurden 2 wegen beiden Straftaten rechtskräftig verurteilt. Vier Frauen wurden als zurechnungsunfähig, höhergradig abnorme Rechtsbrecherinnen erachtet.

In meiner Studie waren die Täterinnen mehrheitlich (n = 10) zwischen 16–20 Jahre alt. Sie alle kamen aus unteren Bildungsschichten, 82 % hatten einen Hauptschulabschluss, 12 % hatten die Sonderschule absolviert, 6 % einen Lehrabschluss. Soweit stimmten diese Ergebnisse annähernd mit der referierten deutschen Studie überein, bis auf das jüngere Alter der Täterinnen. Alle 16 Frauen stammten aus zerrütteten Familienverhältnissen und waren selbst Opfer von Gewalt und/oder sexuellen Übergriffen. 44 % waren unbescholten und 56 % waren nicht einschlägig vorbestraft. Nur eine Frau war bereits einmal im Maßnahmenvollzug aufhältig. Die Hälfte der Frauen war zum Tatzeitpunkt ledig, ein Viertel war verheiratet. Die anderen waren geschieden, verwitwet oder lebten in einer Partnerschaft.

Keine der Frauen gab eine sexuelle Erregung bei der Tat an. Die Motive für die sexuellen Gewaltübergriffe waren „Spiele" oder Strafen und Rache am

Opfer für tatsächliches oder vorgegebenes Fehlverhalten. Zu 50 % handelte es sich um Mittäterschaft, 31 % waren Gruppendelikte, aber immerhin 19 % der Frauen waren Einzeltäterinnen.

Bei der Diagnose der Persönlichkeit, wiesen 12,5 % der Frauen keine diagnostizierte psychische Störung auf. Die anderen litten unter einer Persönlichkeitsstörung, vorrangig waren es dissoziale, Borderline- und histrionisch narzißtische Anteile und zwei wiesen eine leichte Intelligenzminderung auf. Bei etwa der Hälfte der Täterinnen fand sich noch eine weitere psychische Störung: Psychopathie bei 25 %, psychische und Verhaltensstörungen durch psychotrope Substanzen bei 12,5 %, Störungen der Sexualpräferenz wie Pädophilie bei 6,25 % und sexueller Sadismus war bei 6,25 % vordiagnostiziert.

Nur ein Viertel der Opfer waren Erwachsene, mehrheitlich betraf es Kinder und Jugendliche, die mit der Täterin verwandt oder bekannt waren. Die Opfer waren je zur Hälfte weiblich und männlich. Hier findet sich ein gravierender Unterschied zu Vergewaltigern. Die Opfer der männlichen Täter sind deutlich älter und überwiegend weiblich.

Manche Täterinnen hatten eine Lockvogelfunktion, warben die Opfer an oder überredeten sie zum Mitmachen, manipulierten und täuschten die Opfer, waren mehrheitlich (!) aktiv bei den sexuellen Übergriffen und verrichteten nicht nur „frauentypische" Handlangerdienste. Die grausamsten Taten waren bei den jungen Täterinnen festzustellen, die auch Videos aufnahmen und sie im Internet veröffentlichten.

Primär handelte es sich um sexualisierte Gewalthandlungen, eingebettet in Bestrafungsrituale, Demütigungen und Schmerzzufügen. Sie hatten einen gewissen „Unterhaltungswert" auch (!) für die Täterinnen, die das sogar selbst angaben, v. a. durch Machtgewinn und Selbstwerterhöhung. Keine einzige verantwortete sich mit einem Lustgewinn, obwohl ein solcher anzunehmen war – zumindest nach Angaben der Opfer –, der jedoch getarnt blieb in der Mittäter- und Gruppentäterschaft.

Es kamen diverse Penetrationswerkzeuge zum Einsatz, die teilweise schwere körperliche Verletzungen zur Folge hatten. Es konnte zwischen Taten unterschieden werden, ohne primärer sexueller Konnotation und mit einer solchen, wobei wieder zwischen sog. Hands-off- (ohne Körperkontakt) und Hands-on-Delikten (mit Körperkontakt) zu differenzieren war. Hier eine Übersicht der Taten, die gemeinsam mit Tätern oder allein von Täterinnen verübt wurden.

Taten ohne primär sexuelle Konnotation:

- Misshandlung und Erniedrigung des Opfers;
- Bedrohung mit Gaspistole, Messer;
- Nötigung, Reinigungsmittel, Urin zu trinken, Kot zu schlecken;
- Nötigung, sich anal ein Plastikschwert einzuführen und nach der Entfernung abzulecken; die Schuhe der Täterin abzulecken;
- Herumführen mit Hundeleine um den Hals durch die Wohnung;
- Zufügen von Brandverletzungen, Gabelstiche in den Rücken;
- Bespritzen des Opfers mit Farbe oder mit Benzin und Anzünden des Opfers;
- Fesselung bzw. Knebelung der Opfer, Einsperren über Nacht.

Taten mit primär sexueller Konnotation:
Hands-off-Delikte/Delikte ohne Körperkontakt, die häufiger bei Täterinnen als bei (Mit)tätern vorkommen:

- Zuschauen (z. B. beim Geschlechtsverkehr der Täterin mit einem Mann),
- Anwesenheit der Täterin bei den sexuellen Übergriffen, ohne einzugreifen, oder Herstellen von Video oder Audioaufzeichnung,
- Bestimmen und Auffordern: sexuelle Handlungen an sich wie an Dritten vorzunehmen, Aufforderung an Dritte, sexuelle Handlungen am Opfer vorzunehmen.

Hands-on-Delikte/Delikte mit Körperkontakt:

- Geschlechtsverkehr mit Opfer bzw. Penetration mit Finger oder Hilfsgegenständen (Besenstiel, Hammer, Zange, Taschenlampe, stumpfes Messer etc.) – im Vergleich dazu agieren Vergewaltiger meist ohne Hilfsmittel –,
- Stimulation der Geschlechtsteile des Opfers,
- Aufforderung der Täterin, dass das Opfer zunächst an sich und dann sexuelle Handlungen mit ihr oder den anderen zu vollziehen hat.

Die Ergebnisse meiner Studie untermauern die Fakten in diesem Buch und stimmen teilweise mit der zitierten deutschen Analyse verurteilter Sexualstraftäterinnen (Hunger 2019) überein. Aus meiner Sicht werden die Ergebnisse der deutschen Studie etwas zu einseitig interpretiert. So werden gewisse Tathandlungen als frauentypisch dargestellt, also diejenigen ohne Körperkontakt mit den Opfern, die ich in meiner Studie nicht in dieser Häufigkeit finden konnte. Oder der Fokus wird auf die Abhängigkeit der Frauen von männlichen Haupttätern gelegt. Man könnte folgern, dass Frauen allein nie solche sexuellen Übergriffe verüben würden. Das konnte ich aber nicht bestätigen. Ein Teil der Frauen agiert allein. Es zeigte sich in meiner – zahlenmäßig viel kleinerem Studie – auch nicht, dass die Täterinnen v. a. Delikte ohne Körperkontakt vornahmen, sondern Hands-on- und Hands-off-Delikte waren annähernd gleich oft vertreten, erfolgten gemeinsam an einem Opfer und entbehrten nicht grausamer Charakteristika. Die Täterinnen nahmen auch schmerzlich penetrante körperliche Handlungen vor. Allerdings verantworteten sie sich mehrheitlich „nur" als Mittäterinnen, gaben aber nicht an, aus Liebe zum Haupttäter gehandelt zu haben, sondern aus Gründen von Abhängigkeit und Verlustangst. Nicht zur Gänze nachzuvollziehen, war die fehlende sexuelle Lust, mit der sie sich verantworteten, was vor Gericht möglicherweise aus Gründen der Scham oder zweckorientiert – zur Strafminderung – erfolgte.

Forensisches Beispiel
Die 18-jährige Lina wird zu einer 3-jährigen Freiheitsstrafe verurteilt, gleichzeitig wird die Maßnahmenunterbringung ausgesprochen. Eine Rarität bei einer erst 18-Jährigen. Die Verurteilung erfolgt wegen Körperverletzung, Nötigung, geschlechtlicher Nötigung, Freiheitsentziehung, Vergewaltigung. Lina weist eine bedingte Vorstrafe wegen Körperverletzung auf, die widerrufen wird.

Lina trifft sich zusammen mit einer Freundin und zwei Bekannten. Späterer Tatort ist die Wohnung eines Mittäters, der den 10-jährigen Jungen einer Bekannten zur Aufsicht bei sich hat. Alle kennen sich untereinander. Plötzlich steht der Vorwurf im Raum, dass das 10-jährige Opfer lügen würde, da er angab, noch nie geraucht zu haben und überdies Lina ausgelacht hätte. Der Junge verneint entschieden, was nichts hilft. Lina versetzt ihm darauf zwei kräftige Ohrfeigen und erzwingt ein Geständnis, das er aus Angst auch gibt. Danach versetzt sie ihm noch einen Tritt und fordert ihn auf, sich nackt auszuziehen und sich vor sie hinzustellen. Der verängstigte Junge kommt dem widerspruchslos nach und wird aufgefordert, vor allen zu masturbieren, zwischenzeitlich muss er „zur Abwechslung" den Boden aufschlecken. Danach nimmt Lina an ihm einen Handverkehr vor – den die zweite Täterin filmt – und fordert ihn auf, mit einem der anwesenden Täter einen Analverkehr zu vollziehen. Da der Junge sich weigert, führt sie ihm zur Strafe einen Stab anal ein. Danach muss er auf Geheiß der anderen sich vor die Klomuschel knien und Urin daraus trinken. Das weinende und vor Schmerzen wimmernde Opfer blutet inzwischen aus Nase, Ohren und Anus, die Anwesenden bekommen es mit der Angst zu tun und fordern ihn auf, aus der Wohnung zu „verschwinden". Die gesamte Prozedur dauert an die drei Stunden. Sie schüchtern ihn noch ein, niemandem etwas zu erzählen, sonst würden sie ihm und seiner Familie was antun. Der Junge wird vor dem Wohnhaus von Hausparteien aufgegriffen, ins Spital gebracht, wo Anzeige erstattet wird. Die Täter und Täterinnen haben sich schlafen gelegt.

Bei dieser jungen Sexualstraftäterin handelt es sich nicht um eine aus Liebe mit ihrem Partner mitagierende Frau, die „frauentypische" sexuelle Handlungen ohne Körperkontakt am Opfer vornimmt. Ganz im Gegenteil. Aber es ist wahrscheinlich, dass diese sexuell sadistischen Übergriffe in dieser Dauer erst durch die gruppendynamische Verstärkung den fatalen Verlauf nehmen und vermutlich weder Lina noch die anderen allein derartige Grausamkeiten vollzogen hätten.

Lina hat selbst sexuellen und Gewaltmissbrauch durch den „heiß geliebten und schwer gehassten" Vater erlitten, wie sie selbst ihre ambivalente Beziehung zu ihm beschreibt. Ihre Mutter kennt Lina nicht, sie verließ die Familie kurz nach ihrer Geburt und ging nach Übersee. Der Vater spricht stets schlecht über sie. Aber er liebt Lina, wie er sagt, weil sie ihr ähnlich sieht. Mit den diversen Freundinnen des Vaters hat Lina stets Schwierigkeiten, als Kind schon beginnt sie sich zu ritzen und selbst zu verletzen. Ab dem 12. Lebensjahr geht sie für „Taschengeld" auf den „Babystrich", im Alter von 13 Jahren hat sie bereits einen Schwangerschaftsabbruch hinter sich. Sie weist zahlreiche Schulabbrüche, aber keinen Schulabschluss auf, arbeitet nirgendwo längerfristig. Psychiatrisch wird bei ihr eine Störung der Persönlichkeitsentwicklung mit emotional instabilen und dissozialen sowie psychopathischen Anteilen diagnostiziert.

Jugendliche Sexualstraftäterinnen sind in der wissenschaftlichen Literatur bekannt (Wijkman et al. 2014). Das mag erstaunen. Lina ist ein klassisches Beispiel dafür. Sie stammt aus einem dysfunktionalen Elternhaus ohne Halt, mit hoch ambivalenter Beziehung zum Vater, und ist selbst Opfer von Gewalt und Missbrauch. Hinweise auf Traumatisierung finden sich. Das was sie ehemals als Opfer erlitt, gibt sie als Täterin weiter. Sie weist eine frühe Störung des Sozialverhaltens und der Emotionen auf, eine Störung der Persönlichkeitsentwicklung, zeigt psychopathische Anteile. Ob sie auch sadistische Anteile der Persönlichkeit als Erwachsene zeigen wird, ist noch ungeklärt. Eine sadistische Akzentuierung wird vermutet.

Gerade im Jugendalter gibt es gehäuft gewalttätige und sexuell übergriffige Mädchen. Darauf wird später noch eingegangen. Vorab ist nur insoweit anzumerken, dass Lina vermutlich mit dem Vater fehlidentifiziert ist. Infolge ihrer Selbstunsicherheit, labilen Affektivität und fehlenden Identität sieht sie in der Gewalt ein taugliches Mittel, sich nach außen hin als „cool", stark und scheinbar überlegen zu präsentieren.

Neben Mit- und Gruppentäterinnen, die sexuelle Gewaltübergriffe verüben, gibt es auch Einzeltäterinnen. Im folgenden Beispiel wurde ganz gezielt das sog. Cybergrooming benutzt, um im Internet Sexualkontakte anzubahnen. Die Täterinnen wecken Vertrauen, manipulieren die meist minderjährigen Opfer, machen sie abhängig, fordern obszöne und Nacktfotos von ihnen, mit denen sie sie erpressen.

Forensisches Beispiel 3
Teresa ist 28 und eine der wenigen vergewaltigenden Einzeltäterinnen. In verschiedenen Dating-Portalen gibt sie sich als 19-jähriger Fabio aus. Unter ihrem Fake-Profil schreibt sie junge Mädchen zwischen 11 und 14 Jahren an. Sie chattet charmant mit ihnen, lädt sie ein, datet sie, verführt und vergewaltigt sie mit einem Sextoy. Ihre Haare hat sie auf Fotos und bei Treffen zusammengebunden, stylt sich männlich, ist durchtrainiert, burschikos und ohne nennenswerten Busen. Jedes ihrer Opfer nimmt ihr ab, ein Junge zu sein.

Stundenlang telefoniert sie mit den Mädchen, schickt ihnen intime Fotos und fordert sie auf, ebenfalls Nacktfotos zu senden. Sie übt mit ihnen Dirty Talks „für später". Macht ihren Opfern Mut, zu sich zu stehen, auch ihre Schwächen zu zeigen, die sie an ihnen besonders lieben würde.

Sie wirkt weltoffen, sympathisch, originell, aufgeschlossen, einfühlsam. Teresa hat eine Vorliebe für zarte, bubenhafte, junge Mädchen, die sie mit Komplimenten überhäuft. Selbst schüchterne, gehemmte Mädchen vertrauen ihr blind. Die Opfer geben an, sich restlos in Fabio verliebt zu haben. Er wäre der charmanteste Freund, mit dem sich alle eine ernsthafte Beziehung vorstellen hätten können.

Teresa baut immer eine lange Vertrauensebene auf, bevor es zum realen Date kommt. Die Opfer sind stets aus einer anderen Stadt. Für das erste Date legen die Mädchen also ein paar Kilometer zurück. Bei Teresa zu Hause sitzen sie in der Falle. Als Fabio fällt sie über ihre Opfer her, penetriert sie mit einem Vibrator. Manche Opfer merken das gar nicht, denken, es wäre Fabios Penis, mit dem er in sie eindringt. Die vergewaltigten Mädchen müssen schweigen, ansonsten droht die Täterin alles öffentlich zu machen, die Nacktfotos nicht nur im Internet zu verbreiten, sondern auch in ihrer Heimatstadt, in der Schule und im Familien- und Freundeskreis. Das bringt die Opfer lange zum Schweigen

Teresa fliegt auf, als eines der Mädchen sich doch ihren Eltern anvertraut. Sie erstatten Anzeige gegen einen gewissen Fabio. Als sich herausstellt, dass es sich um eine junge Frau Ende 20 handelt, sind alle maßlos verblüfft. Mit dem Aufkommen des Falls melden sich immer mehr Opfer bei der Polizei. Am Ende sind es mehr als 30 Opfer. Alle fragten sich, wer steckt hinter Teresa alias Fabio?

Teresa war das 8. und jüngste Kind ihrer Familie. Aufgezogen wurde sie von ihren älteren Schwestern, weil die Mutter nicht dazu in der Lage war. Ihr war nicht einmal die Schwangerschaft bewusst gewesen. Beide Eltern waren dem Alkohol verfallen. Der Vater war der Familientyrann, schlug alle Kinder, bis sie sich nicht mehr rührten, und verlangte dann ihren Dank für die Züchtigung, weil er aus ihnen tüchtige Menschen machen würde. Er selbst war weniger tüchtig. Er war arbeitslos, vergewaltigte regelmäßig seine Frau, brachte kein Essen auf den Tisch und hatte solche Schulden, dass es häufig kein warmes Wasser oder keinen Strom gab. In den kurzen Momenten der Nüchternheit jammerte er über sein Leben und war rundum unzufrieden. Er hatte keinerlei Reflexion, was er seiner Familie antat.

Wenn Teresa mit der Züchtigung an der Reihe war, biss sie bei jedem Schlag die Zähne zusammen. Selbst wenn sie schon blutunterlaufene Striemen und Unmengen blauer Flecken hatte, zeigte sie keine Regung. Dafür lobte sie der Vater, nannte sie „mein Mädchen". Teresa gewöhnte sich an, nichts mehr zu spüren, dafür kreierte sie ein anderes Ich, das sie Marie nannte. In diese Maske ihrer Identität konnte sie wie in einen Handschuh hineinschlüpfen, wenn die Schläge auf sie einprasselten. Wenn alles vorbei war, glitt sie wieder zurück in Teresa. Es mache ihr Spaß, die Person zu wechseln, sagte sie.

Ihren „Marie-Handschuh" brauchte sie auch, nachdem ihr Vater im Suff gestorben war, denn ihre haltlose Mutter brachte gleich den nächsten gewalttätigen Trinker ins Haus. Er hatte noch weniger Hemmungen und missbrauchte Teresa und ihre Schwestern hinter dem Rücken der Mutter. Trotz der Drohungen weihte Teresa die Mutter ein, aber die glaubte ihr nicht. Sie wollte es nicht wahrhaben, um selbst vor dem Stiefvater Ruhe zu haben. So machten „wir Mädchen die Arbeit", womit Teresa meinte, die Töchter nahmen der Mutter den Sex mit dem Partner ab. Einzig der Rollenwechsel zu Marie schützte sie vor Impulsdurchbrüchen, den neuen Mann zu töten.

Aus psychiatrischer Sicht könnte es sich um eine dissoziative Identitätsstörung handeln, die nicht bewusst entschieden wird, allerdings Routine werden kann. Sie könnte eine Folgeerscheinung von traumatischen Erfahrungen sein, um die unerträgliche Realität ausblenden zu können, wie in Abschn. 3.1.6 beschrieben. Allerding ist es wahrscheinlicher, dass Teresa alias Fabio ganz bewusst die Rollen wechselte, also klare Entscheidungen treffen konnte, vielleicht etwas leichter, weil ihr das „switchen" in die andere Rolle, was traumatisierte Menschen gut können, vertraut war.

Die Art der Vergewaltigungen und Lügengeschichte weisen bei Teresa auf psychopathische Anteile hin. Sie ist charmant, manipulativ, grenzüberschreitend, impulsiv, log pathologisch und zeigte beim Prozess weder Schuldgefühle noch Reue. Die Täterin wusste zwar, dass sie ihren Opfern geschadet hatte, äußerte aber nur lapidar, dass auch sie genug Unerträgliches erlebt hätte.

Auch wenn man vielleicht annehmen könnte, dass Teresa sich eher als Mann fühlte, war keine Störung der Geschlechtsidentität gegeben. Der Rollenwechsel zu Fabio war bei den Straftaten bewusst gewählt und wurde danach abgelegt.

Frauen wechseln im Web und in Chatrooms gerne die eigene Identität. Besonders in einschlägigen Portalen oder im Darknet tarnen sie sich als Mann, einerseits aus Neugierde, andererseits aus praktischen Gründen. Männliche User kommen leichter an kinderpornografisches Material heran, knüpfen unkomplizierter pädosexuelle Kontakte zu eigenen oder bekannten Kindern. Einer Frau misstraut man bei derartigen Angeboten eher. Man traut es ihr nicht zu.

4.3.4 Lockvögel und Mittäterinnen

Aus den referierten empirischen Studien (Hunger 2019; Roßmanith 2019) ist ersichtlich, dass Frauen, die sexuelle Gewaltübergriffe begehen, öfter nicht allein vorgehen, sondern als Mittäterinnen oder Gruppentäterinnen handeln. Frauen als Lockvögel agieren mit einem oder mehreren Haupttätern, indem sie Kinder oder minderjährige Jugendliche unter falschen Versprechungen für sexuelle Handlungen ködern. Meist besteht zum Haupttäter eine starke Abhängigkeit oder zumindest eine eher undurchsichtige Beziehung. In manchen Fällen hatten sie auch selbst früher mit ihm eine intime Beziehung. Die Motivation für ihr Handeln bleibt oft ungeklärt. Sie tarnen eigene pädosexuelle oder sadistische Perversionen. In manchen Fällen, bei großen pädosexuellen und kinderpornografischen Gruppierungen, die sich durch alle Schichten ziehen, fungieren sie als Drahtzieherinnen. Es ist immer wieder erstaunlich, welche zentrale Rolle Frauen in solchen Kreisen spielen. Neben der Lockvogelfunktion wählen sie die Opfer aus, bereiten sie auf die sexuellen Handlungen praktisch vor. Sie deflorieren sie mit Vibratoren, bringen ihnen die Sexualpraxis bei, bezugnehmend auf die Vorlieben der Haupttäter. Vom Rotlichtmilieu ist das bekannt. Puffmütter holen die jungen Frauen und Mädchen unter einem falschen Vorwand in ihr Bordell. Dort werden sie dann festgehalten. Aber nicht nur im Milieu gibt es das.

Solche Taten finden auch in den Mittel- und Oberschichten statt. Weibliche Lockvögel rekrutieren minderjährige Mädchen für sexuelle Gruppenspektakel und pädosexuelle Aktivitäten. Alles läuft streng geheim ab und fliegt selten auf. Frauen eignen sich als Drahtzieherin besonders gut, weil Kinder und Jugendliche ihnen eher vertrauen. Die Erwachsenen halten weibliche Personen nicht zu solchen Taten fähig und sind daher unvorsichtiger, wenn sie ihrem Kind etwas zeigen oder versprechen.

Einmal geködert, haben es die Opfer schwer, wieder zu entkommen. Teils trauen sie sich nicht, zu wehren, teils sind sie wehrlos, weil sie gefangen oder festgehalten werden. Allerdings kommt es oft genug dazu, dass ein Opfer gar nicht entkommen möchte. Schuld daran ist das sog. Stockholm-Syndrom, bei dem das Opfer, ausgelöst durch Angst, Ohnmacht und massive Manipulation, eine Identifikation mit dem Täter entwickelt. Fluchtversuche oder Anzeigen erfolgen meist viele Jahre später. Ins Rollen kommt das Ganze, wenn sich ein früheres Opfer irgendwann an die Behörden wendet.

Selbst wenn Lockvögel schon vor Gericht stehen, wird es nicht einfacher. Sie plädieren stets auf ihre Unschuld, geben an, selbst nur ein Opfer des Haupttäters zu sein, der sie zu den angelasteten Taten gezwungen hat. Oder sie stellen die Handlungen als Fantasieprodukt des Opfers hin. Prozesse ziehen sich nicht zuletzt deshalb über Jahre hin, weil Beweismittel fehlen und Zeugen kaum zu finden sind. Letztlich bekommt der Haupttäter ein höheres Strafmaß ab, und die Frau kommt mit glimpflicher Strafe davon.

Von ihrer Persönlichkeit her weisen Lockvögelfrauen psychopathische Anteile und diverse Persönlichkeitsakzentuierungen auf, dissoziale, narzißtische und histrionische sowie vereinzelt auch eigene pädosexuelle oder sadistische Paraphilien, die getarnt bleiben.

Forensisches Beispiel
Der 36-jährigen Sandra wird vorgeworfen, an sexuellen Missbrauchs- und Gewalthandlungen beteiligt gewesen zu sein. Sie spielt den Lockvogel für einen pädophilen Mann, mit dem sie in einer heterosexuellen Beziehung steht. Ihre Rolle ist es, Kinder anzusprechen, ihnen Süßigkeiten oder sonstige Köder anzubieten und sie in die Nähe des geparkten Wohnwagens zu locken. Dort erhalten sie noch mehr Süßigkeiten. In Spielen mit der Täterin müssen sich die Kinder immer weiter ausziehen. Stets endet alles damit, dass die Kleinen festgehalten, ausgegriffen und zu sexuellen Handlungen missbraucht werden. Die Täterin macht teilweise mit, fesselt die Kinder, streichelt ihre Genitalien und küsst sie. Sie ist selbst pervers, und gerät in Erregung, wenn sie zusieht, wie der Partner sexuelle Übergriffe an den Kindern verübt, in sie eindringt oder sie anders missbraucht.

Vor Gericht trat Sandra nur als Mittäterin auf. Sie wurde zu einer vergleichsweise milden Freiheitsstrafe verurteilt. Ihre perverse Neigung blieb unausgesprochen, die Scham war zu groß. Aber ob sie nun redet oder nicht, im Gefängnis wird sie es so oder so nicht leicht haben. Missbraucher und Vergewaltiger von Kindern stehen in der Gefängnishierarchie auf der untersten Stufe. Sie sind Spott, Häme, Quälereien und selbst Misshandlungen ausgesetzt. Es herrscht eine Art Lynchjustiz vor.

4.3.5 Pornografie und Prostitution

Die Taten aller Sexualstraftäterinnen können in pornografische Handlungen münden, wenn sie mit Fotos und Videos festgehalten und im Internet verbreitet werden.

Am 27. August 1996 fand in Stockholm der erste Weltkongress gegen sexuelle Ausbeutung von Kindern statt. Damals gab es bei der Vorstellung von Kinderpornografie, der Begriff wurde durch die englische Bezeichnung „online sexual exploitation" ersetzt, größtes Erstaunen, dass man das Internet „für sowas missbrauchte". Heute verwundert es niemanden mehr. Was damals Wenige wussten und heute noch ein Tabu ist: Auch Frauen, und unter ihnen eher die jüngeren, stellen kinderpornografisches Material her. Und zwar in einiger Perfektion und nicht immer nur auf Geheiß der Täter, mit denen sie liiert und in Abhängigkeit verbunden sind. Manche Frauen verdienen sich mit der pädosexuellen Prostitutionsvermittlung ihren Unterhalt. Zum Beispiel teilen Frauen und Mütter auf den sozialen Plattformen, überwiegend im Darknet, Fotos und Videos von sexuellen Handlungen mit ihren eigenen oder auch fremden Kindern oder auch durch männliche Missbraucher. Es kommt zu gemeinsamen Treffen und zum Austausch der Medien mit einschlägig Perversen. Und nicht nur das. Mit mütterlicher Erlaubnis dürfen Pädosexuelle gegen Bezahlung die eigenen oder fremden Kinder vergewaltigen und missbrauchen. Die Täterinnen schauen entweder nur zu, oder erregen sich sexuell dabei oder machen mit oder gestatten es einfach.

Vorwiegend handelt es sich um Mütter, die früher selbst missbraucht wurden und das weitergeben, was sie selbst erfahren haben. Es sind persönlichkeitsgestörte Frauen, oft mit psychopathischen Anteilen, fehlender Differenzierung der Persönlichkeit, dazu weisen sie auch Voyeurismus, Exhibitionismus und eigene pädosexuelle Tendenzen auf. Sind die sexuellen Handlungen mit Schmerzzufügen gekoppelt, wie die Penetration der Scheide eines Kleinkindes durch den Finger, kann das auf eine sadistisch perverse Vorliebe verweisen.

Allgemein kann man aus psychiatrischer Sicht sagen, dass Frauen, die gewerbsmäßig kinderpornografisches Material im Internet verbreiten, zum Typus der dissozialen Täterin gehören und weniger selbst als Sexualstraftäterin auftreten, die aus sexueller Motivation handelt.

Wie viele Frauen Kinderpornografie resp. Online Sexual Exploitation konsumieren, ist unbekannt. Allerdings schätzt man die Zahl derjenigen, die generell Pornos schauen, auf etwa 10 %. Erstaunlicherweise vielfach ohne Partner. Im Gegensatz dazu sehen sich fast 70 % der Männer Pornos an, am liebsten gemeinsam mit der Partnerin.

Die User von Kinderpornografie sind bunt gemischt. Es reicht von einschlägig vorbestraften Sexualstraftätern bis zu unbescholtenen Männern und Frauen. Etwa die Hälfe der Zuseher hat wohl pädosexuelle Vorlieben. Man weiß auch, dass nur 40–50 % der Täter und Täterinnen, die Kinder und Jugendliche missbrauchen, manifest pädosexuell ausgerichtet sind. Ähnlich dürfte es bei den Online-sexual-exploitation-Nutzern sein.

Ich fragte einmal einen Verurteilten, der Kinderpornografie konsumiert hatte, was ihn daran reize. Er wies keine pädophilen Züge auf, also musste es etwas anderes sein. Spontan antwortete er, dass ihn die Kombination von der Unschuld des Kindes mit ersten sexuellen „Ahnungen" reize. Es würde ihn erregen, dass jetzt noch verborgen ist, was einmal aus dem Kind werden würde, dazu der Tabubruch, das Verbotene.

Andere verwenden pornografisches Material so wahllos wie ihre Sexualpartner oder besser gesagt „Sexualobjekte". Kinder, Alte, Junge, Männer, Frauen, vereinzelt auch Tiere, sie alle dienen nur als Objekt, um sexuelle Triebspannungen zu kanalisieren. Es ist erweiterte Masturbation mit Vorstellungswechsel. Andere pflegen ihren Sammeltrieb, horten einfach alles und verantworten sich vor Gericht damit, dass sie ungewollt so viel Bildmaterial heruntergeladen hätten. Sie stehen nicht zu ihrem Handeln.

Das Betrachten von Kinderpornografie kann die Lust auf solche Handlungen in der Realität triggern, aber nicht immer. Die Frage bleibt offen, ob der Konsum die Wahrscheinlichkeit für Sexualstraftaten gegen Kinder erhöht oder verringert. Fakt ist, dass eine Flut an Material das Internet durchschwemmt. Wird die Täterin oder der Täter identifiziert, kommen oft ganze Gruppen dahinter zum Vorschein. Wie vor ein paar Jahren in Schweden. Dort hat man 23 Frauen und einen Mann verurteilt, weil sie Material verbreitet haben. Eine Täterin, die dabei mit aufflog, war bereits 70 Jahre alt. Die Fotos und Videos waren unter den Mitgliedern geteilt worden, zeigten Mädchen und Burschen jeden Alters, angefangen bei Kleinkindern. Der Mann erhielt eine 1-jährige Freiheitsstrafe, die Frauen Bewährung und Geldstrafen zwischen 250 EUR und 2000 EUR.

In einem anderen Fall fanden die Taten innerhalb der Familie statt. Zu Beginn des Prozesses hatte man der Mutter geglaubt, die angab, sie würde die Übergriffe durch den Partner verhindern. Erst bei einem erneuten Aufrollen der Akten kam heraus, dass sie ihren 9-jährigen Sohn selbst missbrauchte und online für sexuelle Handlungen anbot. Hauptverdächtiger war der neue Freund der Mutter. Er war bereits vorbestraft wegen Kinderpornografie und sexuellem Missbrauch von Jugendlichen. Der Sohn hatte ein langjähriges sexuelles Martyrium hinter sich, niemand wollte etwas mitbekommen haben, nicht einmal die eigene Schwester. Die Mutter soll den schweren sexuellen Missbrauch nicht nur zugelassen haben, sondern auch daran beteiligt gewesen sein. Wie eine Ware soll das Paar das Kind angepriesen und für sexuelle Handlungen vermietet haben.

Trotzdem braucht es nicht unbedingt einen Mann, damit eine Frau ihre Kinder verkauft. Für sie ist es reine Geschäftssache. Es war Business für die 38-jährige Mutter, die wegen mehrerer Straftaten verurteilt wurde. Ihre Töchter waren zum Zeitpunkt der ersten Tat 10 und 13 Jahre alt. Überließ sie eines der Mädchen einem Freier, erhielt sie 800 EUR dafür. Die Opfer bekamen 20 EUR oder eine Schachtel Zigaretten.

Eine Tat, die in die Prostitution reicht. Ein fließender Übergang.

Täterinnen, die Kinder und Minderjährige der Pornografie und Prostitution zuführen, sie als „Lustobjekte" verkaufen, ähneln in ihrem Persönlichkeitsprofil psychopathischen Frauen. Besonders häufig finden sie sich im Rotlichtmilieu. Unter falschen Versprechungen werden die Opfer in ihrem Heimatland angeworben und als „besonderer Leckerbissen", wie es eine Beschuldigte einmal ausdrückte, den Freiern angeboten.

Prostituierte bereiten die Mädchen mit schmerzhaften Prozeduren auf die künftigen Aufgaben vor. Penetrieren sie mit diversen Gegenständen, dehnen ihren Anus und deflorieren sie. Ein Opfer berichtet: „Sie zwang mich, mir einen Vibrator einzuführen und mich dabei lustvoll zu wälzen und zu stöhnen. Als ich es nicht konnte, tat sie es, und es tat furchtbar weh. Danach ging's erst richtig los mit den perversen Spielen, und sie filmte mich dabei. Wenn ich nicht weitermachen wollte, schlug sie mich. Irgendwann spürte ich keine Schmerzen mehr und keine Angst. Ich machte einfach mit, hatte eh keine Chance."

Neben der Vorbereitung auf die Prostitution lernen die Mädchen zu schweigen, sie werden hörig gemacht. Mit Drohungen und Schmerzzuführen wird fast jeder unterwürfig, gerade Kinder und Jugendliche ergeben sich ihrem Schicksal recht schnell. In Ländern, in denen der Sextourismus boomt, ist das gang und gäbe. Dort mussten Kinder mit zerfetzter Vagina und aufgerissenem Anus medizinisch versorgt werden, um letztlich wieder hergestellt zu sein für weitere Prozeduren. Auf der ganzen Welt schweigen die Opfer aus Angst vor den Täterinnen und Tätern. Sie haben Angst vor ihrer Rache, die Androhungen, die eines Tages Wirklichkeit werden könnten, sind verinnerlicht. Angehörige würden getötet, gefoltert, verraten werden, sie würden öffentlich unmöglich gemacht. Überdies fühlen sich die Opfer mitschuldig, das wird ihnen ja auch vermittelt, und sie schweigen aus Gründen der Scham.

Ein jugendliches Opfer berichtete mir, dass versucht wurde, mit einer Bohrmaschine in die Vagina einzudringen, um ihre „Angstgeilheit" zu sehen. Man drohte ihr an, Bienen auf sie anzusetzen, wenn sie sich weiter weigerte, mit einem älteren Freier sexuelle Handlungen zu vollziehen, vor den Zuschauern einzuführen. Es ist nicht auszuschließen, dass Frauen auch Call Boys anheuern und sie auf ihre Tätigkeiten vorbereiten. Darüber ist noch weniger bekannt.

Es gibt allerdings auch Handlungen, die virtuell Verbreitung finden und in den eigenen vier Wänden oder speziell ausgestatten Räumlichkeiten aufgenommen werden und die man als „webcam child sexual abuse" (WCSA) bezeichnet (Acar 2017; Gottfried et al. 2020). Auch hier agieren Frauen mit, motivieren die Kinder, sich auszuziehen, sexuelle Handlungen selbst vorzunehmen oder mit anderen oder sie machen selbst mit. Das Ganze ist dann ein Live Stream und Interessierte schauen einfach zu. Oft am anderen Ende der Welt. Daher ist das so schwer aufzudecken. Es ist eine sexuelle Ausbeutung von Kindern und Minderjährigen, die über das Internet erfolgt. Das Spektrum der übertragenen Handlungen reicht vom Posieren bis hin zu sexuellsadistischen Übergriffen. Besonders in armen Ländern, wo der Sextourismus und die Kinderprostitution boomen, wird daraus ein Geschäft gemacht, mit virtueller Präsenz der Täter und Täterinnen.

4.4 Beziehungstäterinnen

Partnertötungen, in der Fachsprache Intimizide genannt, haben unterschiedlichste Motive. Sie können ebenso in scheinbar intakten, nach außen hin friedlichen Beziehungen wie in zerklüfteten und gewaltbelasteten geschehen. Es ist eine Ansammlung vieler Details, aus denen sich Motiv und Tötungsbereitschaft ergeben. Es gibt nie nur eine Hypothese für die Tat, sondern immer verschiedene Perspektiven. Mit hoher Wahrscheinlichkeit stehen zwischen der Täterin und dem Opfer Spannungen, Vorwürfe, Kränkungen und Demütigungen, die als Auslöser herhalten, und es fließen kulturelle, religiöse, wirtschaftliche und ethnologische Aspekte mit ein. Eifersucht ist das häufigste Motiv. Danach kommen Mord aus Rache und Hass, aus Angst und Panik davor verlassen zu werden, aus Verzweiflung und gefühlter existenziellen Bedrohung, aus Verteidigung und Notwehr.

Eine typische Beziehungstäterin gibt es nicht. Die Täterinnen sind brave Ehefrauen ebenso wie böse Mörderinnen. Zumindest wird diese Polarisierung oft in den Medien getroffen und stellt ein Abbild der allgemeinen Meinung dar. Allerdings ist dem nicht so. Genauso wenig hat die Grausamkeit der Partnertötung etwas mit der Art der Beziehung zu tun. Die Taten erfolgen überwiegend aus einer Krise heraus, einer zugespitzten Lebenssituation. Sie können spontan durch banale Auslöser losgetreten werden. Oder sie werden akribisch und langfristig geplant und zum idealen Zeitpunkt ausgeführt. Manchmal wird auch ein Dritter miteinbezogen, der die Tat ausführen soll.

In seltenen Fällen handelt es sich um sadistische Tötungsdelikte, bei denen dem Partner lustvoll beim langsamen Sterben zugesehen wird oder er ein letztes Mal grausam zur Unterwerfung gezwungen und dann hingerichtet wird. Der Tatort gleicht einer Schlachtbank. Besonders, wenn es sich um ein Overkill-Delikt handelt, bei dem Gewalt so exzessiv angewendet wird, dass sie weit über das nötige Maß zur Tötung hinausgeht. Die Täterin hört erst auf, wenn Wut, Hass und alle destruktiven Spannungen abgeklungen sind.

Als Tatwaffe dienen überwiegend Messer, Haushaltsgegenstände und Werkzeuge, in seltenen Fällen Waffen. Direkte körperliche Gewalt wird eher dann verübt, wenn das Opfer wehrlos ist. Beispielsweise wenn der Partner im Schlaf erwürgt oder erdrosselt wird. Dabei kommt es auch zu Schlägen und Tritten auf den Hals.

Forensisches Beispiel
Angelika ist 48 Jahre alt und exakt ihr halbes Leben mit dem 52-jährigen Heinz verheiratet. Sie soll ihren Mann erstochen haben, zumindest ist die Staatsanwältin davon überzeugt. Es liegen weder Motiv noch Tatwaffe vor. Bloß, andere Verdächtige fanden sich auch nicht. Es konnte nur Angelika gewesen sein. Die Gerichtsmediziner gehen anhand der Wunde von einem Brieföffner oder einem langen spitzen Messer als Tatwaffe aus. Ein Selbstmord ist durch die Stichführung unwahrscheinlich. Der Tod trat langsam, ein, Heinz ist innerlich verblutet.

Das einzige Streitthema der beiden ist Angelikas Unzufriedenheit, keine Kinder zu haben. Heinz leidet unter den ständigen Nörgeleien seiner Ehefrau. Er trinkt zeitweise zu viel, nimmt Beruhigungsmittel und hat früh ein Herzleiden entwickelt. Die Ehe gilt als unauffällig. Warum sollte Angelika also ihren Mann mit einem einzigen langsamen gezielten Stich ins Herzen töten?

Sie beteuert ihre Unschuld, kann sich den Tod nicht erklären. Sie vermutet, dass er sich selbst erstach. Im Gerichtssaal wirkt sie wie eine unauffällige Ehefrau, vielleicht ein bisschen unbeteiligt, jedenfalls nicht sichtbar erschüttert über den Tod ihres Mannes, der zum Zeitpunkt des Prozesses schon ein paar Monate zurückliegt. Sollte die Frau die Tat begangen haben, ist es perfide geplant, die Untersuchungen ziehen sich hin. Schlussendlich kann das Rätsel nicht geklärt werden. Es kommt zu einem sog. Indizienverfahren, einem Strafprozess, bei dem es weder ein Geständnis noch Tatzeugen gibt. Angelika wird schuldig gesprochen.

Etwa ein Viertel aller Begutachtungen im forensisch psychiatrischen Bereich umfassen Beziehungstaten. Entgegen der allgemeinen Meinung handelt es sich nicht primär um geisteskranke Täterinnen. Vielmehr sind es Frauen, die mit ihrem Partner in Konflikt stehen und keine ausreichenden Ressourcen und Bewältigungsstrategien haben. Sie erlebten in der Vergangenheit meist selber Gewalt und Missbrauch, sind davon geprägt und können Auseinandersetzungen nur wieder mit Gewalt lösen, die in Tötungshandlungen entgleisen können. Ein gravierender Auslöser dafür sind Suchtmittel, in erster Linie Alkohol. Er lässt die Hemmschwelle sinken, führt zum Durchbruch von aufgestauten Spannungen und Aggressionen.

Sieht man sich die Beziehungstaten genauer an, erkennt man unerfüllte Erwartungen und enttäuschte Sehnsüchte nach der Idealisierung in der Phase der Verliebtheit. Auch lebensverändernde und traumatische Krisen können eine Beziehung anknacksen und die destruktiven Entgleisungen fördern. Solche Situation entstehen zum Beispiel nach der Geburt eines Kindes, nach Eheschließungen trotz langjähriger Partnerschaft, beim Verlust der Arbeit oder durch Invalidität. Es kommt zum Verlust des Gleichgewichts zwischen den Partnern, einer von beiden fühlt sich ohnmächtig, und der soziale weniger kompetente, kurz der Schwächere, greift zur Gewalt. Manchmal hat man den Eindruck, dass die Täterin eigentlich die ist, die stärker liebt, deren Liebe aber durch Krisen ins Wanken kam. Ihre Taten stehen in krassem Gegensatz zu ihrem Wesen. Sie hat sich in der Beziehung unterworfen und masochistisch aufgeopfert, bis die Gefühle ins Gegenteil kippten. Andere Situationen ergeben sich bei Trennungswünschen, Sorgerechtsstreitigkeiten, ewigen Rosenkriegen oder einer letzten Aussprache. An die Öffentlichkeit kommen Beziehungsprobleme erst, wenn es zu spät und die Körperverletzung oder Tötung bereits vollzogen ist.

Es gibt psychotisch kranke Täterinnen, auch wenn sie nicht die Mehrheit bilden. Ihre Realität ist verzerrt, sie sieht im Partner eine krankhafte Bedrohung. Die Taten geschehen dann aus einem Verfolgungs- oder Eifersuchtswahn heraus. Auch ohne Realitätsverzerrung führen manisch überzogene Stimmungen zu einem Niedermetzeln des anderen, bis die Rage abgeklungen ist.

Eine besondere Konstellation ergibt sich, wenn sich ein Paar entscheidet, gemeinsam in den Tod zu gehen. Eine Romeo-Julia-Konstellation. Überlebt einer der beiden, wird er für den Tod des anderen zur Verantwortung gezogen. Solche Taten werden von sehr jungen, aber auch alten, kranken Paaren verübt. Es passiert, dass der Partner einfach in den Tod mitgenommen wird, ohne sein Einverständnis, um ihn nicht alleine auf der Welt zu lassen. Neben Krankheiten und gefühltem Lebensende sind auch Lebensüberdruss und Vereinsamung brauchbare Motive. Der Partner wird dann als gefühlter Teil des eigenen Selbst ungefragt vom Leben „erlöst". Tatzeugen gibt es keine. Den exakten Tatvorgang kann man kaum mehr eruieren, er basiert auf den Aussagen und der Glaubwürdigkeit des Überlebenden, sofern einer vorhanden ist.

Forensisches Beispiel
Der Ehemann der 86-jährigen Emilie ist in einem Pflegeheim untergebracht. An seinem Geburtstag geht sie zum Stationspfleger und meint, sie möchte ihrem Mann eine Freude bereiten. Es wäre an der Zeit, Konrad endlich zu erlösen, sie würde ihm dann bald folgen. Das hat das Paar einst so ausgemacht. Der Pfleger solle Konrad also bitte Medikamente geben, damit er „ganz einschlafen" könne. Zuerst denkt der Mann an einen makabren Scherz, dann gehen sie zu Konrad, der sich unruhig in seinem Bett hin und her wälzt. Als er seine Frau sieht, ruft er ihren Namen und bittet um Erlösung seines Leidens. Emilie will ihm den Wunsch um jeden Preis erfüllen, selbst wenn sie beim Hausarzt Tabletten besorgen müsse, wie sie dem Pfleger erklärt. Das tut sie dann auch, weil man ihr im Heim nicht „helfen" will. Dem Hausarzt erzählt sie dieselbe Geschichte mit dem Zusatz, sie würde Herzmedikamente nehmen, mit denen ginge es „am schnellsten und schmerzlosesten". Der Arzt erstattet Anzeige wegen versuchten Mordes.

Entscheiden sich junge Paare, gemeinsam in den Tod zu gehen, sind der Fantasie kaum Grenzen gesetzt. Die meisten aber springen aus großer Höhe hinunter, verabreichen einander eine Überdosis Medikamente oder erschießen sich gegenseitig. Oder mit einem „goldenen Schuss" verabreichen sie sich gegenseitig intravenös Suchtmittel in hoher Dosierung. Zwischen Gedankenspielen und Realität vergeht oft längere Zeit, und manchmal bleibt es bei einem missglückten Versuch, der gar nicht an die Behörden gelangt. Gelingt einem der Partner die Selbsttötung nicht mehr, kommt er wegen Mordes vor Gericht.

Auf der anderen Seite stehen Partnerinnen, die sich durch die Tötung des anderen aus jahrelangen zerrütteten Beziehungen befreien wollen. Suchtkranke Paare geben wieder ein anderes Bild von Beziehungstaten ab. Gewalt und Streitereien wegen fehlender Drogen stehen an der Tagesordnung, die beiden vegetieren gemeinsam dahin, haben weder Arbeit noch sonstige finanzielle Mittel. Sie sind von Suchtmitteln und voneinander abhängig. Ein banaler Streit eskaliert, ein Vorwurf ergibt den nächsten, am Ende ist einer tot, erstochen, erdrosselt, erschlagen, mit einer Tatwaffe, die griffbereit da lag. Tatort sind die eigenen vier Wände.

Die Abhängigkeit in einer Partnerschaft zeigt sich auch im Umgang mit dem Leichnam. Der tote Körper wird nicht entsorgt, er bleibt liegen, neben der Täterin. Sie kann sich zu keiner Handlung überwinden. Bis Nachbarn durch den Verwesungsgeruch aufmerksam werden und die Polizei rufen. Vor Gericht wird die Liebe über die Aggression gegen den Partner gestellt, die Tatsituation als entgleister Streit, ohne jede Absicht zu töten, präsentiert. Die Beurteilung, ob Totschlag oder Tötung mit Vorsatz, also Mord, vorliegt, entscheidet die Judikatur. Psychiatrische Gutachter beurteilen das Ausmaß der Beeinträchtigung durch Suchtmittel oder die Beeinflussung des eigenen Willens durch heftige Affekte.

Forensisches Beispiel
Die 34-jährige Veronika, kurz Vroni, und der 3 Jahre jüngere Guido stehen seit Jahren in einer On-off-Beziehung. Beide sind schwer süchtig, spritzen sich alles, was irgendwie über eine Vene verabreichbar ist. Zeitweise sind sie obdachlos, sie streiten sich heftig und immer um Suchtmittel. Einer wirft dem anderen vor, ihn beklaut und die Drogen, ohne zu teilen, konsumiert zu haben. Vorwürfe und aufgestaute Emotionen werden entladen, danach folgen leidenschaftliche Versöhnungen mit Sex in Parkanlagen, die Anstoß für öffentliches Ärgernis sind.

Bei einem ihrer heftigen Streits sticht Vroni Guido ein Messer mehrmals in den Bauch. Zur Verteidigung gegen seine Gewaltübergriffe, wie sie vor Gericht aussagt. Nach der Tat versöhnen sich die beiden, legen sich schlafen, nicht ohne eine Handvoll Schlaf- und Beruhigungsmittel einzuwerfen, um wieder „herunterzukommen von der Aggression". Eng umschlungen schlafen sie ein. Als Vroni nach etwa acht Stunden aufwacht, schwimmt sie in einem Blutsee. In ihren Armen liegt der tote Guido. Beide haben, benommen von den Suchtmitteln, die Stichwunde nicht bemerkt. In ihrer herabgesetzten Selbstwahrnehmung vernachlässigten sie die kontinuierlich weiter blutende Wunde. Der Tod kam im Schlaf. Vroni konnte sich von dem Toten kaum trennen, küsste ihn unter Liebesbekundungen. Von einem Moment auf den anderen wechselte Hass in Liebe. Widerstandslos ließ sie sich festnehmen. Sie wurde zu einer mehrjährigen Freiheitsstrafe wegen Körperverletzung mit tödlichem Ausgang verurteilt. Das Gericht glaubte ihr die fehlende Absicht.

4.4.1 Beziehungsfantasien und -modelle

Möchte man Beziehungen in ihren Grundtiefen verstehen, muss man wissen, welche Wünsche und Erwartungen hinter der Verbindung stehen. Es gibt eine ganze Reihe Beziehungsfantasien und -modelle, die ich hier erwähnen möchte.

Beziehungsfantasien liegen nach der analytischen Psychologie C. G. Jungs sog. archetypische Muster zugrunde, die jeder als Vorstellungsbild vom anderen Geschlecht in sich trägt (Jung 1976). Solche archetypischen Beziehungsfantasien von Paaren wirken sich wesentlich auf den Umgang miteinander aus und haben grundlegend Einfluss auf das Gelingen wie auch das Scheitern. Sie sind den meisten Menschen nicht bewusst, bis die Beziehung tatsächlich aus dem Ruder geraten ist. Mitgeprägt werden Beziehungsfantasien durch die Beziehungseinstellung der Eltern und der gesamten Familiensippe. Ohne je ausgesprochen werden zu müssen, werden sie tradiert und weitergegeben. Sie verwirklichen sich scheinbar zufällig in den Nachkommen.

Hinter allen Beziehungen stecken Fantasien, genährt von unseren Erfahrungen, Sehnsüchten, Wünschen und Vorstellungen, wie es im Leben zu zweit laufen sollte. In manchen Fällen sind diese Fantasien auch neurotisch geprägt oder perfektionistisch idealisiert, sodass eine Verwirklichung kaum möglich ist. Dennoch versuchen wir unermüdlich und mit verschiedenen Partnern, sie umzusetzen. Besonders ausgeprägt sind Beziehungsfantasien während der Verliebtheit, bekommen aber realistische Einkerbungen, wenn das Anfangsgefühl abflacht und der gemeinsame Alltag einsetzt. Die Beziehungen kreativ und erfüllend am Leben zu halten, nennt man Beziehungsarbeit, die von beiden Liebe, Toleranz, viel Geduld und Respekt vor der Andersartigkeit des Partners verlangt. Im Gegensatz zu früheren Zeiten, als die Not Paare zusammenschweißte, ist man mit Trennungen heute schneller bei der Hand, weil einer oder beide meinen, die Beziehung stehe ihrer Selbstverwirklichung, ihrem Glück im Weg.

Wenn das Misslingen evident wird, versucht man, gewaltsam eine Änderung in die gewünschte Richtung herbeizuführen. Dabei kommt es relativ leicht zu destruktiven Entgleisungen und Anwendung von schwerer Gewalt mit tödlichem Ende. So bleibt wenigstens die Illusion aufrecht, dass es gelingen hätte können. Erstaunlicherweise neigen wir im Wiederholungszwang ein Leben lang dazu, ähnliche Beziehungsmuster zu kreieren. Wir schaffen uns eine Welt, in der das Vertraute wieder präsent ist. Auch wenn es anfangs so scheint, tut das nicht immer gut. Vor allem wenn es bedeutet, dass wir Partner und Partnerinnen direkt oder indirekt dazu bringen wollen, sich so zu verhalten, wie wir es für richtig erachten.

Verena Kast hat 1984 ein kleines Büchlein über Paare und ihre Beziehungsfantasien herausgegeben (Kast 1984). Darin beleuchtete sie sehr plastisch und lebensnah verschiedene Beziehungsideale in Bezug auf Götterpaare, die auch in Beziehungen gelebt werden. Das Beziehungsideal des Einander-ganz-Gehörens ist dabei eine narzisstische Fantasie ewiger Erfüllung in der Zweisamkeit, eine unendliche Liebe. Es ist ein sprachloses Verstehen, der eine Partner ist der Glanz im Auge des anderen. Anfangs sind diese Paare tatsächlich oft erfüllt voneinander und klammern dabei auch gerne die Außenwelt aus, die an ihr grenzenlos gutes Verstehen und einander Nahesein nicht herankommt. Doch irgendwann fehlt die Belebung von außen, man driftet leicht in eine gemeinsame Erstarrung, der unweigerlich die Enttäuschung folgt, wenn die dauerhafte, weil unmögliche Verwirklichung nicht eintritt.

Gelingen kann das Ganze, wenn beide Partner dieses Beziehungsideal haben und sich trotzdem genügend Freiraum lassen. Gefahrenmomente sind narzisstische Kränkungen infolge von Zurückweisung, Abkehr von der verschränkten Zweisamkeit durch Außenbeziehungen von einem der Partner. Enttäuschungswut und Hass können dabei den Weg für extreme Lösungen im Alles oder Nichts bereiten. Vor allem wenn einer der beiden keine Kompromissfähigkeit aufweist, einen angegriffenen Selbstwert, eine Selbstwertwunde hat oder es ihm so an Frustrationstoleranz fehlt, dass er das drohende Scheitern gegen sich gerichtet und sich damit selbst vernichtet fühlt.

Schicksalshafte Trennungen durch Tod und Krankheit können den überlebenden Partner in manchen dieser Fälle dazu bringen, in ohnmächtiger Wut auf die Welt gewalttätig zu werden. Die grenzenlose Enttäuschungswut und gefühlte Ohnmacht entlädt sich abrupt an Zufallsopfern, bei einer Amoktat an völlig Unbekannten.

Eine profane sexuelle Außenbeziehung des Partners mit einer Geliebten kann Frauen abrupt aus diesem narzisstischen Beziehungstraum reißen. Begründungen wie: „Ich hab halt mal Abwechslung gebraucht, ist ja nicht so schlimm", können das „Einzigartige" der Beziehung „ein für alle Mal zerstören". Dann sind Partnertötungen, die sich an einem harmlosen Auslöser entzünden, in selteneren Fällen auch Rivalinnentötungen möglich. Es lässt sich dabei nicht exakt differenzieren, ob die Taten geplant waren und nur auf einen guten Grund gewartet haben. Oder ob sie sich einfach spontan entzünden, einem eigenen Ablauf folgen, mit Übergewalt, also Overkill, einhergehen und erst enden, wenn die aufgestaute Kränkung gelöst und die Wut erschöpft ist. Danach kann die Täterin in einen seelischen Zusammenbruch und Erinnerungslosigkeit kippen, Details des Tatablaufs werden ausgeblendet und die angewandte Gewalt erscheint wesensfremd.

In destruktiven Krisen wird eine Trennung oft gewaltsam herbeigeführt und ein Neubeginn, welcher Art auch immer, erzwungen. Die „unendliche Verschmelzung", gespeist von der Fantasie des Einander-ganz-Gehörens, wird bei solchen Partnertötungen, die von Frauen wie von Männern begangen werden, vernichtet. Der Ausgleichsschritt zur Separation kann nicht konstruktiv gegangen werden, man findet nicht in den Zustand, für sich und ohne den anderen sein zu dürfen. Im Leben gilt es immer wieder, diese beiden Bewegungen, die Symbiose und die Individuation, die letztlich Abbild alles Lebendigen sind, zu lernen. Je nach Persönlichkeit und den gelebten Erfahrungen fällt es schwerer, den konstruktiven Schritt vom oder zum Partner zu tun. Manche können nicht ohne die gefühlte körperliche Nähe des anderen sein, andere fühlen sich am wohlsten mit sich allein aber in Gemeinsamkeitsfantasie schwelgend.

Der Psychiater und erste Schweizer Paartherapeut Jürg Willi nannte die neurotische Verstrickung von Paaren „Kollusion", die Neurose des einen würde wie der Schlüssel ins neurotische Schloss des anderen passen (Willi 2012). Anfangs ist das ein Faszinosum, später wird es oft zum Stolperstein. Eine Frau, die stete Bewunderung braucht, und ein Mann, der ihr das im Übermaß gibt, weil er sich selbst dabei wohl fühlt, auftankt und glücklich ist, haben sich vermutlich wirklich gefunden. Ganz nach dem Motto: Sie ist großartig, aber ich als ihr Partner bin es dadurch auch.

Notwendig für eine gesunde Paarentwicklung ist laut Willi eine „Koevolution", ein aus der Entwicklungsbiologie entlehnter Begriff, der ursprünglich eine wechselseitige Anpassung zweier, über einen längeren Zeitraum miteinander stark interagierender Arten beschreibt.

Eine weitere Beziehungsfantasie verwirklicht sich in Paaren, bei denen ein Partner von der Sehnsucht geprägt ist, sich den anderen ganz nach seinem Bild zu formen. Man nennt das Pygmalion-Komplex, bekannt geworden durch das Musical „My Fair Lady", das auf der Pygmalion-Sage fußt. Zur Erinnerung: Der von der Liebe enttäuschte Pygmalion formte sich aus Elfenbein eine wunderschöne Gestalt zu der Frau, in die er sich mit Haut und Haar verliebte. Er bat die Götter, seiner Elfenbeinstatue Leben einzuhauchen und fand bei der Venus Gehör.

Der Wunsch, aus dem Partner etwas zu machen, was ganz dem eigenen Wunsch entspricht, findet sich nicht selten sowohl bei Männern wie bei Frauen. Der Partner wird zum „Produkt", auf das man stolz sein kann. Um Männer zu ihrer Idealvorstellung zu „erziehen", schicken Frauen sie sogar zur Therapie, schließlich kann der Mann meistens gar nicht nachvollziehen, was überhaupt von ihm verlangt wird. Misslingt dieses Unterfangen, widersetzt sich der Partner den Bestrebungen oder wendet sich einer weniger fordernden, neuen Partnerin zu, dann kann es als Folge von Enttäuschungswut zur destruktiven Entgleisung mit schwerer Gewalt und Tötung kommen. „Ich habe jetzt so lange mit ihm ausgeharrt, die andere kassiert alles ab, was er bei mir gelernt hat, da sind mir die Sicherungen durchgebrannt", sagte eine Täterin aus.

Eine weitere Beziehungsfantasie ist die Konstellation reife Frau und viel jüngerer Mann, Liebesgöttin und jugendlicher Held. Anfangs erfüllt sich diese Beziehung für die Frau durch das Glück, dem Liebhaber oder späteren Mann mit ihrer Lebenserfahrung und -weisheit nicht nur prickelnde erotische Abenteuer zu verschaffen, sondern auch Sicherheit und mütterlichen Halt zu geben. Mit der Zeit können die divergierenden Vorstellungen so unterschiedlicher Lebensabschnitte aufeinanderprallen und zu Spannungen führen. Schwere Beziehungstaten entzünden sich einerseits aus Eifersucht seitens der Frau, wenn eine Jüngere in die Beziehung funkt. Andererseits, weil die Frau sich von dem jüngeren Mann trennen möchte, weil er nie erwachsen wird, sie ausnutzt, keine Verantwortung für sein Leben übernimmt und zur Last geworden ist. Dann gibt es die bekannten Beziehungsdelikte mit tödlichem Ausgang, weil man sich trennen will, aber nicht kann.

Rivalisieren als Beziehungskonstellation kann Paare anfangs faszinieren. Aneinander zu wachsen und sein Bestes zu geben, mündet aber nicht selten in Verstrickungen und zerstörerische Streitdynamik, verbunden mit Besserwisserei und Entwertung. Schuld ist dann stets der andere, Auslöser für eigenes Fehlverhalten werden auf den Partner verlagert. Beziehungstaten sind hier vorwiegend die Folge abrupt eskalierender Streits und Tätlichkeiten, bei denen oft genug unklar bleibt, wer eigentlich angefangen hat. Fakt ist dann nur, wer getötet hat. Männer wie Frauen beteuern dann vor Gericht, nicht begonnen und die Tötung des Partners nie vorgehabt zu haben.

Fantasien der Partnerwahl liegen auch dem klassischen Beziehungsmuster des älteren Mannes und der jüngeren Frau zugrunde. Die Wahl des viel älteren Partners trifft eine junge Frau, weil er sie beschützt oder reich genug ist, um ihr ein sorgloses Leben zu versprechen. Die Frau wiederum verleiht dem älteren Partner mit ihrer Jugend und Schönheit einen Selbstwertaufschwung und verschafft ihm die Bewunderung anderer. Oft verkompliziert sich eine solche Beziehung aber genau durch das Klischee: junge erotische Schöne aus einschlägigen Milieukreisen trifft älteren Mann – Retterfantasien –. Das gute Funktionieren solcher Partnerschaften spießt sich nicht selten an der fehlenden Anpassung der jungen Partnerin, an eskalierenden Tätlichkeiten und auch an berechnenden Plänen, ihn zu beseitigen, um an sein Vermögen zu kommen, und es ohne ihn genießen zu können.

Selbst in der geschwisterlichen Beziehungsfantasie ist ein gewaltsames Ende nicht völlig ausgeschlossen, wenngleich es vergleichsweise selten ist. Geprägt ist so eine Beziehung von Vertrauen, Verlässlichkeit, Zusammenhalt und der Überzeugung, einander nie im Stich zu lassen. Es wird einfach als Verrat erlebt, wenn der „Bruder Mann" ausschert und sich erotisch vergnüglichen Spaß sucht. In dieser Beziehungskonstellation ist die Sexualität Stiefkind, man misst ihr wenig oder gar keine Bedeutung bei. Umfragen zufolge sind diese Partnerschaften von vergleichsweise längerer Dauer als leidenschaftliche, sinnliche Beziehungen, in denen die Partner nicht voneinander lassen könnten.

Generell sind Beziehungskonflikte stets dann problematisch, wenn sie sich häufen, und es zu einer destruktiven Interaktion kommt. Die größten Konfliktthemen sind Autonomie-Bindung, Nähe-Distanz, Intimität-Sexualität und Kontrolle-Dominanz-Macht. Dazu kommen unausgesprochene Erwartungen, Sehnsüchte und Wünsche, ebenso wie Kränkungen, Missverständnisse und Rückzug. Der Wunsch nach Änderung des Partners geht genauso schief, wie die Konflikte zu ignorieren.

In jeder Paarbeziehung sollte insgesamt eine Balance zwischen Geben und Nehmen herrschen. Stärken und Schwächen sollten ausgewogen sein, und die damit verbundenen Rollen immer wieder wechseln. Wenn das Paar dann noch auf Gleichwertigkeit und Respekt vor der Andersartigkeit des Partners, Akzeptanz und Wertschätzung achtet, ist die Beziehung schon weitgehend sicher vor dem destruktiven Entgleisen. Die anfängliche Anziehung kann dennoch später zum Stolperstein werden und ist Auslöser für vernichtende Interaktionen, seien sie verbal, emotional, körperlich oder alles zusammen.

Moderne Beziehungsmodelle
Natürlich ist es schön, wenn zwei Menschen im Jugendalter zueinanderfinden, heiraten und 50 Jahre später die gemeinsamen Enkelkinder hüten. Aber das ist längst nicht mehr die einzige Möglichkeit, sein Liebesleben zu gestalten.

Es gibt verschiedene Aspekte, die Zweierbeziehungen zu definieren, wie Olaf Kapella vom Institut für Familienforschung erklärt: die sexuelle Orientierung, der Exklusivitätsanspruch oder die Verbindlichkeit (Kapella et al. 2011). Eine kurze Zusammenfassung amouröser Gestaltungsmöglichkeiten, die auf heterosexuelle und homosexuelle Beziehungen zutreffen.

- **Lebensabschnittspartner**: Salopp LAP genannt, eine schmälere, wenig schmeichelhafte Bezeichnung für den Menschen, den man früher Lebensgefährte nannte. Das Liebes-Aus ist zwar nicht von Beginn an geplant, man l(i)ebt aber mit der Gewissheit, die Verbindung jederzeit und

ohne große Komplikationen auflösen zu können. LAP ist ein Projekt auf Zeit, nicht auf Lebenszeit.
- **Polyamouröse Beziehungen**: Das Horrorszenario für Eifersüchtige: Mehrere Menschen einigen sich darauf, die Sexualpartner regelmäßig zu wechseln. Verbindlichkeit ja, aber nur innerhalb der Gruppe.
- **Friends With Benefits**: Kino, feiern, an der Schulter ausweinen: Freunde mit gewissen Extras tun das, was gute Freunde halt so tun. Mit dem Zusatz, nicht nur die Sorgen, sondern bei Lust und Laune auch das Bett zu teilen. Verlieben streng verboten.
- **Living Apart Together**: Sogenannte LATs führen eine fixe Beziehung, aber keinen gemeinsamen Haushalt. Das kann sich zufällig aufgrund weit entfernter Arbeitsplätze ergeben, aber auch gewollt sein. Weil räumliche Distanz der Beziehung guttut. Oder man die Macken des anderen gar nicht erst entdecken will.
- **Casual Dating**: Im Idealfall sind das eine Art One-Night-Stands in Endlosschleife. Frei nach dem Motto, alles kann, nichts muss, verabreden sich Singles, die nicht auf Sex verzichten wollen, zum legeren Dating. Spezielle Onlineportale helfen bei der Suche. Ganz ohne Verpflichtungen.

4.4.2 Homosexuelle Beziehungstäterinnen

Die Thematisierung von Gewalt gegen Frauen führte zu der Annahme, dass sie nur in heterosexuellen Beziehungen vorkommt. Dem ist nicht so. Auch in homosexuellen oder Transgenderpartnerschaften kommt es zu Gewaltübergriffen, die mit denen zwischen Männern und Frauen gleichzusetzen sind. Allerdings ist Gewalt in lesbischen Beziehungen ein womöglich noch schambesetzteres Tabuthema, das entsprechend zugedeckt wird. Gewaltschutz wird vorwiegend als Schutz für heterosexuelle Frauen angeboten. Lesben, besonders aber Transgenderfrauen haben Probleme, in solchen Einrichtungen unterzukommen. Erstaunlicherweise argumentierten Lesben lange, dass Transfrauen keine Frauen sind und deshalb in Aufnahmestellen für Lesben nicht willkommen sind. Transfrauen sehen sich sehr wohl als Frauen und als lesbisch, wenn sie einen weiblichen Körper haben und sich von Frauen angezogen fühlen.

Fakt ist, dass Beziehungstaten in allen Formen der Partnerschaften vorkommen. Gewalt ist immer ein Ausdruck von Macht, Kontrolle und Dominanz und kann von jedem Menschen zu diesem Zweck eingesetzt werden. Leicht stößt man auch hier auf die Meinung, dass die Partnerinnen einer lesbischen Beziehung, die männlich identifiziert sind, eher zur Gewalt tendierten als die mit weiblich konnotiertem Verhalten. Wenn Männer sozialisationsbedingt aggressiver und gewalttätiger wären, müsste bei schwulen Paaren wesentlich mehr Gewalt aufkommen als in irgendeiner anderen Beziehung. Vorhandene Untersuchungen belegen diese Behauptungen nicht, Gewalt tritt in gleich- und gegengeschlechtlichen Beziehungen im gleichen Maße auf, aber körperliche Gewalt ist seltener als in heterosexuellen Beziehungen. Man geht davon aus, dass jede 4. lesbische Partnerschaft gewaltbehaftet ist. Auch die Gewaltmuster ähneln den heterosexuellen Übergriffen. Mit der Dauer der Beziehung nimmt die Gewaltbereitschaft übrigens überall zu.

Wobei man auf der einen Seite einbeziehen muss, dass Frauen mit homosexueller oder transgender Orientierung in der Gesellschaft generell vermehrt Gewalt ausgesetzt sind. Stehen sie öffentlich zu ihrer sexuellen Ausrichtung und ihrer Geschlechtsidentität, sind Gewalt, Mobbing und Diskriminierung leider immer noch an der Tagesordnung. Das erleben die Frauen auf offener Straße oder am Arbeitsplatz genauso wie im Gefängnis. Aus diesem Grund verstecken viele Frauen, und auch Männer, ihre sexuelle Orientierung nach wie vor. Ein Coming-out wird erheblich erschwert, obwohl es essenziell ist für die Identitätsbildung. Ein Problem an dem unsere Gesellschaft noch intensiv arbeiten muss.

Auf der anderen Seite werden lesbische Frauen im Allgemeinen eher als sanfter, einfühlsamer und weniger aggressiv angesehen. Oft flüchten sich weibliche Opfer in das gefühlsmäßige Ghetto der homosexuell Gleichgesinnten, um Gewalt zu vermeiden. Es kommt also zu einer Aufspaltung zwischen männlich und weiblich, hart und weich, stark und schwach. Auch das ist ein Vorurteil, das sich hartnäckig hält.

In der Art sind die Streitereien und Auseinandersetzungen, die Machtspiele und Hierarchisierung in homo- oder heterosexuellen Beziehungen jedenfalls identisch. Einzig in der Gewaltdynamik besteht ein Unterschied. Das Gefälle zwischen Täterin und weiblichem Opfer flacht ab, es ist keine hierarchische Beziehungsordnung. Das Opfer setzt sich auch eher und vehementer zur Wehr, wenn eine Frau eine Frau angreift. Außerdem überträgt sich die Opferrolle nicht auf die soziale Position in der Gesellschaft. Wird eine Frau von ihrem Mann klein gehalten, missbraucht und „unterworfen", überträgt sich das oft auf ihren gesellschaftlichen Status. Bei Lesben spielt die Gewaltanwendung für den sozialen Status weniger eine Rolle, weil ihr sozialer Status in der Gesellschaft sowieso schon nonkonform ist. Das Opfer trägt die Erfahrungen also nicht in die Öffentlichkeit. Das könnte vielleicht das Spezifikum einer lesbischen Beziehung sein.

Forensisches Beispiel
Die 35-jährige Simone ist Krankenschwester und lebt in einer zerrütteten Ehe. Sie will unbedingt die Scheidung, ihr gewalttätiger Mann nicht. Sie kann sich nicht durchsetzen und suchte Hilfe bei einer „Nervenärztin". In der Sitzung kommt nebenbei ihre homoerotische Neigung zur Sprache, die sie nur ein einziges Mal ausgelebt hat. Nach einem heftigen Streit mit ihrem Mann, läuft sie ihm davon und hatte ein beglückendes und erfüllendes lesbisches Abenteuer. Sie versagt sich, ihre Neigung weiterhin auszuleben, und steht unter der Angst, ihre „Fehlanlage" könnte entdeckt werden. Grund der Therapie ist aber nicht die „Abbehandlung" ihrer Homosexualität, wie sie es anfangs als Ziel formulierte. Es geht eher darum, ihre Identität zu finden.

Simone hatte aufgrund ihrer Erlebnisse eine Schwarz-Weiß-Polarisierung. Frauen stehen für sie für das Gute, Männer für alles Negative. Sie wuchs bei einem trunksüchtigen, gewalttätigen Vater auf, der die Familie tyrannisierte und im Rausch alle angriff. Auch als Partner wählte sie einen ähnlichen Charakter. Die Ehe war alles andere als erfüllt. In der Sexualität mit einem Mann hatte Simone das Gefühl, zerrissen zu werden, wohingegen eine Frau ihr „echte Erotik, erfüllende Ruhe und wärmende Zärtlichkeit" geben konnte.

Jahre später bekam Simone eine längere Freiheitsstrafe, wegen eines Gewaltdelikts an ihrer lesbischen Partnerin. Aus dem Gefängnis schrieb sie mir, dass es sie am meisten verletze, nun selbst getan zu haben, was sie an ihrem Vater am meisten gehasst habe. Sie schilderte einen banalen Auslöser, der zu einer gewalttätigen Eskalation zwischen ihr und ihrer besitzergreifenden Freundin geführt hatte. Ihre eigene Gewalttätigkeit fühle sich für sie immer noch so fremd an. Sie könne die gewalttätige Seite an sich weder annehmen, noch sich damit auseinandersetzen, weil sie einfach nicht zu ihr passen würde.

Der Fall zeigt deutlich die Ausklammerung der eigenen aggressiven Anteile, die stets nur mit Männern attribuiert wurden. Durch die lesbische Partnerwahl sollte Gewalt komplett ausgespart werden. Doch Simone, im Wiederholungszwang gefangen, kam wieder an eine gewalttätige Person. Sie hasste ihre Partnerin bald genauso wie früher ihre Mutter, die sie damals nicht vor der Gewalt des Vaters beschützt hatte.

Helene Deutsch, Psychoanalytikerin und Freud-Schülerin, vertrat im Jahre 1932 die Ansicht, dass es einen Zusammenhang gäbe zwischen tödlichem Mutterhass und späterer lesbischer Entwicklung (Deutsch 1932). Häufig fließen frühere Gewalterfahrungen in die Beziehung ein, aus der Kindheit, aus der Enttäuschung mit einem gewalttätigen Mann oder aus der Diskriminierung nach dem Coming-out. Auch die Einstellung des jeweiligen Partners zur Homosexualität ist prägend. Tötungsdelikte sind zwar seltener in lesbischen Beziehungen, aber kommen auch vor, wie das nachfolgende Beispiel zeigt.

Forensisches Beispiel 2
Anna ist 34 und aus Kärnten, ihre Freundin Lydia ist 28 und Holländerin. Die beiden lernten sich in einem Onlineportal kennen. Trotz der Entfernung treffen sie sich oft irgendwo in der Mitte, die Begegnungen sind kurz, aber erfüllend. Anna kommt aus der Werbebranche und ist die aktivere in der Beziehung, die die introvertierte Freundin zu den Treffen motiviert. Lydia arbeitet in einem Tourismusbüro. Die Frauen kommen aus sehr unterschiedlichen Verhältnissen und sind charakterlich komplett gegensätzlich.

Anna wuchs in einem bäuerlichen Verband mit vier Brüdern auf, die sie immer wieder penetrant attackierten. In ihren Augen war sie ein Mädchen und damit ein Mensch zweiter Klasse. Daheim galt der Grundsatz: Frauen gehören an den Herd. Deshalb absolvierte Anna auch eine Haushaltungsschule, ihre Brüder machten Abitur, und zwei von ihnen studierten an die Universität.

Zwar konnte Anna mit Belastung, Frustrationen und Aggressionen von jeher schlecht umgehen, hatte eine geminderte Stresstoleranz, war stimmungslabil und launenhaft, aber mit ihrem Leben nicht unglücklich. Um sich, wie sie sagte, immer wieder zu erden, begann sie schon als Jugendliche, sich zu ritzen. Seit damals befindet sie sich in Psychotherapie, zeitweise frequentierte sie eine psychiatrische Behandlung. In Krisen hatte sie Verfolgungsgefühle und interpretierte die Verhaltensweisen der Menschen in ihrer Umgebung als feindlich. Sie fühlte sich hintergangen, missachtet, betrogen, glaubte, man spreche schlecht über sie, wolle sie ausnutzen, loswerden, verlassen. Um ihre Spannungen loszuwerden, trank sie zeitweise zu viel Alkohol, im Rausch wurde sie vulgär, brutal, ausfällig und aggressiv. Mehrmals randalierte sie in einem Lokal und attackierte den Kellner. Als die Beamten sie festnehmen wollten, wehrte sie sich so vehement, dass Anzeige wegen Widerstand gegen die Staatsgewalt erstattet wurde. Im Nachhinein wusste sie nichts mehr von solchen Aktionen und verantwortete sich mit Erinnerungslücken aufgrund des Alkoholkonsums. Das könnte jedem passieren, außerdem hätten die Beamten sie grob angefasst und ihr wehgetan, sie habe sich letztlich nur gewehrt.

Lydia dagegen ist eine empfindsame Frau, zurückgezogen, introvertiert, irgendwie wirkt sie zerbrechlich. Gerade das zog Anna besonders an. Lydias Vater war früh verstorben, sie war als Einzelkind und eng mit der Mutter verbunden aufgewachsen, ihr Freundeskreis war klein und übersichtlich. Sie war sofort von Annas quirliger Art fasziniert.

Die Frauen plaudern nahezu täglich via Facetime, schreiben sich täglich zahlreiche SMS und besuchen einander in Abständen von 2–4 Wochen. Irgendwann machen sie Urlaub am Meer, aufgrund der Wesensverschiedenheit gibt es bald Spannungen, immer wieder auch verbale Auseinandersetzungen und Vorwürfe. Anna trinkt zu viel, steigert sich in den Verdacht hinein, dass Lydia sie nicht mehr liebt und loswerden will. Die Frauen brechen den Urlaub vorzeitig ab, reisen aber nach Kärnten und verbringen 2 Tage in Annas Wohnung, wo es aber rasch noch heftiger zugeht.

Bei einem der Streits ist Anna betrunken und so wütend, dass sie mit einem Messer auf die Freundin losgeht. Lydia versucht, Anna das Messer zu entreißen, stolpert aber und fällt, so Annas Version, direkt in das Messer, das ihr Herz durchbohrt. Lydia zeigt äußerlich keine Verletzungen, ist aber nicht mehr ansprechbar, sie verblutet innerlich. Anna holt keine Hilfe, sie meint, die Freundin wache von selbst wieder auf. Schwer berauscht legt sie sich schlafen. Lydia verstirbt in der Nacht.

Gerichtspsychiatrisch wird festgestellt, dass Anna an einer Borderline-Störung leidet, zu der auch die sensitiv paranoiden Tendenzen gehören. Der Alkohol als konstellativer Faktor begünstigte Enthemmung. Die Gerichtsmedizin bestätigt Annas Version nicht. Im Gegenteil, man vermutet, dass sie der Freundin gezielt in den Brustkorb stach und das Herz erwischte, wofür schon ein Kraftakt nötig ist. Sie erhält eine mehrjährige Freiheitsstrafe, allerdings nicht wegen Mordes oder Totschlags sondern wegen einer absichtlich herbeigeführten Körperverletzung mit tödlichem Ausgang. Immerhin beteuert sie vehement, dass sie ihrer Freundin nichts zuleide habe tun, sie schon gar nicht töten wollte.

Diese Beziehungskonstellation könnte genauso in einer heterosexuellen Beziehung stattfinden. Männer und Frauen erleben etwa gleich oft körperliche und psychische Gewalt. Nur die Formen, Schweregrade, Kontexte und Folgen von Gewalt sind andere. Es ist also von Gewaltqualitäten im Geschlechtervergleich auszugehen. Ein einmaliges Anschreien, wütendes Wegschubsen, eine ein- oder wechselseitige Ohrfeige ist nicht vergleichbar mit systematischer, chronifizierter und schwerer Gewalt zur Einschüchterung und Kontrolle.

Das Ausmaß sexueller Gewalt in lesbischen und bisexuellen Beziehungen ist im Detail nicht bekannt. Angenommen wird, dass die Scham der Opfer zu hoch ist, um einen sexuellen Übergriff durch die Partnerin als Vergewaltigung zu bezeichnen (Girshick 2002). Eine ältere Untersuchung (Renzetti 1992) dokumentierte bereits, dass von 100 betroffenen Frauen nur 48 nie von der Partnerin zum Sex genötigt oder gezwungen wurden. Daraus könnte – rein hypothetisch – geschlossen werden, dass sexualisierte häusliche Gewalt in lesbischen, bisexuellen und vermutlich auch in Transgenderbeziehungen in einem ähnlichen Ausmaß vorkommen könnte. Möglicherweise sind nur die körperlichen Übergriffe geringer.

Sexualisierte Gewalt in lesbischen und bisexuellen Beziehungen wurde in den 1980er- und 1990er-Jahren primär im Kontext von Sadomasochismus thematisiert. Wobei alle sadomasochistischen Sexualpraktiken als Gewalt charakterisiert wurden, gewissermaßen als Fortführung sexueller Gewalt gegen Frauen (Ohms 2008). Allerdings stellt Sadomasochismus eine sexuelle Vorliebe im gegenseitigen Einverständnis dar und ist nicht zu verwechseln mit sexuellem Sadismus.

Über Gewaltdynamiken in transsexuellen Beziehungen ist noch zu wenig bekannt. Transphobie ist dagegen bis heute ein weltweites Problem. Die Gewaltdelikte gegen Transfrauen sind schwer, Tötungsdelikte sind Einzelfälle. Die österreichischen Medien berichteten 2015 von der Tötung der Transfrau Hande Öncü, vermutlich aufgrund von Transphobie und Rassismus (Kozjak 2018). Der Literatur zu Gewalt in transsexuellen Beziehungen kann man entnehmen, dass häusliche Gewalt häufig vorkommt (Barrett und Sheridan 2016).

4.4.3 Stalkerinnen

Stalking ist ein weltweit verbreitetes Phänomen. Grundsätzlich versteht man unter Stalking das beharrliche und v. a. störende Verfolgen einer Person, die in ihrer psychischen und auch körperlichen Integrität geschädigt wird. Aus dem Englischen abgeleitet, bedeutet es pirschen oder jagen. Es ist ein gezieltes Handeln mit expliziter oder impliziter Bedrohung, die sich zunehmend ins Internet verlagert, man spricht von Cyberstalking oder Cybermobbing, wenn der nahezu unbegrenzte virtuelle Raum, der sich leicht Kontrollen entzieht, für die beharrliche Verfolgung benützt wird. Hier ist der Anteil der Frauen, v. a. der jungen Täterinnen, in den letzten Jahren steigend (Rettenberger und Leuschner 2020).

Für die Begutachtungspraxis gibt es eine Klassifikation, die die psychische Störung, die Täter-Opfer-Beziehung und die Motivation unterscheidet. Die Motive sind unterschiedlich, warum Stalkerinnen eine Person beharrlich verfolgen. Mal ist es Rache, v. a. beim Ex-Partner-Stalking, mal ist es Verliebtheit oder Fixierung auf eine Person, oder vielleicht schon ein Liebeswahn, mal stellen sie einem fremden Menschen oder einem Promi nach. Der Großteil der Stalkerinnen ist psychiatrisch nicht krank, sondern leidet höchstens an Persönlichkeitsakzentuierungen oder -störungen. Bei einigen wenigen ist eine schizophrene oder eine sonstige psychotische Störung in unmittelbaren Bezug zur beharrlichen Verfolgung zu bringen. Stalking ist eine Störung der Impulskontrolle, die Betreffenden berichten selbst, wider besseres Wissen gehandelt zu haben. Sie könnten einfach nicht widerstehen (Laue 2007).

Laut internationaler Statistiken wurden im deutschsprachigen Raum 11 % der Menschen schon einmal gestalkt. Bei etwa 80 % handelt es sich um Männer, die vornehmlich Frauen verfolgen. Die restlichen 20 % waren Frauen, die sowohl Männer als auch Frauen verfolgten. In Österreich lag der Anteil der Täterinnen in der Verurteilungsstatistik 2019 bei 10 %. Mehr als die Hälfte der Opfer kennen ihre Stalker und Stalkerinnen. Frauen sind häufiger hinter Bekannten, ihren behandelten Ärzten, Therapeuten oder berühmten Personen her. Das lässt die Vermutung zu, dass Stalkerinnen durch ihr Verhalten Intimität aufbauen wollen, während Stalker eher eine frühere Beziehung weiterführen oder wiederbeleben wollen (Dressing und Foerster 2010).

Seit dem 1. Juli 2006 ist Stalking in Österreich als beharrliche Verfolgung unter Strafe gestellt. Es gehört zu den strafbaren Handlungen gegen die Freiheit und damit zur Gewaltkriminalität. Der Strafrahmen liegt bei bis zu einem Jahr. Hat die Tat den Tod oder den Selbstmord des Opfers zur Folge beträgt der Strafrahmen bis zu 3 Jahren. In Deutschland wurde am 31. März 2007 der Straftatbestand der „Nachstellung" eingeführt und mit März 2017 erfolgte eine „Verbesserung des Schutzes gegen Nachstellungen". Sie besteht darin, dass eine schwerwiegende Beeinträchtigung der Lebensgestaltung nicht schon erfolgt sein muss, es genügt, dass die Handlungen so eine Beeinträchtigung herbeiführen könnten.

Der Begriff des Stalkings kommt aus den 1990er-Jahren, geprägt von der Verfolgung von Hollywoodstars. Die Tat ist aber vermutlich so alt wie die Menschheit. Vor den Stars waren Geistliche gerne Opfer, da ihre Unnahbarkeit die Fantasien aufleben ließ und sich Frauen eine Liebe einbildeten, die nur nicht erwidert werden konnte. Dazu ein Fall aus heutiger Zeit.

Forensisches Beispiel
Beate war unbescholten, eine brave Bürgerin mit drei erwachsenen Kindern, intellektuell, aus einer höheren Bildungsschicht. Ihren Mann hat sie früh verloren. Mit 62 Jahren wird sie wegen beharrlicher Verfolgung eines katholischen Priesters verurteilt. Während 5 Jahren hat sie dem Mann widerrechtlich und immerzu nachgestellt und ihn in seiner Lebensführung unzumutbar beeinträchtigt. Trotz rechtskräftigem Unterlassungsurteil hat sie seine Nähe weiter gesucht – was nahezu typisch für Stalkerinnen ist – Geschenke auf sein Auto oder in der Pfarre hinterlegt, Messen und Veranstaltungen gestört, sich an sein Messgewand geheftet und ihm im Beichtstuhl unter Stöhnen ihre Liebe erklärt. Dazu hat sie ohne Unterlass angerufen, ständig Liebesbotschaften auf dem Anrufbeantworter hinterlassen und ihm E-Mails und Liebesbriefe mit sexuell konnotiertem Inhalt geschrieben.

Angefangen hat alles vor Jahren in Deutschland. Beate und Pater Pedro lernten sich dort in seiner Pfarre kennen. Der Geistliche verließ seine Gemeinde wegen der unermüdlichen Stalkerin und ging zunächst nach Italien und dann nach Österreich. Er war ständig auf der Flucht vor Beate. Es änderte nichts. Sie reiste ihm nach. Schließlich wird Beate während einer Messe in Pater Pedros Kirche festgenommen. Grund ist ihr plötzliches orgastisches Stöhnen, bei dem sie ständig seinen Namen ruft. Zur Verteidigung gab sie an, sie wollte nur der Messe beiwohnen, weil der Pfarrer ein guter Freund der Familie wäre. Er gab immer so schöne Gottesdienste und er predigte sehr gut. Es wäre ihr noch nie aufgefallen, dass er keinen Kontakt wünschte. Sie wüsste nichts von einem rechtskräftigen Urteil, das eine Annäherung untersagte. Es tue ihr wirklich leid, wenn der Pater sich dermaßen belästigt fühlte, wie er vor Gericht vermittelte. Sie wäre schon verliebt, aber nur auf einer geistigen Ebene. Die perversen E-Mails hätte sie nie geschrieben, nur Gebete oder Bibelstellen, Psalme, die ihr gefallen hätten. Beate beschrieb die Beziehung zu Pater Pedro als ihr Lebenselixier, das man ihr nicht nehmen dürfe, sie habe ja nichts getan. Typisch für Stalkerinnen ist das fehlende Unrechtsbewußtsein.

Beate leidet an keinem Wahn, sondern an einer erheblichen Realitätsverkennung. Sie lernte den Priester in einer Zeit kennen, in der sie sich allein gelassen fühlte, ohne Aufgabe und mit einem sehr kleinen Freundeskreis. Der Mann konnte gut kommunizieren, sie verstehen wie kaum jemand zuvor, auch „ohne Worte". Nicht einmal mit ihrem Ehemann hätte sie eine derart innige Kommunikation geführt. Er erinnerte sie „vom Klang seiner Stimme" her an ihren früh verstorbenen Vater. Sie wären einfach Seelenverwandte.

Der Priester aktivierte offenbar das frühe Trennungserlebnis mit dem abrupt verstorbenen Vater. Eine erotische Anziehung stritt Beate wohl aus Scham ab. Sie hatte eine suchtartige Beziehung entwickelt, hoffte, dass er aus Liebe zu ihr sein Priesteramt irgendwann aufgeben würde. Trotz des gerichtlich verordneten Annäherungsverbots wurde sie noch 2-mal rückfällig. Das Ganze endete mit einer unbedingten Freiheitsstrafe im Gefängnis. Erst danach konnte Beate ihr Verhalten ändern.

Zu Beginn der 1990er-Jahre, als das Konzept des Stalkings entstand, wurde die beharrliche Verfolgung anfangs mit der Diagnose eines Liebeswahns gleichgesetzt, was aber nicht stimmt. Es leiden nämlich weniger als 3 % aller Stalker unter einem Liebeswahn, allerdings ist der Frauenanteil hier erheblich höher. Die Stalkerin ist felsenfest überzeugt, dass das Opfer sie liebe. Jegliches Verhalten des anderen wird als Beweis für die Liebe fehlinterpretiert. Die Vorstellung ist zwar irreal, aber fatalerweise unkorrigierbar.

Wenn der Angebetete rein gar nichts von seiner heimlichen – aber leider psychisch kranken – Verehrerin weiß, spricht man von „Liebe par distance", wie sie bei schizophrenen Täterinnen vorkommt. Diese „Liebe" kann allerdings abrupt umschlagen in den Vorwurf der Niedertracht, der Gemeinheit und des Verrats, ob das Opfer nun etwas dazugetan hat oder nicht. Alles spielt sich im Inneren der psychisch kranken Täterin ab. So war es bei einer schizophrenen Frau, die bei einem Konzert ihrer berühmten Zielperson im Publikum saß und sich aus der ersten Reihe auf sie stürzen wollte, was die Security aber verhinderte. Bei der widerstandslosen Festnahme sagt sie lapidar: „Ich hätte das schon viel früher tun sollen. Ich musste dem ein Ende setzen. Das geht so einfach nicht. Das kann man mit niemandem machen." Niemand verstand ihre Äußerungen. Sie entstammten ihrer kranken inneren Welt.

Weiter findet sich unter den Stalkerinnen die „pathologische Verliebtheit" („morbid infatuation"; Mullen und Pathe 1994), die zwar ähnliche Symptome wie der Liebeswahn zeigt, allerdings ist die Stalkerin nicht wahnhaft davon überzeugt, ebenfalls geliebt zu werden. Sie hält dennoch an der Beziehung unbeirrbar fest, ist fixiert auf ihr Opfer. Das forensische Beispiel Beate könnte man hier einordnen. Beate lief ihrer illusionären Wunschvorstellung hinterher, die ihr allerdings nach dem Tod des Ehemannes einen Lebensinhalt gab. Obwohl das Opfer, Pater Pedro eindeutig sein Desinteresse bekundete, verharrte die Täterin in ihrer intensiven Verliebtheit, in der Hoffnung, dass sie irgendwann doch noch erhört wird.

Stalking-Verläufe weisen oft eine zwanghafte Dynamik auf, verbunden mit einer Gewohnheitsbildung. Stalkerinnen geben an, sie könnten einfach nicht anders, fühlten sich wie besessen. Was abläuft, ist eine Einengung des Denkens und der Gefühle, es ist eine gestörte Realitätswahrnehmung, allerdings ohne Merkmale einer Geisteskrankheit. Auf der Verhaltensebene bestimmt das Stalking den gesamten Lebensrhythmus, das Geschehen verselbstständigt sich. Tag und Nacht dreht sich alles ausschließlich darum, was das Opfer macht, und wie man ihm näherkommen kann. Herrscht eine destruktive Verbindung, drehen sich die Gedanken um die Vernichtung der Zielperson. Das Opfer muss dabei gar nichts davon wissen. Die Stalkerinnen beobachten es beharrlich, sprechen aber keine Drohungen aus, fallen im Umfeld des Opfers nicht einmal auf und wissen doch über dessen Leben genau Bescheid. Plötzlich fällt der Entschluss, den Ex-Partner oder dessen Frau umzubringen. Gezielt gehen sie mit der Tatwaffe zum Opfer, immerhin weiß die Täterin die Minute, wann ihr Opfer allein ausgeliefert und wehrlos ist. Fragt man sie nach dem Grund für ihre plötzliche Entschlossenheit, geben sie an, dass sie den Gedanken nicht mehr losgebracht hätten und handeln hätten müssen. Die Taten laufen kaskadenartig, wie in einer katathymen Krise, ab. Der eigentlichen Gewaltaktion geht eine lange Phase unterdrückter Spannung und negativer Gefühle voraus, die sich dann unvermittelt entladen.

Für den Verlauf des Stalkings sind die Ausprägung der psychopathologischen Symptomatik und die Beziehung zwischen Opfer und Täterin wesentlich. Kennen sich Opfer und Täterin nicht, ist die Stalkerin meist psychotisch. Eine gewalttätige Eskalation ist eher wahrscheinlich. Hatten Täterin und Opfer einmal eine intime Beziehung, nennt man das Ex-Lover-Stalking, und die Gefahr, dass es zu Gewalt oder in Einzelfällen zur Tötung des Opfers kommt, ist höher. Die Tötungshandlung dient dem Wunsch, das Opfer „für immer zu besitzen". Meist handelt es sich um rächende oder ehemalige Partnerinnen, die Trennungen nicht akzeptieren und gewaltsam eine Wiedervereinigung erzwingen wollen. Sie haben nie gelernt, loszulassen oder sich zu trennen. Sie drohen mit Selbstmord oder Tötung des Partners, der sich ihren drängenden Wünschen entzieht. Sie gehören zu den gefährlichsten Stalkerinnen, ebenso wie die schizophrenen Stalkerinnen, die die wahnhafte Gewissheit haben, dass das Opfer entweder ihnen gehört, oder dass es – wenn es sich auf Prominente bezieht – getötet werden muss. Es sind fließende Übergänge von noch normalpsychologisch einfühlbarem, abnormalem, illusionärem bis zu irreversibel fixiertem, wahnhaftem Stalking.

Der Großteil der Stalkerinnen sind Wiederholungstäterinnen, die sich und ihren Opfern das Leben zerstören, privat wie beruflich. Opfer von Stalkerinnen leiden unter schweren Folgeschäden. Die Verläufe sind durch Sanktionierungs- und Strafmaßnahmen schwer zu unterbrechen, meistens versanden sie erst nach Monaten oder gar Jahren. Immer wieder hat man versucht, Stalker eigenen Therapieprogrammen zu unterziehen, mit wechselndem Erfolg. Die Problematik liegt in der Unverträglichkeit von Trennungssituationen mit Kränkung und Demütigung.

Spannend ist, dass Stalkerinnen nicht jeden ihrer Liebespartner verfolgen. Es sind nur ein paar wenige Personen, an denen die Täterin ein Leben lang hängen bleibt. Auch wenn sie irgendwann vom Opfer ablassen, bleibt die Person in ihnen präsent. Es handelt sich um eine symbiotisch destruktive Verstrickung, die sie nicht mehr loslassen können. Man nimmt an, dass die Opfer Ähnlichkeiten mit früheren Bezugspersonen aufweisen, von denen sich die Täterinnen nicht konstruktiv trennen konnten und verbunden bleiben. Ein weiteres Motiv, das sich daraus ergibt: Hass und Rache.

Forensisches Beispiel
Fiona ist eine 35-jährige Anästhesistin aus wohlhabendem Haus. Als ihr Ex-Freund eine neue Frau kennenlernt, beginnt das Stalking und die Tyrannei. Über Monate legt sie seine Mobilbox durch unzählige Beschimpfungen lahm,

jede Woche schickt sie ihm 1000 E-Mails. Sie findet jede seiner Geheimnummern heraus, ruft ihn ständig und mit unterdrückter Nummer an.

Die Situation eskaliert, als sie das neue Paar „erschrecken" will, wie sie vor Gericht aussagt. Sie lauert ihrem Ex-Freund und seiner Neuen auf, fährt mit ihrem Auto so knapp an ihnen vorbei, dass die Frau beim Ausweichen zu Sturz kommt und nur mit viel Glück nichts passiert. Gänzlich ohne Reue rechtfertigt sie ihre Aktion damit, dass sie den beiden nur einen Denkzettel verpassen wollte, ohne ihnen erheblichen Schaden zuzufügen. Kurze Zeit nach dem Delikt, lernt die Täterin einen Mann kennen, mit dem sie eine neue Beziehung einging und kann von da an loslassen.

Nicht nur frühere oder eingebildete Liebespartner werden Opfer von Stalkerinnen. Ärzte, Gerichtspersonal und v. a. Psychiater sind gar nicht selten langjährigem, schwerem Stalken ausgesetzt. Die Täterinnen machen ihnen irrationale Vorwürfe, geben ihnen die Schuld am Scheitern ihres Lebens. Früher nannte man solche Menschen „Schicksalsneurotiker", heute zählen sie zu den persönlichkeitsgestörten Stalkern. Die Taten haben Terrorcharakter, beinhalten obszöne Beschimpfungen, Telefonterror, Vollsprechen der Mailbox mit Beschimpfungen, Abpassen vor der Praxis, hasserfüllte Postings im Internet, Unmöglichmachen in der Öffentlichkeit. Es kommt zu schwerer Rufschädigung. In drastischen Fällen wird den behandelnden Ärzten zu Unrecht unterstellt, die Stalkerin sexuell missbraucht zu haben, was zu Gerichtsprozessen führt. Mit viel Mühe muss sich der Beschuldigte da wieder herausringen. Manchmal taucht die Telefonnummer auch in einschlägigen Kontaktanzeigen auf. Frauen sind beim Stalken besonders einfallsreich und schrecken vor nichts zurück. Das Internet macht es heutzutage noch leichter, das Opfer gezielt zu schädigen, und Beziehungen wie Karrieren auf sämtlichen Ebenen zu zerstören.

Werden die Täterinnen im Rahmen der gerichtlichen Begutachtung mit ihrem strafbaren Handeln konfrontiert, leugnen sie meistens. Man hätte sie missverstanden, es stimme nichts. Sie bagatellisieren, wo es keine triftigen Beweise gibt, drehen den Spieß um und fühlen sich selbst als das wahre Opfer. Vor allem: Sie verstehen die Anschuldigungen nicht.

Stalking-Opfer fühlen sich unter Dauerkontrolle, verfolgt, ohnmächtig und ausgeliefert. Wegen der schweren psychischen Schäden und aus dem Gefühl der Hilflosigkeit heraus geben sie oft den Forderungen nach einem Treffen nach, um alles zu besprechen. Solche Aussprachen sind allerdings höchst gefährlich, sie heizen das Stalking nur weiter an. Im schlimmsten Fall wird das Opfer getötet, weil eine Vereinigung mit der Täterin nur noch im Tod möglich scheint.

Forensisches Beispiel
Die 46-jährige Silke kam wegen einer wahnhaften Störung in eine psychiatrische Abteilung. Sie litt an Brustkrebs und gab als Ursache für ihre Erkrankung die unerfüllte Liebe zu einem früheren Universitätsprofessor an. Sie fürchtete zu sterben.

Anlässlich einer Veranstaltung trifft sie ihn wieder. Ist wahnhaft fixiert darauf, dass sie zusammengehören. Obwohl ihr der Mann dezidiert erklärt, dass er nichts mit ihr zu tun haben möchte, kann er sich gegen Silke nicht mehr wehren. Sie stört ständig seine Vorlesungen, macht überall kund, dass sie ein Liebespaar wären, obwohl der Angebetete verheiratet ist. Es wäre seine Pflicht, sie zu heiraten und sich von seiner Ehefrau scheiden zu lassen, immerhin habe sie schon Krebs gehabt. Immer wieder ruft er die Polizei in seine Vorlesungen, die Silke irgendwann kennen. Der Mann fühlt sich dermaßen gestört, dass er für kurze Zeit seine Vorlesung unterbrechen muss. Er muss psychiatrisch-psychotherapeutische Hilfe beanspruchen.

Silke verstirbt nach Verhängung eines Kontakt- und Betretungsverbots. Sie macht den Angebeteten verantwortlich an ihrem Tod. Bis zuletzt ist sie nicht davon abzubringen, dass sie zusammengehören.

4.5 Gewalttätige Mädchen(gangs)

Es lässt sich weltweit ein Trend in der Jugendkriminalität erkennen: Das kriminelle und v. a. aggressive Verhalten von Mädchen und jungen Frauen nimmt zu. Das kann natürlich viele Gründe haben, z. B. ein geändertes Anzeigeverhalten. Weil die gesellschaftliche Toleranz gegenüber Gewalt gesunken ist, werden Ausschreitungen der Polizei nun öfter gemeldet. Ein anderer Grund nennt sich „Vorverlagerung der Gewaltkriminalität". Das heißt: Gewalt verlagert sich von den Erwachsenen auf die Jugendlichen, und das lässt sich an den Zahlen erkennen. Jugendkriminalität in Österreich hat bis 2015 um 22,8 % abgenommen. Im Jahr 2018 gab es in Österreich 6755 Tatverdächtige zwischen 14 und 17 Jahren, was einem Plus von 12,7 % gegenüber 2017 entspricht. Auch bei den strafunmündigen Jugendlichen ist ein Plus zu verzeichnen. Dieser Anstieg der Jugendgewalt ist sowohl für männliche als auch für weibliche Jugendliche, für deutschsprachige Jugendliche ebenso wie für Jugendliche mit Migrationshintergrund festzustellen (Baier und Kliem 2019; Baier 2020).

Das sind allerdings nur die Zahlen für Gewaltdelikte, insgesamt ist ein konstanter bis leichter Anstieg bei den jugendlichen Tatverdächtigen, also den 14- und 17-Jährigen, zu verzeichnen. Die Jugendkriminalität an sich ist nicht wirklich gestiegen, dafür aber die Intensität der Gewalt. Auch Mädchen schlagen früher und heftiger zu. Ein möglicher Grund ist die schlecht erlernte persönliche Kommunikation untereinander und mit der Familie. Das Handy, die sozialen Netzwerke und der ständige Leistungsdruck verhindern nahezu, daheim zu vermitteln, wie konstruktives Streiten funktioniert. Die Kinder wissen nicht, wie sie mit Konfliktsituationen umgehen sollen. Die Vernachlässigung durch den erhöhten Leistungsdruck der Eltern im Job und der Sozietät führt beim Nachwuchs zu Langeweile und übermäßigem Medienkonsum. Nicht selten findet die Tat einer Jugendgang einfach aus Langeweile statt. Oder es wird etwas nachgeahmt, was man in den Medien gesehen hat. Fernsehen, Internet und Computerspiele tragen dazu bei, dass die jungen Menschen immer jünger, häufiger und schlimmerer Gewalt ausgesetzt sind (Baier und Kliem 2019).

Überwiegend sind es Bagatelldelikte, aber es gibt Ausnahmen, Opfer werden verprügelt, misshandelt oder vergewaltigt. Meist sind es Gleichaltrige und Geschwister, selten die Eltern. Die Motive beruhen auf Rache, Intrigen und Eifersucht. Aber es werden auch sozialmanipulative Verhaltensweisen wie Stalking und Cybermobbing, Cyberbullying angewandt, um das Sozialprestige der Opfer zu zerstören (Baier et al. 2018). Die Gewalttätigkeit junger Mädchen ist ein Versuch, Kontrolle über andere zu erlangen, wodurch sie ihren eigenen Selbstwert verbessern. Besonders heftig gehen die Mädchen in Gangs vor, in der Sicherheit der anderen Gruppenmitglieder.

Gewalttätigkeit bei Mädchen kann eine vorübergehende Entwicklungsphase sein oder ein frühes Zeichen für ein lebensbegleitendes, auffälliges Verhalten. Die vorübergehende Störung tritt mit der Entwicklung der Identität im Jugendalter ein und kommt bei Jungen und Mädchen gleichermaßen vor. Das frühe Einsetzen einer stabilen Störung im Sozialverhalten, genannt „early starters", muss behandelt werden. Ansonsten wird die Person im Laufe ihres Lebens immer wieder mit der Justiz in Konflikt geraten. Mädchen sind davon weniger, aber auch betroffen.

Die meisten gewalttätigen Mädchen kommen aus Familien mit niedrigem Bildungsniveau und Einkommen. Sie sind in kleinen Wohnungen groß geworden, Eltern oder Verwandte haben oft psychische Störungen oder zeigen ein kriminelles Verhalten. Frühe Erfahrungen von körperlicher, emotionaler und sexueller Gewalt prägen die Identität zusätzlich negativ, machen sie diffus und instabil. Es herrscht ein ambivalentes Verhältnis zu den Bezugspersonen, die häufig wechseln und dem Kind keine konstante, liebevolle Erziehung gewähren können. Besonders bei Mädchen ist das ein großes Problem, weil soziale Beziehungen für sie eine stärkere Bedeutung haben als für Jungs. Vernachlässigung und Zurückweisung fördern strafrechtliche Auffälligkeiten. Es führt auch zur Selbstverletzung der Mädchen, zu appellativen, parasuizidalen Handlungen als agierter „Hilfeschrei", v. a. aber zu einem niedrigen und negativen Selbstbild und Haltlosigkeit.

Um die eigene Unsicherheit auszugleichen, ist eine Gruppe perfekt. Sie schafft eine neue Identität und kompensiert bis zu einem gewissen Grad den fehlenden Halt und Schutz im familiären Umfeld. Nicht verwunderlich also, dass sich ein Drittel der Gewaltstraftaten von Jugendlichen in Gruppen abspielen. Bei Straftaten vor Erreichen der Strafmündigkeit, also vor dem 14. Lebensjahr, wird das Strafverfahren eingestellt. Allerdings ist ein sozial auffälliges Verhalten künftig sehr wahrscheinlich, besonders wenn anhaltende Störungen nicht behandelt werden. Das Risiko ist hoch, von Substanzen abhängig oder frühzeitig schwanger zu werden oder die Schule abzubrechen. Besonders in der Kindererziehung zeigen sich die Störungen, wie die nicht erlernte Empathie und der Wiederholungszwang von Gewaltanwendung.

Bei Gangs lässt sich zwischen mehr oder weniger zufälligen Gruppierungen, sog. Ad-Hoc-Gruppen, unterscheiden. Auch eine kriminelle Vorgeschichte kann verbinden, etwa eine gemeinsame Inhaftierung oder einfach nur dieselbe Schule oder soziale Einrichtung. Sicher ist, dass es eine klare Rollenverteilung mit Regeln gibt. Für Mädchengangs ist eine hohe Gewaltbereitschaft, Ignoranz und die Ablehnung sozialer Normen charakteristisch. Die Gewaltvorstellungen einzelner Mitglieder werden durch die der anderen stark verstärkt, gemeinsam führen sie die Taten dann aus. Soziale Gewalt ist auch innerhalb der Gruppe eine normale Form der Kommunikation. Körperliche Übergriffe sind legitim, wodurch eine Ambivalenz zwischen den Mitgliedern entsteht, und die Täterin rasch zum Opfer werden kann. Es kommt zu wechselnden Allianzen, Intrigen, Ausgrenzungen und der Bildung von Subgruppen, die wiederum die alte Gang anfeindet. Es herrscht eine Art Pseudovertrauen in der Gruppe, das durch das Teilen von Geheimnissen und intimer persönlicher Information erhalten wird, aber genauso störanfällig, oberflächlich und labil ist. Es herrscht ein ständiges Hin und Her zwischen bester Freundin und ärgster Feindin. Daher sind solche Gruppen auch nur zum Teil ein Ersatz für fehlende Sicherheit und fehlenden Schutz. Vielmehr erleben die traumatisierten Mädchen eine Wiederholung der bereits bekannten schlimmen Erfahrungen ihrer Vergangenheit, denen sie eigentlich entkommen wollten.

In den Peergroups wird ein besonders mutiges, aggressives und gewalttätiges Verhalten verlangt. Einerseits, um sich innerhalb der Gruppe durchsetzen zu können, und andererseits, um sich nach außen hin, von den normalen abzulehnenden Menschen, klar abzugrenzen. Mutproben sind ein wichtiger Part, um in der Gruppe anerkannt zu bleiben. Bei gemeinsamen Unternehmungen werden die Grenzen der Sozietät überschritten. Da muss jeder mitmachen, das gehört zur guten Diszplin. Förderlich ist, dass gerade in der rebellischen Adoleszenz ein ausgeprägtes Risikoverhalten aufkommt, das durch die Gruppenmitglieder noch erhöht wird. So wie die Gewaltbereitschaft. Bei den Delikten kommt es häufig zu schwerwiegenden Ausschreitungen, Gewaltübergriffen, auch mit Todesfolge. Auch sexuelle Übergriffe sind keine Seltenheit. Diese können in Jugendgangs besonders heftig ausfallen, wie ein kurzes Beispiel zeigt:

Vier Mädchen vergewaltigen mit einem Kleiderbügel die „Erzrivalin" einer konkurrierenden Gang. Zwei halten sie fest, die dritte stößt mit dem Bügel so lange so heftig in ihre Vagina, bis das Opfer blutüberströmt daliegt und sich nicht mehr rührt. Ein Mädchen sieht nur zu und masturbiert. Alle vier grölen. Dann treten sie auf das Opfer ein und lassen es liegen. In der ersten Beschuldigtenvernehmung erklären zwei der Täterinnen: „Sie hat es nicht anders verdient!"

Sind es nicht die Erzfeinde, die malträtiert werden, dann geht es oft gegen gesellschaftliche Minderheiten wie Homosexuelle, Lesbische oder Transgenderpersonen, Personen mit anderen Religionen, Kulturen und Hautfarben oder auch Obdachlose. Menschen, die herausstechen, die für die jungen Mädchen einfach „anders" sind. Eine solche Verachtung bezeichnet man als Homogenisierung, den Opfern werden jegliche menschliche Würde und alle sozialen Rechte abgesprochen. Man konstruiert ideologische Feindbilder, die die Gewalttätigkeit scheinbar legitimieren. Schlafende Obdachlose werden angezündet oder auf Parkbänken attackiert, ein schwules Paar verfolgt und verprügelt, eine verschleierte Frau bespuckt und beschimpft. Je schlimmer die Taten, desto mehr schweißen sie die Gruppenmitglieder zusammen. Gemeinsame Erfahrungen, gemeinsamer Drogenkonsum und gemeinsamer illegaler Waffenbesitz prägen die Identität der Mädchengangs.

Forensisches Beispiel
Claudia kam mit 16 Jahren zum ersten Mal ins Jugendgefängnis. Davor lebte sie mehrere Jahre in betreuten Wohngemeinschaften für Mädchen. Dort fiel sie immer wieder durch selbstschädigendes Verhalten, Drohungen, exzessiven Alkoholkonsum und das Aufhetzen von WG-Kollegen auf. Einmal entging sie knapp einer Alkoholvergiftung. Sie konnte mit Kritik nicht umgehen, explodierte erst recht, wenn man sie zurechtweisen wollte. Die Polizei und Sicherheitskräfte konnten sie kaum bändigen, sie verletzte die Beamten mit Glasscherben und zertrümmerte ihr Zimmer, wenn sie eingesperrt wurde. Die Glasscherben richtete sie auch gegen sich selbst, versuchte sich Hals und Handgelenke damit aufzuschneiden. Wollte man sie daran hindern, atta-

ckierte sie damit wieder die Helfer. In der Abteilung für Kinder- und Jugendneuropsychiatrie versetzte sie einer Reinigungskraft eine derart feste Ohrfeige, dass diese zu Boden fiel und sich schwer verletzte.

Claudia stammt aus einem Elternhaus mit einer bemühten, aber wenig empathischen und launischen Mutter. Die Eltern trennten sich, als sie 7 Jahre alt war. Der Vater wollte seine Tochter nicht zu sich nehmen, bei der Mutter wollte Claudia nicht mehr bleiben. Sie gab an, von ihr geschlagen zu werden, was in dem Ausmaß physisch nicht stimmte. In der Schule war sie immer aufsässig, seit der Volksschule. Sie schwänzte, zerstörte die Möbel, stahl den Mitschülern ihr Essensgeld. Sie erzählte Lügen, gab grenzenlos an, bei Konfrontationen wurde sie wütend. Alle Einrichtungen waren mit Claudia überfordert, die Schulen, die Wohngemeinschaften, die Psychiatrie, nicht einmal im Jugendgefängnis blieb sie lang. Nach einer kurzen Freiheitsstrafe für diverse Delikte kam sie wieder in eine WG für schwer erziehbare Jugendliche.

Mit 17 Jahren verliebte sich Claudia in einen gleichaltrigen Burschen. Gemeinsam tranken sie Alkohol und nahmen Drogen. Doch auf Dauer hielt er ihre Launen, ihre hohen Ansprüche und die ewige Kontrolle nicht aus. Er verließ sie.

Eines Tages sieht Claudia ihren Ex-Freund mit einem anderen Mädchen in einer Diskothek. Sie dreht komplett durch, springt ihn wie ein wildes Tier an, reißt den überraschten Jungen zu Boden und tritt ihm mit ihren Springerstiefeln ins Gesicht. Er bleibt benommen liegen. Im Spital stellt man eine Hirnblutung, mehrere Brüche im Gesicht, Rippenverletzungen und Rissquetschwunden fest.

Claudia kommt wieder ins Gefängnis, dieses Mal für länger. Außerdem soll ein psychiatrisches Gutachten ihre künftige Gefährlichkeit klären und die Notwendigkeit, die Sozietät vor ihr zu schützen. Mit 17 Jahren ist die Persönlichkeit allerdings in keiner Weise gefestigt, wodurch eine konstruktive Entscheidung für die Maßnahmenunterbringung schwer zu treffen ist. Nach ihrer Persönlichkeit und der Art der Taten zu urteilen, scheint ein strafrechtlich auffälliges Verhalten in Zukunft sehr wahrscheinlich. Sie wird in den Maßnahmenvollzug eingewiesen. In der geschützten Atmosphäre kann sie nur langsam ihre Grenzen wahrnehmen, erklärt sich dazu bereit, Medikamente einzunehmen und kann schließlich zur Psychotherapie motiviert werden. Ob das eine anhaltende Veränderung bewirkt, wird sich zeigen.

Generell ist die Maßnahmenunterbringung junger Mädchen eine Seltenheit. Seit dem Jahr 2000 betraf es in Österreich insgesamt nur 13 Jugendliche, davon 2 Mädchen.

4.6 Amokläuferinnen

Wer beim Wort Amok an eine amerikanische Schule denkt, in der eine Mitschülerin ihre halbe Klasse erschießt, denkt streng genommen nicht an einen Amoklauf im eigentlichen Sinn. Das Massaker in der Schule impliziert einen lang geplanten Racheakt, der sich gezielt gegen einzelne Menschen richtet, die die Täterin gekränkt, gedemütigt oder ausgegrenzt haben. Der richtige Begriff dafür lautet „School Shooting". Bei einem Amoklauf handelt es sich dagegen um eine spontane Aktion.

Genauer wird der Begriff von der WHO definiert, die Amok als eine „plötzliche, willkürliche, nicht provozierte Gewaltattacke mit mörderischem oder zumindest erheblich zerstörerischem Verhalten und häufigem Umschlag in suizidale Reaktionen" ansieht. Und das Glossar kulturabhängiger Syndrome beschreibt Amok als „eine dissoziative Episode, die durch eine Periode des Grübelns charakterisiert ist, auf die ein Ausbruch gewalttätigen, aggressiven oder menschengefährdenden Verhaltens folgt, das sich auf Personen und Objekte richtet". Damit ist gemeint, dass in einem bewusstseinsveränderten Zustand ein massiv destruktiver Ausbruch erfolgt, der viele Menschen gefährdet, auch wenn er primär auf niemanden Bestimmten gerichtet ist. Das steht in einem klaren Widerspruch zu den Schießereien an Schulen.

Allerdings hat sich der Begriff in jüngster Zeit einem Bedeutungswandel unterzogen. Immer öfter wird Amok für Taten genannt, die nicht spontan, sondern geplant und häufig mit vorheriger Ankündigung durchgezogen werden wie eben bei den School Shootings. Gemeinsam haben diese Taten, dass der Tatort auch der Kränkungsort ist. Neben den Schulen können das auch Hochschulen, diverse Ausbildungsstätten, Arbeitsplätze, Krankenhausabteilungen, Arztpraxen, aber auch die eigene Familie sein. Dabei werden verhasste Personen erschossen, aber auch Menschen, die sich in den Weg stellen oder komplett unbeteiligt sind. In heutigen Amokläufen vermischt sich gerichtete mit ungerichteter Gewalt. Amok ist stets die Sonderform eines Tötungsdeliktes, bei dem Mord und Selbstmord gleichzeitig als Absicht und Vorstellung auftreten und umgesetzt werden. Dem Gewaltausbruch folgt ein Gefühl der Erleichterung. Allerdings verschränkt sich die Fremdtötung mit der Selbsttötung, die oft von der Polizei übernommen wird, was als „suicide by cop" bezeichnet wird. Ein kurzes Beispiel:

Eine 38-jährige Rechtsanwältin steht seit längerem mit ihrem Mann im Rosenkrieg. Eines Tages erschießt sie ihn, erschlägt den gemeinsamen 4-jährigen Sohn und stürzt mit Messer und Pistole auf die Straße. Dort schießt sie wahllos um sich, verletzt mehrere Passanten schwer. Sie stürmt auf die Gynäkologie, wo sie vor Jahren eine Fehlgeburt erlitten hatte und schießt auch dort wahllos herum. Sie tötet einen Krankenpfleger, der sich ihr in den Weg stellt, mit einigen Messerstichen und Schüssen. In den Klinikräumen wird sie von der Polizei erschossen.

Der US-amerikanische Psychiater Karl Menninger (1985) ortete in Gewalttaten grundsätzlich den unbewussten Wunsch, zu töten und zu sterben, egal ob durch eigene oder fremde Hand. Im Amok verschränkt sich diese Vorstellung. Etwa ein Drittel der Amokläuferinnen sterben im Verlauf der Tat, bei Amokläufen mit vielen Toten sind es rund 90 %. Amokläuferinnen erleben meist mehrere, ineinanderfließende Phasen, die von Kränkungs-, Verlusterlebnissen oder anderen massiven Stressfaktoren in eine Phase des Grübelns und Haderns münden. Die einzige resultierende Option, ihre Probleme zu lösen, ist, sich und andere auszulöschen. In dieser Zeit wird die Persönlichkeitsstruktur massiv angegriffen und die Kontrollinstanzen so unterwandert, dass es zu einem abrupten gewalttätigen Impulsdurchbruch kommt. Gerade bei Täterinnen richtet sich der Ausbruch als erstes gegen Familienangehörige, Freunde, Bekannte, Nahestehende und in weiterer Folge erst gegen Fremde. Das führt zu einer wahllosen Ausdehnung des mörderisch-suizidalen Angriffs auf primär Unbeteiligte, was zu mehreren Tatorten führt. Das Gemetzel kann in den eigenen vier Wänden beginnen, sich auf der Straße fortsetzen und zu weiteren „Kränkungsorten" führen. Ohnmächtige Wut wird in einem Blutbad gelöscht. Überlebt die Amokläuferin, tritt im Nachhinein oft ein Entfremdungs- und Unwirklichkeitsgefühl auf. Psychodynamisch betrachtet, wird das enttäuschte Selbst der Täterin mit destruktiven Größenfantasien entschädigt. Mörderische Gefühle sind kaum jemandem fremd, aber die wenigsten müssen sie so umsetzen, dass daraus ein Amoklauf resultiert.

Damit es tatsächlich zu einem Amoklauf kommt, braucht es verschiedene Auslöser in der Vergangenheit der Täterin wie Kränkungen, Demütigungen, soziale Brüche, Verlusterfahrungen. Es können aber auch sensitive Reaktionen eine Rolle spielen. Dazu gehören Wut und Hass, ebenso destruktive Größenfantasien der Rache und des Wunsches, sich auf der Weltbühne zu verewigen. Das alles verwoben mit einem grandiosen Abgang. Dahinter kann eine ausgeprägte narzisstische Persönlichkeit stehen. Aber auch eine letzte Verzweiflungsaktion, wenn die seelische Struktur zerbricht und sich unkontrolliert Gewaltimpulse Raum verschaffen. Von psychodynamischer Warte aus handelt es sich um Täterinnen mit Kritiküberempfindlichkeit, gestörtem Selbstwert, der labil und irritierbar ist, einer fordernden Anspruchshaltung und vernichtenden Fantasien, die einen Ausgleich zum eingebrochenen Selbstideal bieten. Es fehlt die Widerstandsfähigkeit – Stichwort Resilienz – gegen Frustrationen und Kränkungen. Dazu kommen tiefer Selbsthass, mangelnde konstruktive Bewältigungsstrategien mit Rachefantasien und die Auslöschung des Unerträglichen durch eine Alles-oder-Nichts-Lösung (Hoffmann und Roshdi 2015).

Zu glauben, dass Amokläufe nur Geisteskranke begehen, ist ein Irrtum. Auch wenn das die öffentliche Meinung gerne vermittelt. Nur 5 % der Täterinnen und Täter sind psychisch krank. Es ist der Versuch der Gesellschaft, sich von solch unbeschreiblich grausamen Gewalttaten und deren Täterinnen zu distanzieren, um leichter damit umgehen zu können. Und den Gedanken loszuwerden, es könnte jeder zur Täterin oder zum Täter werden. Leider ist es aber genauso. Gerade bei Amokläuferinnen ist das Bildungsniveau überdurchschnittlich hoch, unter ihnen finden sich reichlich Akademikerinnen. Ganz wenige haben keine Berufsausbildung, die Zahl der Arbeitslosen und Migranten ist sehr gering. Mehr weiß man nicht über sie, eine Amokpersönlichkeit im engeren Sinn gibt es nicht (Bannenberg 2010).

Da die meisten Täterinnen ihren Amoklauf nicht überleben, kann man sie nicht mehr untersuchen. Daher sind Motiv und Persönlichkeit nur zu vermuten. Wie bei der 49-jährigen Frau, die zu Heiligabend eine evangelische Kirche in die Luft sprengt. Sie lebt nach ihrer Scheidung allein. Die Tat begeht sie nach dem Suizid ihres depressiven Sohnes. Es wird vermutet, dass ein Krimi, in dem sich ein Mann in einer Kirche in die Luft sprengt, wegweisend war. Sie hat ihn kurz zuvor gesehen und gleich agiert. Solche Anregungen fallen allerdings nur bei Menschen auf fruchtbaren Boden, wenn schon zuvor mit massiven Gewaltfantasien gespielt wurde.

Bei einer 32-jährigen Täterin, war wohl eine destruktive Beziehung das Motiv. Nach einem Streit will sie ihren Mann erschießen. Sie verfehlt ihn knapp. Er flüchtet, der Hausmeister eilt zu Hilfe, wird ebenfalls angeschossen. Die Täterin läuft auf die Straße erschießt einen Zeitungsverkäufer und eine fremde Radfahrerin. Bevor die Polizei eintrifft, tötet sie sich selbst.

Der seltene Fall, dass die Amokläuferin überlebt, ist entweder Zufall oder geplant. Diese Täterinnen wollen dann das Schaudern der anderen, die weltweite Berichterstattung, die Macht ihrer Destruktion erleben. Durch die mörderische Gewalttat tankt sich ihr defizitärer Selbstwert auf. Sie konnten zeigen, wozu sie imstande sind. Sie kommen auf die Amokliste, man kennt ihren Namen und ihre Biografie. Jeder erfährt den Tatort, die Anzahl der Toten und Verletzten. Es klingt wie ein Eintrag in eine weltbekannte Liste der Gewaltrekorde.

Man weiß, dass sich Menschen mit Wertschätzung und Anerkennung auftanken. Bleibt ihnen das versagt, zeigen sie durch schwere Gewalthandlungen, wie scheinbar mächtig sie gesehen werden möchten. Im eigentlichen sind sie ohnmächtig und sozial inkompetent.

Während Amokläufe von Frauen schnell vergessen sind – sie passen einfach nicht in unsere Vorstellung –, werden diejenigen von Männern in der Presse monströs aufgebläht und bleiben im Gedächtnis, was ganz im Sinne der Amoktäter ist.

4.7 Räuberinnen und Raubmörderinnen

Dass auch Raub eine Domäne der Frauen ist, erstaunt. Aber es stimmt, der Anteil an raubenden Frauen ist größer als der der raubenden Männer. Für gewöhnlich haben Frauen dabei nur ein Ziel: sich zu bereichern. Es entsteht in Zusammenhang mit einer Sucht oder aus finanzieller Not, ein Motiv, das bei Frauen jeden Alters aufkommen kann.

Werden andere verletzt oder getötet, ist das nicht immer geplant, sondern zweckbedingt der Fall. Bei Suchtkranken geht es bspw. nur darum, neue Drogen oder irgendwo das Geld dafür herzukriegen. Kommt jemand zu Schaden, ist das keine Absicht. Wenn die Opfer ihr Hab und Gut einfach nicht hergeben wollen, erscheint Gewaltanwendung der Täterin als einzige Lösung. Tatwaffen werden oft gar nicht mitgebracht, sie liegen herum, es sind Steine, Flaschen, Messer oder andere Gegenstände in Griffweite. Wird gezielt eine Person ausgesucht, erfolgt der Angriff entweder aus einem Hinterhalt heraus oder blitzartig. Die andere Möglichkeit ist der heimliche Überfall, den das Opfer gar nicht mitbekommt, oder der Raubüberfall in den eigenen vier Wänden der meist betagten Opfer.

Die Täterinnen weisen oft eine Persönlichkeitsstörung auf, stammen aus verwahrlosten Verhältnissen und gewalttätigen Familien. Im Gegensatz zu den meisten anderen Täterinnen, sind sie nicht zum ersten Mal straffällig. In ihrer kriminellen Laufbahn scheinen oft Eigentumsdelikte, Betrug, Ladendiebstähle, Körperverletzungen oder Widerstand gegen die Staatsgewalt auf. Vor Gericht beteuern sie ihre Unschuld, rechtfertigen sich mit ihrer Notsituation. Soviel zum Bild der typischen Räuberin. Aber es gibt auch noch andere Frauen in anderen Raubfällen, so wie die psychopathische Täterin im folgenden Beispiel.

Forensisches Beispiel

Die 35-jährige Kathrin hat schon einige Vorstrafen wegen Diebstählen, Betrug und Verleumdung vorzuweisen. Nun steht sie in Verdacht, ihren Mann getötet zu haben.

Schon in ihrer Jugend trat sie wegen einigen Raubüberfällen strafrechtlich in Erscheinung. Zu ihrer Mutter hatte sie eine schlechte Beziehung. Vor Gericht sagte diese über ihre Tochter aus, man könne Kathrin nichts glauben, sie wechsle ihre Männer „wie Hemden". Außerdem wäre Kathrin ständig in Geldnot, die Schulden von Automatenspielen und Versandhausbestellungen häuften sich. Um sich aus dem finanziellen Ruin zu retten, angelte sich Kathrin kurzerhand reiche Liebhaber, die ihr Konto wieder auffüllten. Sie hatte einen unglaublichen Charme und Sexappeal und köderte die Männer mit unglaublichen Geschichten. Sie wäre eine verarmte Adelige, stamme ursprünglich aus Kuba, habe dort Besitztümer geerbt. Manchmal arbeitete sie in der Chefetage eines weltweiten Konzerns in Chicago. Sie war auch schon Besitzerin eines Juwelierladens in New York, wohnhaft in Malibu. Kaum waren die Schulden bezahlt, verließ sie ihre Finanziers. Kathrins skrupelloses Vorgehen und ihr beeindruckendes Auftreten zeugten von klaren psychopathischen Zügen.

Als die Tötungshandlung an ihrem Mann als beabsichtigter Mord qualifiziert wird, und sie eine lebenslange Freiheitsstrafe erhält, schüttelt die Täterin nur ungläubig den Kopf, verlässt den Gerichtssaal mit hoch erhobenem Haupt und mindestens so hohen High Heels. Ein Beispiel für eine psychopathische Hochstaplerin.

Eine sehr spezielle und destruktive Form des Raubmords – die vorzugsweise in den USA vorkommt – bricht bei Frauen durch, die selbst keine Kinder bekommen können. Aus ihrer Verzweiflung, ihrer Eifersucht auf andere Mütter und einer gestörten Persönlichkeit heraus gehen sie auf Schwangere los und schneiden ihnen ihr Ungeborenes aus dem Bauch. Üblicherweise wird das Opfer zuerst in einen Hinterhalt gelockt und bewusstlos gemacht. Die schwangere Frau und der Fötus überleben einen solchen Überfall für gewöhnlich nicht. Wider den Erwartungen der Täterin, die das Baby eigentlich als ihr eigenes behalten möchte. Doch im Affekt unterschätzt die Frau die Gefahr einer Verblutung, die schwere Verletzung am Kind und der Schwangeren. Selten ist der „Raubmord" im Detail geplant und durchdacht. Die Wahrscheinlichkeit, dass eine solche Tat entdeckt wird, ist sehr hoch.

Ein nicht zu unterschätzender Anteil an Diebinnen, die bei Betreten der Tat gewalttätig werden, macht alte Damen aus. Man würde es ihnen nicht zutrauen und doch begehen sie Ladendiebstähle und wehren sich sehr aggressiv gegen Warenhausdetektive und intervenierende Polizisten. Eine 76-jährige Dame z. B. kannte man im Geschäft schon, sie wurde mehrfach wegen Ladendiebstahls angezeigt, aber nur milde verurteilt. Als sie wieder einmal etwas klaut, und der Ladendetektiv sie damit konfrontiert, spuckt sie ihn an. Er will sie festnehmen, sie beißt und kratzt ihn heftig. Sie tritt den Polizeibeamten und leistet gehörigen Widerstand gegen ihre Festnahme. Das Diebesgut umfasst eine Zahnpasta, Haftpulver für ihre Zahnprothese und einen Schokoriegel.

Derartige Bagatelldelikte machen oft erheblichen Aufwand. Sie kosten gehörig Geld, weil abgesehen von den Gerichtskosten auch Gutachten zur Zurechnungsfähigkeit eingeholt werden müssen. Dazu kommt, dass die Täterinnen so betagt sind, dass sie im Arrest verwirrt wirken, sich nicht mehr auskennen und sich bedroht fühlen.

Wenn alte Frauen strafbare Handlungen verüben, wirken sie im Allgemeinen kurzschlüssig und ungeplant. Das lässt sich durch die nachlassende Kontrollfunktion im Gehirn und die abfallenden Hemmmechanismen erklären, denn dadurch bekommen Expansionswünsche und Triebimpulse schneller die Oberhand. Kriminelles Verhalten scheint nicht mehr so abwegig. Eine Schuldunfähigkeit ist dadurch nicht gegeben. Die psychiatrischen Voraussetzungen dafür liegen bei alten Täterinnen überhaupt weit seltener vor als gemeinhin angenommen.

Forensisches Beispiel
Eine 92-jährige unbescholtene Oma verübt mit Gehstock und Maske kurz vor Weihnachten einen Banküberfall. Sie geht in die Bank und hält einen Zettel hoch, auf dem mit etwas ungelenker Schrift steht: „Das ist ein Überfall." Sie geht zu einem Schalter und vermittelt mit Handzeichen, dass die Bankbeamtin schnell das Geld aus der Lade geben soll. Sie hat es eilig. Die anderen Beamten drücken den Alarmknopf und innerhalb kurzer Zeit steht die Oma in Handschellen da.

Die Angestellten beschreiben die Dame wendig und behände. Sie habe sich klar und bestimmt artikuliert. Die Polizei führt sie ohne Widerstand ab.

Bei der Untersuchung gab die betagte Frau an, dass die Festnahme ungeplant war. In den Filmen ginge das doch auch immer so leicht, so ein Banküberfall. „Andere tun das auch, wieso sollte es bei mir nicht klappen", sagte sie. Sie wollte Geld stehlen, um ihren Enkelkindern zu Weihnachten Geschenke kaufen zu können. Ihre Pension reiche dafür nicht. Sie hätte einem Enkel gerne ein Auto „vor die Tür stellen" wollen, obwohl sie keinen Führerschein besaß. „Aber man kann alles lernen, nicht wahr."

Eine relevante Störung der Geistestätigkeit, die die etwas absurde Tat rechtfertigen hätte können, konnte bei der Täterin nicht festgestellt werden. Vielmehr war sie zweckorientiert, aus einer spontanen Idee heraus, wie sie die Enkel beglücken könnte. Man könnte ihr bloß eine Selbstüberschätzung hinsichtlich ihrer körperlichen Fähigkeiten unterstellen: Wie hätte sie rasch genug den Bankraum verlassen und flüchten können?

Am Ende des Untersuchungsgesprächs bedankte sich die Dame für „ein nettes Plaudern". Dass sie gerade im Auftrag der Staatsanwaltschaft psychiatrisch untersucht wurde, verniedlichte sie, blendete es einfach aus. Sie hätte jetzt viel Zeit, im Gefängnis „über alles nachzudenken und das Essen wäre hier auch nicht ganz schlecht".

Sie gestand ihr Delikt vor Gericht, allerdings konnte sie sich bei der Befragung weder an den Tag, die Uhrzeit noch an die Bank erinnern.

Wenige Tage nach dem Verfahren und der Untersuchung fand man die Oma tot in ihrer Zelle. Sie war einfach eingeschlafen und nicht mehr aufgewacht.

4.8 Auftragstäterinnen

Auftragstötung ist ein gefragter Job, und das weltweit. Meistens stecken politisch motivierte Ziele, Terrorgruppen und organisierte Kriminalität dahinter, und es gibt auch genügend Frauen, die solche Aufträge annehmen. Sie setzen ihre Reize ein und locken ihre Opfer gekonnt in die Schusslinie. Ein bekanntes Beispiel ist Idoia Lopez Riano, genannt „La Tigresa". Als Mitglied der baskischen Untergrundorganisation ETA schlief sie mit Polizisten, holte sich Ratschläge und Insiderinformation von ihnen und legte danach deren Kollegen um.

Kopfgeldjägerinnen gehen bedacht, skrupellos und eiskalt vor. Maria Jimenez alias „La Tosca" tötete für das mexikanische Drogenkartell ZETAS mindestens 30 Menschen. Eigenhändig und ohne Hilfe. Die niederländische Jeanette van Nessen lebte als Auftragstäterin auf einem Hausboot. Sie nahm als Freelancerin umgerechnet 80.000 EUR pro Kopf. Wie viele Personen sie getötet hat, blieb ihr Geheimnis, u. a. arbeitete sie für die Terrororganisation „Schwarzer September". Sogar bei der Festnahme wollte sie ein letztes Mal ihr Talent unter Beweis stellen. Sie zog sich splitternackt aus, um die Beamten zu verführen und zur Waffe zu greifen. Das Ablenkungsmanöver misslang, die Beamten waren schneller und erschossen sie.

In Indien ist die Auftragstötung, wie die *Hindustan Times* 2018 schrieb, eine verlockende Geldeinnahme, die den Weg aus der Armut ebnen kann. Laut dem Bericht kamen die Täterinnen und Täter aus allen Schichten, unter ihnen auch Akademiker und Mütter mit großer Kinderschar (Lama 2018). Sie alle träumen vom Reichtum über Nacht. Das große Angebot lässt die Preise allerdings sinken. Eine Auftragstötung würde man dort nun schon für 40.000 Rupien bekommen, das sind umgerechnet ca. 470 EUR. Als Tatwaffe kämen überwiegend Messer und Schusswaffen zum Einsatz. Die gängigsten Motive, um eine Ermordung in Auftrag zu geben, seien Eigentumsstreitigkeiten, Eifersucht, Wut und die Erlösung aus einer miesen Ehe, die übrigens die Ehefrauen, falls sie es sich leisten können, ebenso oft in Anspruch nehmen wie die Ehemänner. In Mumbai gibt es sogar eine organisierte Gruppe, die ausschließlich darauf spezialisiert ist, unter ihnen auch Täterinnen.

In meinen mehr als 20 Jahren als forensische Psychiaterin habe ich bisher 3 Frauen untersucht, die den Auftrag zur Tötung des Ehemanns gaben und einen „Killer" engagierten. Eine davon kam aus einem westeuropäischen, zwei stammten aus dem islamischen Kulturkreis. Obwohl sie alle den Tod des Ehepartners heimtückisch organisiert hatten, zeigten sie keine Schuld- oder Reuegefühle. Alle drei beriefen sich auf Gott oder Allah, der ihnen schon vergeben und sogar geholfen hätte, ihrem Leid ein Ende zu setzen. *Er* wüsste, was sie durchmachen mussten. Und alle drei gaben an, dass ihnen die Inhaftierung nichts ausmachen würde, weil es ihnen im Gefängnis jedenfalls besser ginge als zuvor. Sie würden ihre Strafe absitzen und danach neu beginnen.

Sie erzählten ihre Lebensgeschichten emotionslos. Die 45-jährige europäische Frau fährt mit ihrem 52-jährigen Mann, mit dem sie 20 Jahre verheiratet ist, und ihren gemeinsamen Kindern zum Einkaufen. Der engagierte Auftragskiller stoppt ihren Wagen unter dem Vorwand, dass er Unterstützung nach einem Verkehrsunfall brauchen würde. Der Ehemann steigt aus, der Auftragskiller schießt ihm in den Kopf. Der Mann stirbt an der Unfallstelle, die Ehefrau hilft, die Leiche zu verpacken. Sie hat das Gefühl, er habe es verdient. Jahrzehntelang hat er sie geschlagen. Sie hat die Tat in der Fantasie durchgespielt und den Tag der Erlösung herbeigesehnt. Es sei eine gerechte Strafe, sagt sie vor Gericht. Gott kennt ihr Leiden und habe ihr geholfen, es zu beenden. Davon ist sie überzeugt.

Eine der beiden Frauen mit islamischem Hintergrund war 60 Jahre alt, als sie den Mord plante. Sie war 22 Jahre lang verheiratet, 10 davon lebte sie in Österreich. Sie überredet den Freund der Tochter, ihren 78-jährigen Ehemann zu töten, und verspricht ihm eine größere Summe Geld. Als Grund für die Tat erzählte sie ihm, dass seine Freundin von ihrem Mann missbraucht worden wäre, und er sie, als sie älter wurde, sogar wie eine Prostituierte für Sex bezahlt habe. Das könne sie ihrem Mann niemals verzeihen. Ob ihre Geschichte stimmt, bleibt offen. Der junge Mann lockt das Opfer unter Vorwand an eine einsame Stelle nahe einem Fluss, ersticht ihn von hinten und kippt ihn sterbend ins Wasser.

Die zweite kulturfremde Auftragstäterin ist 57 Jahre alt, hat sieben erwachsene Kinder und sechs Schwangerschaftsunterbrechungen. Seit 8 Jahren lebt sie in Österreich. Nach 35 Ehejahren lässt die Frau ihren 61-jährigen Ehemann von einem entfernten Verwandten, der extra aus dem Ausland dafür anreist, erschlagen. Auch hier wird das Opfer in eine Falle gelockt.

Mich erstaunte, dass alle drei Auftragstäterinnen keinen konstruktiven Weg aus der unerträglichen Ehe fanden. Die Westeuropäerin gab an, der

Mann hätte sie auch nach der Trennung nicht in Ruhe gelassen und ihr das Leben weiter zur Hölle gemacht. Die beiden anderen Täterinnen schlossen Trennung oder gar Scheidung ohne Begründung aus und erklärten nur, dass sie selbst die Tötung nicht ausführen hätten können. Bemerkenswert ist, dass der destruktive Schlussstrich erst nach so vielen Ehejahren gezogen wurde. Auch ältere Studien (Shackelford 2000) wiesen darauf hin, dass eher reifere Frauen zur Tötung bzw. Auftragstötung des Ehepartners neigten. Die Theorie stimmt heute nicht mehr wie Berichte aus anderen Ländern, wie etwa aus Indien, bestätigen.

4.9 Terroristinnen und Selbstmordattentäterinnen

Frauen schließen sich Terrororganisationen ebenso an wie Männer, sie planen Selbstmordattentate und gebären sogar ihre Kinder für die Erhaltung der Gruppierung und der Ideologie. Bestes Beispiel sind die sog. Dschihad- oder Islamischen-Staat (IS)-Bräute, die für den Glauben in den Krieg ziehen.

Es ist kein neues Phänomen. Auch Verbindungen wie die Baader-Meinhof-Gruppe, die Irisch Republikanische Armee, kurz IRA, oder der Schwarze September hatten weibliche Mitglieder, die zur Durchsetzung ihrer Ideologie Gewalttaten verübten. In Bezug auf die Vorgangsweise können in diesem Zusammenhang auch die KZ-Aufseherinnen erwähnt werden, die teils noch ausgeklügelter, destruktiv kreativer und sadistisch grausamer mit den Häftlingen umgingen als die Männer.

Allen Terrororganisationen ist gemein, dass sie einer Minderheit, einem Staat oder einer Gruppe die Schuld für das Unglück einer Gesellschaft geben. Die Feinde werden als minderwertig, schmarotzend, ungläubig, kapitalistisch dargestellt, man spricht ihnen den Status des Menschen ab. Das gemeinsame Feindbild schweißt die Gruppierung ebenso zusammen wie Geheimtreffen und die Abspaltung von der restlichen Welt. Die Mitglieder werden wie in einer Art Gehirnwäsche ideologisiert.

Frauen wie Männer, die sich von solchen Organisationen angezogen fühlen und an ihren Terroraktionen teilnehmen, fehlt aus psychiatrischer Sicht das Urvertrauen. Weitere Merkmale sind sensitive Überempfindlichkeit, erhöhte aggressive Spannungen, überhöhte Ansprüche, fehlende Kritikfähigkeit und ein labiler Selbstwert. Ihre Wahrnehmung ist verengt, sie sind stets auf der Suche nach einer Belohnung für ihr Sein. Was nicht heißt, dass sie geisteskrank sind, wie man Mitglieder von Terrororganisationen landläufig gerne sieht. Es stellt sich viel mehr die Frage, ob eine Zugehörigkeit zu einer extremen religiösen oder politischen Gruppe für manche dieser Menschen nicht eine Lebensnotwendigkeit darstellt. Oft haben sie schon vorher eine kriminelle Veranlagung und mit gewaltsamen und grausamen Taten kein Problem. Sie können andere leicht beeinflussen und sie von ihrer Ideologie überzeugen. Meist sind es narzisstisch, psychopathische Charaktere, die dann als Führungsfigur auftreten.

Um einer Terrormiliz anzugehören, schreiben Menschen ihr eigenes Ich ab und gehen in der Gemeinschaft auf. Sie schlüpfen wie in eine neue Haut, die ihnen Halt gibt. Sie begeben sich ganz in die Hände der Anführer und der Ideologie. Der Preis der Selbstaufgabe ist hoch, stabilisiert dafür aber den Selbstwert und verleiht das Gefühl von Macht. Gewalthandlungen und Hinrichtungen, werden stets mit der Notwendigkeit gerechtfertigt, die radikalen Ziele umzusetzen.

Wenn ein Grund vorgegeben, angenommen und geglaubt wird, sind Menschen zu allem fähig. Irgendwann gewöhnt sich der Mensch an alles. Es kommt zu einer Verrohung der Gefühle, auch bei den Täterinnen, selbst bei Müttern. Es ist einer Selbstmordattentäterin, die selbst Kinder hat, z. B. völlig gleichgültig, ob andere Kinder zu Tode kommen, wenn sie die Bombe zündet. Manche nehmen sogar ihre eigenen Kinder auf ihren Missionen mit, um vertrauenswürdiger zu wirken. Oder sie bilden den Nachwuchs zu Terroristen aus und motivieren sie zu Anschlägen und Tötungshandlungen. Im Dienst des scheinbar höheren Ziels sind Wertvorstellungen, Moral und Ethik, Mitgefühl und kognitive Empathie nicht mehr existent.

Der deutsche Neurologe, Psychiater und Psychoanalytiker Paul Matussek (1977) charakterisierte ideologische Persönlichkeiten durch folgende Merkmale:

- missionarisch vertretene Weltanschauung,
- ausgeprägte Intoleranz und Entwertung anderer,
- autoritär bestimmtes Gewissen, das ein starres Befolgen äußerer Gesetze und Vorschriften verlangt,
- Enge des sittlichen Bewusstseins und Tendenz zum Rigorismus,
- Überlegenheitsgefühl, Hang zu Besserwisserei und Rechthaberei,
- ausgeprägte Kritikempfindlichkeit,
- Tendenz zu Konflikten mit Vorgesetzten,
- distanzierte Einstellung zu Mitmenschen, Tendenz zum Sonderling,
- Kontakt über gemeinsame Weltanschauung und dadurch starke Zusammengehörigkeit,
- Schwierigkeiten im emotionalen Nahkontakt.

Die Charakterzüge finden sich in den Terroristinnen und Selbstmordattentäterinnen wieder. Zu den bekanntesten zählen die beiden Gründungsmitglieder der Baader-Meinhof-Gruppe Gudrun Ensslin und Ulrike Meinhof. Sie waren Schlüsselfiguren der Rote-Armee-Fraktion, kurz RAF, verstanden sich als antiimperialistische Stadtguerilla und organisierten im Mai 1970 auch die Befreiung von Andreas Baader aus dem Gefängnis in Stammheim. Die Gruppe verübte zahlreiche Terroranschläge gegen Führungskräfte der Politik, Wirtschaft und Verwaltung. Ihr bekanntestes Opfer war der Arbeitgeberpräsident Hanns Martin Schleyer. Meinhof galt eine Zeit lang als die meistgesuchte Frau Deutschlands. Sie war eine klare Kritikerin des Kapitalismus und für andere eine ideologisierte Moralistin und kaltblütige Terroristin. Als Starjournalistin zeigte sie scharfsinnig Missstände auf, erstarrte allerdings später in der politischen Ideologie der Roten-Armee-Fraktion.

Eine Terroristin aus den 2010er-Jahren möchte ich ausführlicher vorstellen.

Mediales Beispiel
Die Engländerin Sally-Anne Frances Jones (1968–2017) war Punk-Musikerin, konvertierte zum Islam und schloss sich dem Islamischen Staat an. In den Medien wurde sie „Mrs Terror" oder die „weiße Witwe" genannt und ging als extreme und langjährige IS-Terroristin in die Geschichte ein.

Sie wuchs als Einzelkind in Greenwich auf, ihre Eltern ließen sich früh scheiden. Als sie 9 Jahre alt war, nahm sich der Vater das Leben. Jones wurde katholisch erzogen, besuchte christliche Jugendlager, brach aber mit 16 die Schule ab und machte eine Lehre zur Kosmetikverkäuferin. In der Zeit des Irakkrieges, von dem sie nichts hielt, heiratete sie den Pakistani Junaid Hussein. Gemeinsam schlossen sie sich dem IS an, ihren älteren Sohn ließen sie in England zurück, den jüngeren nahmen sie mit. Seit damals war sie bekannt als „Umm Hussain al-Britani" und „Sakinah Hussein".

Als IS-Braut warb sie Mädchen und Frauen für den Dschihad an, lockte sie in die Terrorhochburg Rakka und bildete sie zu IS-Kämpferinnen aus. Ihren mitgebrachten Sohn funktionalisierte sie ebenfalls für die IS-Propaganda. Es soll ein Video geben, auf dem zu sehen ist, wie eine Gruppe von Kindern Gefangene erschießt, mit dabei ihr Sohn. Als Umm Hussain al-Britani ließ sie sich in Nonnentracht mit einer Pistole fotografieren. Das Pentagon stufte sie als Topterroristin ein.

Ihr Mann Hussein saß für einen Hackerangriff auf den britischen Premierminister Toni Blair einige Zeit im Gefängnis. Er starb 3 Jahre nach seiner Entlassung im Jahr 2015, weshalb seine Frau auch den Namen „weiße Witwe" bekam. Nach dem Tod ihres Mannes wollte sie sich – so die Gerüchte –, von der Terrormiliz zurückziehen. Angeblich war sie unglücklich, habe viel geweint und ihre Heimat vermisst. Aber sie war viel zu sehr in die militärischen Angelegenheiten eingebunden, als dass man sie hätte gehen lassen. In Großbritannien wäre sie sofort hinter Gittern gelandet.

Über Twitter versetzte sie die Welt trotzdem weiterhin in Angst und Schrecken. Einer ihrer Tweeds 2016: „Um ehrlich zu sein, würde ich im Juni nicht ins Zentrum von London gehen … und auch nicht im Juli. Um ehrlich zu sein, würde ich dort überhaupt nicht hingehen, besonders nicht in die U-Bahn."

Sally-Anne Frances Jones starb offiziell bei einem Drohnenangriff in Syrien, der aber nie ganz bestätigt werden konnte. Unklar bleibt, ob „Mrs Terror" wirklich aus einer politischen Motivation heraus handelte oder vielmehr Macht und Aufmerksamkeit erheischen wollte. Der Grad ihrer Ideologisierung ist nicht geklärt. Vielleicht vermischte sich auch beides. Fraglos bekam sie durch ihre Funktion beim IS einen gehörigen Selbstwertzuschuss, konnte sich über andere stellen, bestimmen, drohen und Angst einflößen.

Die Frauen des Islamischen Staates schlossen sich aus verschiedensten Gründen dem heiligen Krieg an. Manche waren Mittläuferinnen, andere aktive Widerstandskämpferinnen, wie Sally Jones zu Beginn. Sie schlossen sich aus freien Stücken der Terrormiliz an und wurden komplett ins System integriert. Viele Frauen köderte man mit der Verheißung einer besseren Welt. Sie freuten sich auf neue Aufgaben, eine Zugehörigkeit, Bewunderung. Waren sie einmal dort, hingen sie fest, mussten sich mit dem enttarnten Paradies arrangieren, den vielen Entbehrungen, der Gewalt, den drastischen Missständen. Eine Flucht gelang den wenigsten. Die Frauen wurden unvermittelt Zeugen von Folter, Hinrichtung, Misshandlung. Man lernte sie an, die Grausamkeiten selbst durchzuführen. Nicht wenige gingen in ihrer Rolle auf, überwachten die Gefangenen, zwangen andere Frauen, die Kleidervorschriften zu beachten, sahen zu, wie Familien vernichtet, Mütter und Kinder misshandelt, vergewaltigt und hingerichtet wurden. Sie scheuten keine körperliche, emotionale und sadistische Gewaltanwendung. Ein paar wenige Frauen gingen auch aus Liebe zu ihrem Mann mit in den IS. Sie blieben für ihn in den Terrorburgen, versuchten intern „Gutes zu tun".

Obwohl das Kalifat in Trümmern liegt, blieben etliche Frauen dem IS auch danach treu. Überlebende kamen in irakischen und türkischen Flüchtlingslagern unter. Manche kehrten in ihre Heimat zurück und beteuerten, nichts mit dem IS zu tun gehabt zu haben. Andere rechtfertigen sich damit, selbst Opfer zu sein und nur aus ihrer Pflicht heraus gehandelt zu haben. Viele IS-Frauen wurden inhaftiert, ihre Kinder bei Angehörigen in Obhut gegeben. Es wird uns wohl noch lange beschäftigen, welche Botschaft diese Kinder in ihren Herzen tragen. Früh konfrontiert mit unvorstellbarer Gewalt, Hinrichtungen und Opfern ließe sich fragen, wo diese Erinnerungen gespeichert werden, und ob sie später nochmals grell ins Bewusstsein treten, mit allem, was dazu gehört. Die Kinder sind fraglos geprägt.

Wer mehr zu dem Thema erfahren möchte, dem lege ich den Film „Die Frauen der Terrormiliz" von Thomas Dandois nahe. Er begleitet zehn Frauen, die aus ihrem Leben im Islamischen Staat berichten.

4.10 Serienmörderinnen

Die Serienmörderinnen sind die letzten in der Reihe der Täterinnenprofile. Wobei alle bereits genannten Täterinnen auch als Serienmörderinnen deklariert werden können, sobald sie die Kriterien dafür erfüllen. Das FBI definiert einen Serienmord als „drei oder mehr voneinander unabhängige Ereignisse, die an unterschiedlichen Orten stattfinden und von einer emotionalen Abkühlung des Täters zwischen den Einzeltaten gekennzeichnet sind". Allerdings wurde diese Definition aus dem Jahr 1992 später geändert, und man ließ die unterschiedlichen Tatorte weg. In manchen Fällen war sogar der zeitliche Abstand zwischen den Tötungen nicht unbedingt nötig.

Frauen als Serienmörderinnen kommen, wie Mörderinnen generell, sehr selten vor. Aber es gibt sie weltweit, und sie bleiben oft lange, manche für immer, unentdeckt. Man erwartet oft, dass man Täterinnen ihre Grausamkeit ansehen würde, aber das stimmt nicht. Es erschüttert die Gemüter immer wieder, wie normal sie aussehen, manchmal sind sie sogar besonders attraktiv. Hinter ihrer schönen Hülle verbirgt sich aber ein destruktiver Zug. Serienmörderinnen zeichnet v. a. ihre psychopathische Persönlichkeit aus. Es treten auch histrionische und dissoziale sowie bösartig narzisstische und sadistische Züge auf. Sie haben eine misstrauische Grundhaltung, gleichzeitig ist ihre fehlende Angst charakteristisch. Bei der Auswahl und Tötung der Opfer verspüren Serienmörderinnen einen gewissen Nervenkitzel, den sie immer wieder erleben möchten.

Grundsätzlich töten Serienmörder eher Fremde, während Serienmörderinnen ihre Opfer persönlich kennen. Auch hier bildet sich wieder die Tatsache ab, dass Frauen Beziehungs- und Konflikttäterinnen sind. Dem Mord kann auch ein sadistisches Stalken des Opfers vorausgehen, um es danach lustvoll hinzurichten.

Als typisch weibliches Motiv für eine Tötung gilt mitunter ganz pragmatisch das Ausmerzen von Problemen und Konflikten. Allerdings kann man das nicht verallgemeinern. Im Gegensatz dazu wollen männliche Serienmörder ihre Habgier stillen, Sex oder Macht erlangen. Wirklich erkennen kann man die Auslöser und die Charaktere aber erst nach der Tat, sofern sie geschnappt werden. Frauen gehen sehr unterschiedlich vor, wobei ihnen lange Zeit der Giftmord zugeschrieben wurde. Auch wenn keine Regel abzuleiten ist, gibt es durchaus einige Fälle, in denen Serienmörderinnen ihre Opfer vergifteten.

Zum Beispiel die Krankenschwester Jane Toppan. Zwischen 1880 und 1901 arbeitete sie für vermögende Amerikaner. Bis zu 70 Pfleglinge soll sie mit Morphin-Atropin-Cocktails getötet haben. Laut eigener Aussage errege sie der Akt des Tötens, was auf einen sexuellen Sadismus schließen lässt. Damals erklärte man sie für geisteskrank und damit für zurechnungsunfähig. Man sperrte sie in eine psychiatrische Klinik, wo sie mit 81 Jahren an Altersschwäche starb (Newton 2002).

Heute würde man Toppan nicht mehr lebenslang in eine psychiatrische Anstalt sperren. Man würde sie als zurechnungsfähig beurteilen, mit einer geistigen oder seelischen Abartigkeit höheren Grades. Wodurch sie in eine Einrichtung für geistig abnorme Rechtsbrecher eingewiesen werden würde. Da sexueller Sadismus nicht heilbar, sondern kontrollierbar ist, ist die Gefahr einer Wiederholungtat sehr hoch. Eine lebensbegleitende Kontrolle ist bei solchen Täterinnen also notwendig.

Einem ganz anderen Charakter begegnen wir in der Serienmörderin Aileen Wuornos. Sie war Prostituierte in Florida und erschoss zwischen 1989 und 1990 sieben ihrer Freier. Die Behörden schnappten sie durch Zufall, nachdem sie mit dem Auto eines ihrer Opfer einen Unfall hatte. 2002 wurde Wuornos mit 47 Jahren durch die Giftspritze hingerichtet. Wo der Hass auf ihre Freier herkam, weiß man nicht genau, ein Rachefeldzug ist nicht auszuschließen. Mittlerweile ist die Geschichte unter dem Titel „Monster" verfilmt worden.

Der Fall erinnerte mich an eine Prostituierte, die ich selbst untersucht habe, weil sie mehrere Gewalthandlungen an ihren Freiern verübt hatte. Sie erzählte mir, dass sie auf besonders unsympathische Männer immerzu eingeredet hatte, ihr mehr zu zahlen, als vereinbart war. In ihrer Fantasie stellte sie sich dabei vor, sie mit ein paar „weitausholenden Hammerschlägen" mundtot zu machen. Irgendwann wurde aus Fantasie Realität.

Ein ganz anderer Fall war die legendäre „Königin des Kokains", wie man sie nannte. Sie vereinte in sich die Serienmörderin, Auftragsmörderin, Sexualstraftäterin. Griselda Blanco wuchs in den Slums von Kolumbien auf. Ihre Kindheit war früh vorbei. Sie wurde missbraucht, geschlagen und von der eigenen Mutter zur Prostitution gezwungen. Sie hatte vier Kinder aus mehreren Ehen, zwei der Ehemänner ließ sie hinrichten, einen tötete sie in einem Wutanfall selbst. Mangel an Verehrern, die auch über ihre Brutalität Bescheid wussten, hatte sie nie. Die Männer verfielen ihr regelrecht und büßten das oft mit dem Leben. Blanco war so verführerisch wie grausam, sehr schön und unglaublich mächtig.

Mit Kokainhandel baute sie sich ein US-weites Imperium auf. Der oberste aller Drogenbosse Pablo Escobar soll bei ihr das Handwerk gelernt haben. Mutmaßlich war sie in mehr als 200 Morde verwickelt. Die Sexpartys in ihrer Villa waren legendär. Unentschlossene sollen mit der Waffe zum Sex gezwungen worden sein, weigerten sie sich, hetzte sie ihren Schäferhund – er hörte auf den Name Hitler – auf sie.

Sie selbst war bisexuell, viel deutet auf eine Anlage einer sexuellen Sadistin. Sie wies starke sensitiv paranoide Züge auf. Es genügte ein schiefer Blick, schon war das eigene Leben dahin. Sie war einerseits die exzentrische Auftragskillerin, andererseits tötete sie selbst. Sogar Kinder richtete sie hin, falls die Eltern nach einer Entführung kein Lösegeld zahlen wollten. Sie schoss ihnen gezielt eine Kugel zwischen die Augenbrauen. Sie war eine maligne Narzisstin, die auch perverse Züge aufwies. Ihr mit Gold und Smaragden verziertes Maschinengewehr passte zu ihrer Persönlichkeit.

Im Alter legte Griselda Blanco, die kaum mehr als 1,5 m groß war, viel an Gewicht zu, was ihr den Spitznamen „Kartoffel" einbrachte. Für ihre Sexsucht fanden sich kaum noch freiwillige Partner. 2012 erschoss sie einer der Killer einer rivalisierenden Bande, sie starb auf offener Straße. In der Netflix-Krimi-Serie „Narcos" sind Ausschnitte aus ihrem Leben zu sehen.

Begehen Paare Serienmorde, ist es immer schwierig zu beurteilen, wie hoch der Anteil des einzelnen an der gemeinsamen Tat war. So wie bei Myra Hindley, die mit ihrem Partner Ian Brady in Großbritannien mehrere sexuelle Gewaltdelikte beging. Von 1963–1965 vergewaltigten und töteten die beiden 5 Opfer zwischen 10 und 17 Jahren. Hindley spielte dabei auch den Lockvogel. Zwei der Opfer fand man erst Jahre nach der Verurteilung des Mörderpaares, was zu einem neuen Verfahren führte. Die Medien bezeichneten Hindley als „the most evil woman in Britain". Die böseste Frau Großbritanniens und ihr Mann wurden zu einer lebenslangen Freiheitsstrafe verurteilt. Sie machte verschiedene Eingaben auf bedingte Entlassung, die allesamt abgewiesen wurden. Die Serienmörderin starb 2002 mit 60 Jahren an einer Lungenentzündung in ihrer Zelle. Ihr Partner, ein diagnostizierter Psychopath, wollte nie entlassen werden. Er starb 2017 mit 79 Jahren an einem Lungenemphysem. Das Paar ging als Moormörder in die Geschichte ein, weil sie die Leichen der Kinder im Moor vergruben.

Bei allen Serienmörderinnen finden sich die bekannten Profile wieder, die im Laufe des Buches beschrieben wurden. Neben Sexualstraftäterinnen, Giftmörderinnen und Lockvögeln bilden Pflegerinnen eine eigene Kategorie. Immer wieder ereignen sich Serienmorde in Spitälern, Pflegeheimen, Palliativstationen, Altenstationen, Neugeborenen- und Frühgeborenenabteilungen, wo wehrlose Menschen sadistischen Handlungen zum Opfer fallen. Oft werden Warnsignale für solche Verbrechen übersehen, weil es an solchen Stationen dazugehört, dass Menschen sterben – manchmal mehr, manchmal weniger –.

Gerade bei Pflegerinnen als Serienmörderinnen lässt sich die typisch weiblich sadistische Trias – nähren, quälen, töten – leicht ausüben und schön beobachten (Roßmanith 2013; Soyka 2005). In diesen Fällen handelt es sich überwiegend um Gruppendelikte. Die erste Täterin zieht die Fäden, bis das Ganze läuft, und sie das Drehbuch für die Quäl- und Tötungsaktionen inszeniert. Sie bestimmt das Ausmaß der Taten, bis sich die einzelnen Täterinnen gegenseitig übertrumpfen wollen. In einer Geheimsprache wird untereinander vermittelt, welchem Opfer, welche Tat widerfährt. Bekommt ein Pflegling eine „Mundpflege" bedeutet das z. B., dem Opfer mit einem Spatel die Zunge nach unten zu drücken, sodass es nicht mehr schlucken kann. Gleichzeitig wird Wasser in die Luftröhre eingeflößt, an dem das Opfer qualvoll erstickt.

Die Taten zeugen in höchstem Maß von Brutalität und Sadismus. „Wer mich heute ärgert, der kommt morgen dran", soll eine Täterin gesagt haben.

Bei der Tötung kommt es zu einem narzisstischen Höhenflug der Täterin, dem Gefühl, über Leben und Tod bestimmen zu können. Dadurch kann das Töten zur Sucht werden. Grausamkeiten werden Gewohnheitssache (Motz 2001). Die Ängste und Unsicherheiten machen die Gruppendynamik wett. Allein wären die Täterinnen zu ihren Taten vielleicht gar nicht imstande gewesen. Einmal dabei, gibt es auch kein Zurück mehr. Aussteigen geht nicht, weil damit die Gefahr besteht, dass die Gruppe auffliegt. Es lösen sich jegliche ethisch-moralischen Wertvorstellungen auf (Harbort 2017).

Die Tötung kann auf die verschiedensten Arten geschehen: das Abschalten der Beatmungsgeräte und Herz-Lungen-Maschinen, was noch vergleichsweise „gnädig" ist; weiter die Verabreichung einer Überdosis von Schlaf- und Beruhigungsmitteln (Hypnotika oder Sedativa), von Schmerz- und Betäubungsmitteln (Morphinen, Narkotika), von Herzmedikamenten (Digitalisglykoside), von blutdrucksenkenden Medikamenten (Antihypertonika), von Insulin, Kaliumchlorid (KCl) und Curacit (enthält Curare) oder eben die „Mundpflegerituale", die zu einem langsamem Erstickungstod führen. Alle Tötungsmethoden hinterlassen äußerlich keine Spuren und zeigen bei den Leichen keine verdächtigen Veränderungen. Zu Beginn wird stets ein natürlicher Tod angenommen. Vor Gericht lassen sich solche Tode auch leichter negieren. Es wäre keine Absicht gewesen. Nur ein Versehen (Harbort und Mokros 2001).

Zitierte und weiterführende Literatur

Literatur zu Abschn. 4.1

d'Orban PT (1979) Women who kill their children. Br J Psychiatry 134(S):560–571

Dertinger M (2016) Mutter, Gattin, Mörderin. Eine Untersuchung zu Weiblichkeit und weiblicher Kriminalität in Recht und Literatur. Inauguraldissertation zur Erlangung der Doktorwürde der Philosophischen Fakultät der Universität Heidelberg

Häßler F, Schepker R, Schläfke D (Hrsg) (2008) Kindstod und Kindstötung. MWV, Darmstadt

von Horvath Ö (1931) Geschichten aus dem Wiener Wald. Volksstück in sieben Bildern. In: Krischke T und Krischke-Foral S (Hrsg) (1988) Gesammelte Werke Band 2. Suhrkamp, Frankfurt am Main

Oberman M, Meyer CL (2008) When mothers kill. Interviews from prison. University Press, New York

Resnick PJ (1969) Child murder by parents: a psychiatric review of filicide. Am J Psychiatry 126:325–334

Shields B (2006) Down came the rain. My journey through postpartum depression. Hachette Books, New York

Spinelli M (2001) A systematic investigation of 16 cases of neonaticid. Am J Psychiatr 158:811–813

Turini P (1973) Kindsmord. Theaterstück. Uraufführung Stadttheater Klagenfurt (Studio) 11.3.1973

Wiese A (1993) Mütter, die töten. Psychoanalytische Erkenntnis und forensische Wahrheit. Wilhelm Fink, München

Literatur zu Abschn. 4.2.1

Kämmerer A, Maissen Th, Wink M (2012/2013) Gewalt und Altruismus am Beispiel des Geschwistermords. Auszug aus dem Marsiliius Kolleg, Universität Heidelberg

Literatur zu Abschn. 4.2.2

Erkwohl R, Huber G (2009) Psychopathologische Aspekte des „Raptus melancholicus". Nervenarzt 80:813–817

Steinau S, Brackmann N, Habermeyer E (2020) Depression und Gewalt: Ein Widerspruch? Praxis 109:453–458

Stransky E (1950) Das Initialdelikt. Arch Psychiatr Nervenkr 185:395–413

Literatur zu Abschn. 4.3

Allen CM (1991) Women and men who sexually abuse children. A comparative analysis. The Safer Society Press, Orwell

Berres A Jelinek S, Potthoff, K (2013) Sexueller Missbrauch an Kindern: Für Täter gibt es Beratung und Therapie – und für Täterinnen? Kindesmis-shandlung und -vernachlässigung. Interdiszip Fachz Praev Interv 16, S 84–93

Braun G, Kavemann B (2001) An eine Frau hätte ich nie gedacht. Frauen als Täterinnen bei sexueller Gewalt gegen Mädchen und Jungen. Arbeitsgemeinschaft Kinder- und Jugendschutz. Drei W, Köln

Gannon TA, Cortoni F (2010) Female sexual offenders. Wiley-Blackwell, West Sussex

Jennings KT (1995) Kindesmissbrauch durch Frauen in Forschung und Literatur. In: Elliott M (Hrsg) Frauen als Täterinnen. Sexueller Missbrauch an Mädchen und Jungen. Donna Vita, Ruhnmark, S 304–323

Matthews R, Matthews JK, Speltz K (1989) Female sexual offenders. An exploratory study. Safer Society Press, Orwell

O'Connor A (1987) Female sex offenders. Br J Psychiatry 15:615–620

Peh Th (2014) Sexueller Kindesmissbrauch durch Mütter. Bachelorarbeit, Hochschule Fulda, Grin

Pflugradt D (2014) Women who sexually offend. A case study examination. Oral presentation. IATSO 13th International Conference Criminal Policies in Sexual Violence. September 3–6, Porto

Richter-Unger S (2004) Sexueller Missbrauch von Kindern durch Frauen. Erfahrungen aus der Arbeit der Beratungsstelle Kind im Zentrum des EJF. In: Bundesverein zur Prävention von sexuellem Missbrauch an Mädchen und Jungen. Eigenverlag, Bonn, S 22–24

Roßmanith S (2014) Woman as sexual offenders. Workshop. World Congress Criminology, Monterrey, 27.08.2014

Roßmanith S (2016) Frauen als Sexualstraftäterinnen. In: Saimeh N (Hrsg) Straftäter behandeln. Mediz wiss Verlagsgesellschaft, Darmstadt

Sargent NM, Sgroi SM (1995) Psychische Folgen und Behandlungsaspekte bei Opfern sexuellen Missbrauchs durch Täterinnen. In: Elliott M (Hrsg) Frauen als Täterinnen. Sexueller Missbrauch an Mädchen und Jungen. Donna Vita, Ruhnmark, S 57–85

Teegen F (1993) Sexuelle Kindesmisshandlung durch Frauen – Missbrauchserfahrungen, Folgeschäden und Bewältigungsversuche aus Sicht erwachsener Opfer. Verhaltensther Psychosoziale Praxis 25:329–348

Literatur zu Abschn. 4.3.2

Anonyma (1988) Verführung auf der Couch. Eine Niederschrift. Kore, Freiburg

Becker-Fischer M, Fischer G, Heyne C, Jerouschek G (1997) Sexuelle Übergriffe in Psychotherapie und Psychiatrie. Kohlhammer, Stuttgart

Benowitz M S (1991) Sexual exploitation of female clients by female psychotherapists. Dissertation, University of Minnesota

Braun G, Kavemann B (2001) An eine Frau hätte ich nie gedacht. Frauen als Täterinnen bei sexueller Gewalt gegen Mädchen und Jungen. Arbeitsgemeinschaft Kinder- und Jugendschutz. Drei W, Köln

Cobham C, Harrison H (1995) Täterinnen- was Kinder und Jugendliche ChildLine erzählt haben. In: Elliott M (Hg) Frauen als Täterinnen. Sexueller Missbrauch an Mädchen und Jungen. Ruhnmark Donna Vita, S 154–158

Enders U (2003) Zart war ich, bitter war's: Handbuch gegen sexuellen Missbrauch, 6. Aufl. Kiepenheuer & Witsch, Köln

Enders U (2012) Grenzen achten. Schutz vor sexuellem Missbrauch in Institutionen – ein Handbuch für die Praxis, 2. Aufl. Kiepenheuer & Witsch, Köln

Enders U (2017) Grenzen achten. Schutz vor sexuellem Missbrauch in Institutionen – ein Handbuch für die Praxis, 2. Aufl. Kiepenheuer & Witsch, Köln

Fischer G, Becker-Fischer M (2016) Folgetherapie nach sexuellem Missbrauch in Psychotherapie und Psychiatrie. In: Egle U, Joraschky P, Lampe A, Seiffge-Krenke I, Cierpka M (Hrsg) Sexueller Missbrauch, Misshandlung, Vernachlässigung. Erkennung, Therapie und Prävention der Folgen früher Stresserfahrungen. Schattauer, Stuttgart, S 658–673

Gannon Th, Cortoni F (2010) Female sexual offenders. Wiley-Blackwell, West-Sussex

Gannon T, Rose P (2008) Female child sexual offenders: towards integrating theory and practice. Aggress Violent Behav 13:442–461. Elsevier Science

Hofer S, Hager A (2012) GAU-Zone Therapie. Profil vom 11.03.2012. http://www.profil.at/home/psychotherapie-gau-zone-therapie-321590. Zugegriffen am 04.07.2020

Juras R (2012) 41 und 14. Edition a, Wien

Peh Th (2014) Sexueller Kindesmissbrauch durch Mütter. Bachelorarbeit, Hochschule Fulda, Grin

Roßmanith S (2014) Women as sexual offenders. Workshop. World Congress of Criminology, Monterrey, 27.08.2014

Roßmanith S (2016) Frauen als Sexualstraftäterinnen. In: Saimeh N (Hrsg) Straftäter behandeln. Mediz wiss Verlagsgesellschaft, Darmstadt

Literatur zu Abschn. 4.3.3

Hunger U (2019) Verurteilte Sexualstraftäterinnen – eine empirische Analyse sexueller Missbrauchs- und Gewaltdelikte. Duncker & Humblot, Berlin

Roßmanith S (2019) #Me-too einmal anders. Frauen als Sexualstraftäterinnen. Mit dem 3. Platz ausgezeichnetes Poster, DGPPN-Kongress, Berlin, 27.11.2019

Wijkman M, Biljeveld C, Hndriks J (2014) Juvenile female sex offenders: offender and offence characteristics. Eur J Criminol 11:23–38

Literatur zu Abschn. 4.3.5

Açar KV (2017) Webcam child prostitution: an exploration of current and futuristic methods of detection. Int J Cyber Criminol 11:98–109

Gottfried ED, Shier EK, Mulay AL (2020) Child pornography and online sexual solicitation. Curr Psychiatry Rep 22:10

Schirach A (2008) Der Tanz um die Lust. Goldmann, München

Literatur zu Abschn. 4.4

Marneros A (2008) Intimizid. Die Tötung des Intimpartners. Schattauer, Stuttgart

Rasch W (1964) Tötung des Intimpartners. Enke, Stuttgart

Literatur zu Abschn. 4.4.1

Jung CG, Jung CG (1976) Die Archetypen und das kollektive Unbewußte. Walter, Olten

Kapella O, Baierl A, Rille-Pfeiffer Chr, Geserick Ch Schmidt E-M (2011) Universität Bielefeld. Gewalt in der Familie und im nahen sozialen Umfeld. Österreichische Prävalenzstudie

Kast V (1984) Paare. Beziehungsfantasien oder Wie Götter sich in Menschen spiegeln. Kreuz, Stuttgart

Willi J (2012) Die Zweierbeziehung: Das unbewusste Zusammenspiel von Partnern als Kollusion. Rowohlt, Hamburg

Literatur zu Abschn. 4.4.2

Barrett B, Sheridan J, Daphne V (2016). Partner Violences in Transgender Communities: What Helping Professionals Need to Know. Journal of GLBT Family Studies 0:1–26

Brown N (2011) Holding tensions of victimization and perpetration: partner abuse in trans communities. In: Ristock J (Hrsg) Intimate partner violence in LGBTQ lives. Routledge, New York/Abingdon, S 153–168

Deutsch H (1932) Über weibliche Homosexualität. Int Z Psychoanal 18:219–241

Girshick LB (2002) Woman-to-woman sexual violence: does she call it rape? University Press, Boston

Kozjak L (2018) Gewalt in lesbischen, bisexuellen und trans* Beziehungen in Österreich aus Perspektive von Berater_innen und Expert_innen. Masterarbeit, Universität Wien

Ohms C (1994) Mehr als das Herz gebrochen. Gewalt in lesbischen Beziehungen. Orlanda, Berlin

Ohms C (2008) Das Fremde in mir. Gewaltdynamiken in Liebesbeziehungen zwischen Frauen. Soziologische Perspektiven auf ein Tabuthema. Transcript, Bielefeld

Renzetti C (1992) Violent betrayal: partner abuse in lesbian relationships. Sage, Newbury Part/London/New Delhi

Literatur zu Abschn. 4.4.3

Dressing H, Foerster K (2010) Erotomanie, pathologische Verliebtheit, kognitive Distorsionen: psychopathologische Übergänge beim Stalking. Forens Psychiatr Psychol Kriminol 4:155–159

Laue C (2007) Stalking. Forens Psychiatr Psychol Kriminol 1:285–286

Mullen PE, Pathe M (1994) The pathological extensions of love. Br J Psychiatry 165:614–623

Rettenberger M, Leuschner F (2020) Cyberkriminalität im Kontext von Partnerschaft, Sexualität und Peerbeziehungen: Zur Cyberkriminologie des digitalen sozialen Nahraums. Forensische Psychiatrie, Psychologie, Kriminologie Published: 25 June 2020. https://link.springer.com/article/10.1007/s11757-020-00612-1. Zugegriffen am 03.07.2020

Literatur zu Abschn. 4.5

Baier D (2020) Entwicklung der Jugendkriminalität im deutschsprachigen Raum. Forens Psychiatr Psychol Kriminol 14:141–148

Baier D, Kliem S (2019) Entwicklungstrends der Jugendgewalt in Deutschland im Hell- und Dunkelfeld. Z Jugendkriminalr Jugendh 30:104–113

Baier D, Bergmann MC, Kliem S (2018) Messer im Jugendalltag. Neue Befunde aus Schülerbefragungen. Kriminalistik 72:571–576

Steingen A (2019) „Und ich war voller Wut …" Hintergründe und Zusammenhänge des Gewaltverhaltens von Mädchen und Jungen Frauen. In: Kobbe U (Hrsg) Lilith im Maßregelvollzug. Ein frauenforensischer Praxisreader. Pabst, Lengerich, S 69–85

Literatur zu Abschn. 4.6

Bannenberg B (2010) Amok. Ursachen erkennen – Warnsignale verstehen – Katastrophen verhindern. Gütersloher Verlagshaus, Gütersloh

Hoffmann J, Roshdi K (Hrsg) (2015) Amok und andere Formen schwerer Gewalt. Schattauer, Stuttgart

Menninger K (1985) Liebe und Hass. Klett-Cotta, Stuttgart

Literatur zu Abschn. 4.7

Roßmanith S (2013) Sind Frauen die besseren Mörder? Amalthea, Wien

Literatur zu Abschn. 4.8

Danby P (2019) World's deadliest female assassins – including mum-of-two who killed 115. Mirror 15.Aug 2019. https://www.mirror.co.uk/news/world-news/worlds-deadliest-female-assassins-including-18849520. Zugegriffen am 25.05.2020

Lama P (2018) Meet Delhi's contract killers: a mother of seven, a science graduate and a property dealer. Hindustan Times vom 26.03.2018

Onlineversion.: https://www.hindustantimes.com/delhi-news/meet-delhi-s-contract-killers-a-mother-of-seven-a-science-graduate-and-a-property-dealer/story-xKMP22nd4rq8SoOZPXkfFP.html. Zugegriffen am 25.05.2020

Roßmanith S (2006) Spouse homicides from women in a foreign culture. Postersession, Annual Meeting World Psychiatric Association. Transcultural Section. 18. April 2006, Allgemeines Krankenhaus Wien

Shackelford TK (2000) Reproductive-age women are overrepresented among perpetrators of husband killing. Aggress Behav 26:309–317. https://www.hindustantimes.com/delhi-news/meet-delhi-s-contract-killers-a-mother-of-seven-a-science-graduate-and-a-property-dealer/story. Zugegriffen am 25.05.2020

Literatur zu Abschn. 4.9

Dandios T (2019) Die Frauen der Terrormiliz. Dokumentation. Arte, Frankreich

Matussek P (1977) Ideologie und Glaube. In: Chrzanowski et al (Hrsg) Das Irrationale in der Psychoanalyse; Theoretische und klinische Aspekte, Bd V. Vandenhoeck und Ruprecht, Göttingen, S 69–77

Literatur zu Abschn. 4.10

Bernard C, Brancato C, Doug M, Newman E (2015) Narcos. Gaumont International Television, USA

Harbort S (2017) Killerfrauen. Knaur TB, München

Harbort St, Mokros A (2001) Serial murderers in Germany from 1945 to 1995. A descriptive study. In: Homicide studies, Bd 5, Nr. 4, Nov 2001

Jenkins P (2003) Monster. Film

Motz A (2001) The psychology of female violence. Brunner Routledge, East Sussex

Newton M (2002) Die große Enzyklopädie der Serienmörder. Stocker, Graz

Roßmanith S (2013) Sind Frauen die besseren Mörder? Amalthea, Wien

Soyka M (2005) Wenn Frauen töten. Psychiatrische Annäherung an das Phänomen weiblicher Gewalt. Schattauer, New York/Stuttgart

5

Strafvollzug und Prävention

Wir haben die Straftäterinnen kennengelernt, im Großen und Ganzen wie im Einzelnen. Wir kennen ihre Vorgeschichten, Prägungen und Motive, wir wissen um das Warum und das Wie. Zuletzt möchte ich mich dem Was dann widmen. Der Frage, wie Justiz und Psychiatrie mit Straftäterinnen umgehen sollen, und welche präventiven Maßnahmen es gibt, um es gar nicht erst zu Straftaten kommen zu lassen. Schauen wir uns die Thematik an einem Fallbeispiel einer zurechnungsunfähigen Täterin an.

Forensisches Beispiel
Die 45-jährige Hannah befindet sich 5 Jahre lang in einer forensischen Psychiatrie. Sie ist dort in Behandlung, weil sie Stimmen hörte. Sie befahlen ihr damals, ihren Onkel zu töten, der sie zwischen ihrem 9. und 14. Lebensjahr schwer sexuell missbraucht hatte. „Zum Überleben zu viel und zum Sterben zu wenig", wie sie sagte. Immer wieder drängten sie die Stimmen: Stich ihn nieder, blute ihn aus, schlachte ihn, er hat es verdient, tu es. Tief in ihr heilte die seelische Wunde nie, sie verkrustete nur.

Hannah hatte zwar Verhältnisse mit Männern, aber die „taten ihr immer viel zu sehr weh", als dass daraus eine dauerhafte Liebesbeziehung hätte entstehen können. Zwei Mal musste sie auch von ihnen sexuelle Übergriffe ertragen. Allerdings konnten ihr die Täter psychisch nicht mehr so zusetzen wie einst ihr Onkel. Bis heute kann sie es sich nicht verzeihen, dass sie damals sogar einen Höhepunkt erlebt hatte, ein einziges Mal nur, ganz plötzlich, ohne es zu wollen und trotz heftiger Versuche, ihn zu unterdrücken. Hannah wusste nicht, wie das passieren konnte, es wäre eine rein körperliche Reaktion gewesen. Die Worte ihres Onkels waren unerträglich für sie und brannten sich ein: „Siehst du, es ist ja auch schön für dich." Danach folgte ihr erster Selbstmordversuch.

Sie konnte mit diesen Schuldgefühlen, der Scham und dem Ekel vor sich selbst nicht mehr leben. Ab ihrem 15. Lebensjahr begann sie, sich selbst zu verletzen. Jeden Tag bohrte sie spitze Gegenstände in ihre Haut, so weit, dass die Wunden unfallchirurgisch versorgt werden mussten. Gleich darauf riss sie die Nähte wieder auf, um noch tiefer ins Fleisch zu bohren. Ihr Äußeres sollte so wie ihr Inneres aussehen, so wollte sie es haben, es lag eine gewisse Lust darin. Sie machte nur das, was sie als Kind und Jugendliche erfahren hatte: hineinbohren, wehtun, irgendwann dabei Lust empfinden. Der Übergang von Schmerz zu Lust war eine Kindheitsprägung, die beiden Gefühle sind seit damals miteinander gekoppelt.

Viele Jahre folgten immer demselben Ablauf: 1 Tag in der Psychiatrie, 3 Tage daheim, 2 Tage in einer anderen Psychiatrie, 1 Tag draußen, 2 Wochen in der Akutabteilung Diagnose: Borderline-Persönlichkeitsstörung mit psychotischen Episoden.

Irgendwann entdeckte Hannah die Drogen für sich, sie brachten ihr Erleichterung, sie musste nichts mehr spüren. Sie rauchte Unmengen an Cannabis und nahm Schlaf- und Beruhigungsmittel. Auf einer Party verlor sie sich in Ecstasy. Und mit den Suchtmitteln kamen die Stimmen. Denken und Konzentration kamen durcheinander, sie verlor sich immer mehr, schließlich wurde sie obdachlos. Verordnete Medikamente setzte sie schnell wieder ab. Dann ging es los mit den kriminellen Handlungen, Diebstähle, Raufereien, Widerstand gegen die Staatgewalt. Immer landete sie dafür im Gefängnis, was ihr nicht schadete, wie sie meinte. Dort konnte sie sich erholen, bekam medizinische Betreuung. Bloß änderte es nichts. Die Stimmen kamen stets wieder zurück.

Eines Tages schlich sich der Onkel, ihr Peiniger, in ihre Gedanken. Sie war überzeugt, dass er sie hinrichten würde, hörte seine Stimme. Von damals? Von heute? Oder von woanders? Sie wusste es nicht, lief ziellos herum, voller Angst, er könnte sie einholen. Die Stimmen, der Druck, der Lärm wurden immer lauter, penetranter, schriller. Sie hörte ein kleines Mädchen schreien, war sie das? Am Ende stach sie dem Onkel, mittlerweile ein alter Mann, ein Messer in den Unterbauch. Eigentlich wollte sie sein „Marterwerkzeug" abschneiden. Sie wollte „alles löschen", sich befreien. Damit ist dann alles erledigt, sagten ihr die Stimmen, es verschwindet von der Welt.

Bei den Erzählungen zitterte die Frau am ganzen Körper und war schweißgebadet. Die ganze Zelle roch nach Schweiß, gepaart mit den Düften aus Gulaschsuppe, Staub und irgendeinem Putzmittel. Da saß Hannah, vor wenigen Tagen festgenommen, beschuldigt des Tötungsversuches an einem alten Mann. Die Bauchaorta hatte sie zwar ums Haar verfehlt, dafür andere Gefäße erwischt, der Onkel wäre vor Ort fast verblutet. Durch eine Notoperation überlebte er knapp.

Ein Leben lang fokussiert auf die erlittenen Qualen als Kind, ein Leben lang der Versuch, damit umzugehen, und doch gab es kein Entrinnen. Den Wunsch, den anderen auszulöschen und sich damit endlich zu befreien, haben Täterinnen, die ihre ehemaligen Peiniger attackieren, oft. Er erfüllt sich nie. Das Bild des anderen und der Beziehung zu ihm ist längst verinnerlicht und damit von außen nicht mehr steuerbar. Manche versuchen, sich das Leben zu nehmen, um das Bild in sich zu töten, diese grausame Gestalt, ihre Stimme, den Geruch von damals. Die Opfer hegen ein Leben lang Rachegedanken, die bei jeder sexuellen Handlung neu aufflammen. Über das Gesicht jedes Geliebten legt sich das Bild des Peinigers. Die Opfer winden sich zwischen Schmerz und Lust, bis sie letztlich als Täterinnen im Gefängnis enden.

Es wäre dennoch zu kurz gedacht, solche Taten einzig und allein dem Missbrauch, den schweren Gewalthandlungen und der Verletzung der Intimsphäre zuzuschieben. Was das Leiden der Frauen verursacht und sie letztlich zu Täterinnen gemacht hatte, hat viele Auslöser, viele Faktoren. Manchmal erzählen Täterinnen, ihre Therapeuten fänden ihre Tat verständlich, durch den Missbrauch und die Gewalt, die sie erlitten hätten. Ich finde auch das zu kurz gedacht. Es gibt genügend Frauen, die nicht erlitten haben, was Hannah zustieß und trotzdem ähnlich gehandelt haben; genauso wie es viele gibt, die ähnliches durchgemacht und nicht so gehandelt haben.

Wesentlich bei der Therapie von Frauen, die sexuell missbraucht wurden, ist, dass nicht ausschließlich die sexuellen Übergriffe thematisiert werden, sondern auch die gemeinhin schwierigen Lebenserfahrungen davor oder währenddessen. Oft begünstigen frühe defizitäre Erfahrungen den Missbrauch. Kinder sind verführbarer, wenn die nächsten Bezugspersonen sie vernachlässigen oder missachten, ihnen kaum Schutz und Halt geben. Sie können sich schlechter abgrenzen, suchen nach Ersatzpersonen, die diese Defizite scheinbar füllen. Tatsächlich beschäftigen sich Missbrauchstäterinnen sehr intensiv mit den Kindern und geben ihnen die Aufmerksamkeit, die sie zu Hause vermissen. Der Deal mit ihnen ist allerdings mehr als unfair, weil sie sie für ihre eigenen Bedürfnisse funktionalisieren.

Eins zu eins lässt sich von früh erlittener Gewalt und sexuellen Übergriffen trotzdem nicht auf spätere Störungen schließen. Außerdem sollte man Menschen, die als Kind ein schweres Schicksal erlitten haben, nicht nur den Opferstempel aufdrücken, der sie mehr schwächt, als stärkt. Meines Erachtens wird viel zu wenig beleuchtet, dass das Leiden nicht nur Opfer produziert, sondern auch Kraft freisetzt.

Der Mensch gehört als Ganzes, mit all seinen Erfahrungen, betreut und behandelt. Als Gutachterin muss ich nur feststellen, inwieweit krankheitsbedingt überhaupt ein Spielraum im Verhalten möglich gewesen war. War die psychische Störung federführend, sodass sie die erkenntnisgemäße Handlungsfähigkeit von Hannah aufhob und auch die Einsichtsfähigkeit nachhaltig beeinflusste? In diesem Sinn wurde Hannah aus psychiatrischer Sicht als zurechnungsunfähig erachtet. Das Gericht würdigte auch den Sachverständigenbeweis. Hannah wurde nicht bestraft. Sie wurde aber wegen ihrer anhaltenden Gefährlichkeit, der zu Folge sich eine derartige Tat sehr wahrscheinlich wiederholen könnte, in eine forensisch psychiatrische Anstalt eingewiesen und dort längerfristig behandelt und resozialisiert.

Das große Problem bei zurechnungsunfähigen Frauen, v. a. bei solchen mit psychotischen Störungen, die wie Hannah auch noch eine höhergradige Abnormität aufweisen, ist, dass sie eigentlich schon viel früher und viel länger in einer klinisch psychiatrischen Institution behandelt gehört hätten. Allerdings ist es mit der derzeitigen Gesetzeslage in Österreich nicht möglich, psychisch Kranke ohne ihr eigenes Verlangen und ihre Einwilligung ausreichend lang stationär psychiatrisch zu behandeln. Dagegen spricht das Unterbringungsgesetz. Ein Gesetz, wodurch die Einweisung in eine Psychiatrie, wie es früher häufiger passierte, minimiert werden sollte. Wenn die akute Störung abgeklungen ist und Hannah sich einsichtig zeigt, sich freiwillig weiterbehandeln zu lassen, wird die Unterbringung in der psychiatrischen Institution aufgehoben. Ab dann bleibt sie freiwillig weiter. Das kann sich aber – und tut sich leider auch – abrupt ändern und sie verlässt, im Gefühl gesund zu sein und keine Medikamente mehr zu brauchen, die Abteilung.

Kriminalprognosen
Gefährlichkeitsprognosen zu erstellen, ist keine leichte Aufgabe. Forensische Psychiater sollten über prophetische Fähigkeiten verfügen und genau wissen, wer, wann, unter welchen Umständen, mit welchem Delikt rückfällig wird. Und natürlich sollten wir wissen, wie man das verhindern kann. So einfach ist es aber leider nicht. Wohl gibt es Kriterien und fachliche Empfehlungen, damit Prognosegutachten dem qualitativen Standard der forensischen Psychiatrie gerecht werden. Doch die Seele ist nicht messbar und die zukünftige Gefährlichkeit nicht absolut sicher anzugeben, sondern nur mit Wahrscheinlichkeiten. Hierin unterscheidet sich die Medizin als Naturwissenschaft von den Rechtswissenschaften.

Schauen wir uns die Schritte einer Prognoseerstellung an. Sie zielt generell auf die Erfassung der Gefährlichkeit einer Täterin ab, auf Einweisung in und Entlassung aus der Maßnahmenunterbringung oder aus einer langjährigen Freiheitsstrafe. Die Gefährlichkeitsprognose gibt an, wie wahrscheinlich ein neuerliches – gleichwertig schweres – Gewalt- oder Sexualdelikt in Zukunft auftreten könnte. Vereinfacht dargestellt untersuchen wir dafür Risikofaktoren, die sich aus der empirischen Erfahrung mit der Täterin als aussagekräftig erwiesen haben. Dazu gehören Daten aus der Lebensgeschichte, der forensischen Vorgeschichte und dynamische Faktoren in der Täterpersönlichkeit, die durch Therapie veränderbar sind und ein Gegengewicht darstellen. Sie machen Schutzfaktoren aus, ebenso wie ein gut aufbereiteter sozialer Empfangsraum. Aus den gesammelten Erkenntnissen erstellen wir ein Basisrisiko.

Dabei stellt sich stets die Frage der Relation zwischen den verbleibenden Risikofaktoren, die noch verringert werden können, und den Schutzfaktoren für die Täterin. Nehmen wir z. B. an, eine Straftäterin hat gelernt, besser mit ihren Spannungen umzugehen. Das selbstverletzende Verhalten ist weitgehend gemindert, sie konnte sich in der Maßnahmenabteilung gut einfügen. Sie zeigt Therapiebereitschaft, hat eine gute Beziehung zur Therapeutin aufgebaut und gute Sozialbeziehungen. Da die Risikofaktoren in der Vergangenheit liegen, sind sie unveränderbar, und dem steht Folgendes gegenüber: Mit 14 Jahren, also mit Beginn der Strafmündigkeit, hat die Betroffene ihre erste Gewalttat, einen Raub an einer alten Frau, verübt. Mit 16 Jahren war sie in einer gemischten Gang und soll im Alkoholrausch ein anderes Mitglied schwer verletzt haben. Letztlich brachte sie es auf fünf Vorstrafen, allesamt Delikte gegen Leib und Leben, und hat mit ihren 25 Jahren bereits 4 Jahre in Gefängnissen verbracht. Der Psychopathiescore, der auch ein Maß für die künftige Gewalttätigkeit darstellt, ist im mittleren Bereich angesiedelt. Hier startet schon die Schwierigkeit, das weitere Risiko für schwere Gewalttaten zu beurteilen.

Zurechnungs*un*fähige Frauen sind grundsätzlich einfacher einzuschätzen als zurechnungsfähige. Das liegt daran, dass Frauen, die nicht zurechnungsfähig sind, eine strukturierte Behandlung und Medikation bekommen, die den Risikofaktor für die Tat maßgeblich reduziert oder günstigenfalls beseitigt. Dadurch ist ein Rückfall unwahrscheinlicher, solange sie weiter in Behandlung bleiben. Im Gegensatz dazu, ist eine Prognose für höhergradig abnorme zurechnungsfähige Täterinnen besonders schwierig, wenn es in der Vorgeschichte noch nicht zu kriminellen Entgleisungen gekommen ist. Dann gilt es die näheren Umstände der Tat zu beleuchten und damit die Risikokonstellation zu erstellen.

Im Falle von Hannah, unserem letzten Beispiel, ließe sich nun fragen: Wie hoch ist die Wahrscheinlichkeit, dass es nochmals, mit einem anderen Mann oder vielleicht mit einer Frau, zu einem so schweren Gewaltübergriff in der Zukunft kommen könnte? Oder war die Tatkonstellation einzig auf ihren Peiniger bezogen und würde sich nie mehr wiederholen? Liegen Delikte bereits in der Jugend vor – wie das bei Hannah der Fall ist – ist die Gefährlichkeitsprognose vorbelastet. Auch durch selbstschädigende Handlungen und Selbstmordversuche. Von der Wendung der Aggression gegen das eigene Selbst lässt sich stets auf potenziell fremdaggressive Handlungen schließen. Der Unterschied liegt nur in der Richtung und nicht in der Ausprägung. Auch die kriminelle Vorbelastung, der Suchtmittelkonsum und die Borderlinestörung wirken sich ungünstig aus. Einzig sicher besserbar ist die psychotische Störung, alles andere sind Persönlichkeitsvariablen und frühe Prägungen. Neben psychiatrisch klinischen Kriterien der Persönlichkeit, der Vorgeschichte, der Tatsituation und der sozialen Situation gibt es auch Prognosetools, die anhand von Risikofaktoren die Wahrscheinlichkeit für zukünftige Gewalttaten beurteilen helfen. Allerdings sind nahezu alle Prognoseinstrumente auf männliche Täter ausgerichtet und nicht auf Frauen. Es gibt noch kaum spezifische statistische Prognoseinstrumente für Frauen, die die Wahrscheinlichkeit künftiger Gewalttätigkeit anhand von Risikofaktoren errechnen, weil die Zahl der höhergradig abnormen Frauen derart gering ist und gesicherte Ergebnisse fehlen (Kobbe 2019; de Vogel et al. 2016).

Bislang gibt es nur vereinzelt spezifische Zusatzskalen für Täterinnen, wie etwa das Female Additional Manual, FAM oder dFAM (de Vogel und Lancel 2019). Hier werden andere Codierungsregeln für Täterinnen bezüglich spezifischer Risikofaktoren vorgeschlagen und wesentliche Aspekte wie frühere Prostitution, Schwierigkeiten im Erziehungsverhalten, Schwangerschaft im jungen Alter, Suizidalität, selbstverletzendes Verhalten, manipulatives Verhalten, niedriges Selbstbewusstsein, mangelnde Erziehungsverantwortung und problematische Beziehungsgestaltung noch zusätzlich geprüft. Es handelt sich dabei um gendersensitive, also spezifisch weibliche, Risikofaktoren für spätere Gewalttätigkeit. Nur so lassen sich Risikofaktoren von Täterinnen, die erheblich Einfluss auf ihr Verhalten haben, erfassen.

Wohl ergaben manche der Prognoseinstrumente für Männer auch für Frauen eine gute Vorhersageleistung, etwa der Violence Risk Appraisal Guide, kurz VRAG, ein statistisches Verfahren zur Vorhersage eines gewalttätigen Rückfalls. Ebenso die Psychopathy-Checkliste, PCL-R, von Robert Hare (1991). Der kanadische Kriminalpsychologe, der schon das Konzept der „Psychopathy" entwickelte, schuf das Prognoseinstrument um 1980 zur Diagnose einer Psychopathie bzw. zur Bestimmung eines Schwellenwertes. Es sollte auch eine Kriminalprognose von künftig strafbarem Verhalten und gewalttätigem Handeln ermöglichen. Bei einem Gesamtscore von 30, dem sog. Cut-off-Wert, wird das Vollbild der Psychopathie angenommen, bei 25 liegt der europäische Schwellenwert für die hohe Gefahr künftiger Gewalt. Bei Frauen liegt der Score um etwa 30 % niedriger. Die PCL-R ist aber keine Checkliste zum Abhaken sondern ein längeres Interview mit spezifischen Fragen. Inwieweit und ob dieses Testinstrument auch künftig noch sinnvoll eingesetzt werden wird, ist nach der zu erwartenden Revision der 11. Internationalen Klassifikation seelischer Störungen ohnehin fraglich. Hares Konstrukt beruhte nämlich auf der lebensbegleitenden Ausprägung der Psychopathie, die eigentlich zu den Persönlichkeitsstörungen zählt, allerdings nicht mehr stabil über die Lebensspanne hinweg anzunehmen ist. Wohl ging man schon länger davon aus, dass Psychopathie im Alter „ausbrennt", was auch bedeutet, dass ihre Symptomatik milder wird. Hares Untersuchungen zeigten aber, dass bei psychopathischen Gewalttätern und Gewalttäterinnen – beurteilt nach ihren anhaltenden strafrechtlichen Auffälligkeiten – das nicht der Fall ist.

Klinisch psychiatrisch sollte stets die Gesamtpersönlichkeit der Täterin möglichst exakt und umfassend erfasst werden. Besonders um weitere Störungen wie eine sexuelle Deviation festzustellen. Die Verurteilungen wegen Sexualstraftaten sind so selten, dass eine solche Störung oft gar nicht erkannt wird, weil Frauen dahingehend gar nicht untersucht werden. Und sie selbst würden es aus Scham nie zugeben. Gerade bei Sexualdelikten, die über lange Zeit ausschließlich Männern zugeordnet wurden, nahm man schlicht an, dass man gar keine speziellen Prognoseinstrumente brauche. Allerdings stellte sich heraus, dass spezifische Tools für Sexualstraftäterinnen notwendig sind (Marschall und Miller 2019; Emeka und Sorensen 2009).

Die therapeutische Arbeit mit Frauen in forensischen Institutionen und in forensisch psychiatrischen Abteilungen hat zum Ziel, die psychische Störung zu behandeln, Ressourcen und Bewältigungsstrategien zu sensibilisieren, Traumata zur Sprache zu bringen sowie die Resilienz zu stärken. Wesentlich ist es, die Selbstreflexion anzuregen, damit die Auslöser für das eigene Fehlverhalten wahrgenommen werden. Die therapeutische Arbeit ist schwierig und störanfällig; agierendes, manipulatives Verhalten, drohende Abbrüche, Intrigen, Vorwürfe und Verweigern treten bei den untergebrachten Mädchen und Frauen häufiger auf als bei Männern.

Umstritten ist die Frage, ob Frauen in geschlechtergemischten Einrichtungen oder getrennt behandelt werden sollten. In den Niederlanden sind sie in gemischten Maßnahmenkliniken. Mädchen in Jugendhaftanstalten werden getrennt von Jungen behandelt, besuchen aber gemeinsam die Schule. Es gibt Gegner und Befürworter dieses Weges. Einerseits warnen manche vor der erneuten Typisierung schwer traumatisierter Frauen durch Misshandlung oder sexuellen Missbrauch durch männliche Mitpatienten oder Untergebrachte.

Andererseits wären gerade solche gemischten Behandlungsformen optimal zur Vorbereitung auf die Rückkehr in die Gesellschaft. Eine weitere Gefahr besteht darin, dass bspw. Frauen, die sich selbst verletzen, eine gewisse Ansteckungsgefahr für andere sind, die das Verhalten imitieren und damit ihre Defizite in Zuwendung und Aufmerksamkeitssuche erwirken.

Prävention
Prävention von weiblicher Gewalt- und Sexualdelinquenz basiert auf der Erforschung der Umstände, unter denen sie erfolgte. Dazu müssten in erster Linie Täterinnen befragt werden. Gerade daran scheitert es aber bislang, weil sich Täterinnen zur Behandlung kaum einmal an Präventionsstellen wenden und auch nur ganz wenige in den Radar der Justiz geraten. Wenn das öffentliche Tabuthema einmal enttarnt wird, wozu es noch Zeit braucht, wird auch der Blick auf Gewalt- und Sexualstraftäterinnen geschärft werden.

Diverse Publikationen über Frauen als Täterinnen und Frauen, die töten, gibt es im europäischen wie im angloamerikanischen Sprachraum seit mehr als 30 Jahren. Publikationen zum Thema Frauen als Sexualstraftäterinnen gibt es seit nicht so langer Zeit.

Wissenschaft und empirische Forschung haben dieses Thema vor 10 Jahren zaghaft angefasst. Seit kurzem gibt es Publikationen, meist mit kleiner Fallzahl oder überhaupt nur als Einzelfallstudien, die den Eindruck vermitteln, dass es sich bei Frauen als Sexualstraftäterinnen um eine Ausnahmeerscheinung handelt. Das wird noch verstärkt durch mediale Berichte. Wenn bspw. Lehrerinnen in den USA Schüler verführen und es zu sexuellen Handlungen kommt, wird das hierorts als Romanze abgetan, während die Frauen in den USA zu zig Jahren Freiheitsstrafe verurteilt werden. Das bestärkt das Gefühl, dass es sich um ganz wenige Frauen handelt, Schwerverbrecherinnen, die auch noch weit weg sind.

Repräsentative Studien mit genügender Fallzahl zur häuslichen und sexualisierten Gewalt gegen Männer durch Frauen sind rar. Ein Grund dafür ist, dass Männer Gewalthandlungen anders wahrnehmen, und manche für sie ganz normal sind. Ein großer Unterschied zu Frauen als Opfer. Gewalterfahrungen in der Öffentlichkeit werden von Männern als normale Auseinandersetzungen erlebt und daher kaum erwähnt. Sexualisierte Gewaltformen sind noch weit mehr tabuisiert, über sie redet man gar nicht. Erst recht nicht, wenn Partnerinnen die Täterinnen sind. Nur wenige Männer berichten von sich aus, dass sie psychischer und physischer Gewalt von der Partnerin ausgesetzt sind, die sie schlägt, maßregelt und kontrolliert, ich bin schon darauf eingegangen. Männer schweigen darüber, weil ihre Wahrnehmung nicht darauf ausgerichtet ist, bei manchen herrscht diesbezüglich sogar ein Neglect vor, weil solche Erlebnisse mit Unmännlichkeit assoziiert sind.

Um Prävention effizient betreiben zu können, müssten die Umstände, unter denen Gewaltanwendung von Frauen als Täterinnen erfolgen, beleuchtet werden. Das gelingt bislang kaum, weil es sich vornehmlich um Taten im Dunkelfeld handelt. Dunkelfeldforschung ist aber vornehmlich auf öffentliche Gewalt gerichtet, kaum auf Frauen als Täterinnen häuslicher und sexualisierter Gewalt.

Sowohl Gutachter und Gutachterinnen, wie Angehörige der Justiz sind aufgerufen, ihren Blick für weibliche Gewalt- und Sexualdelinquenz zu schärfen. Nur so ist gewährleistet, dass die Täterinnen Therapien bekommen. Ansonsten geschehen in Wiederholung alter Muster unter neuen Bedingungen dieselben Taten.

Behandlungsstellen für Frauen als Täterinnen gibt es im deutschsprachigen Raum als forensisch therapeutische Zentren, in denen sowohl psychiatrische als auch psychotherapeutische Behandlungen stattfinden. Sie sind verpflichtet, dem Gericht Mitteilung zu machen, wenn die Auflagen nicht eingehalten und die Behandlung abgebrochen werden. Auch gibt es Therapeuten und Therapeutinnen, die im forensischen Bereich sowohl intramural, also in Strafvollzugsanstalten und forensisch psychiatrischen Zentren, wie auch außerhalb in eigener Praxis, arbeiten. Dadurch ist eine sinnvolle Weiterführung der im Strafvollzug begonnenen Behandlung gewährleistet, scheitert aber an der mangelnden Compliance der Täterinnen und bedingt Entlassenen. Nur wenn es sich um Frauen im Maßnahmenvollzug handelt, ist Therapie während der Unterbringung verpflichtend. Die bedingte Entlassung aus dem Maßnahmenvollzug erfolgt erst, wenn gutachterlicherseits die abgeklungene Gefährlichkeit attestiert wurde, meist mit gerichtlichen Weisungen.

Der Großteil der Täterinnen, die Gewalt und Sexualstraftaten verüben, weisen Persönlichkeitsstörungen auf, die längerfristig kontinuierliche Psychotherapie, in Krisenzeiten auch psychiatrische Behandlung, benötigen. Im normalen Strafvollzug in Österreich müssen sie das Therapieangebot, falls es eines gibt, nicht annehmen. Ein Teil der Täterinnen sieht auch nach der Verurteilung nicht ein, dass sie Behandlung bräuchten, um aus dem Teufelskreis herauszukommen. Aus Strafe allein lernt niemand. Viele Täterinnen verlagern die Auslöser für ihr strafbares Fehlverhalten in die äußere Umgebung, vornehmlich auf Partner, Kinder, Eltern, Bekannte oder Vorgaben, die unerfüllbar wären. Damit ist der Zugang zur eigenen Gewaltanwendung als Überkompensation für fehlende Bewältigungsstrategien verschlossen.

Therapie beginnt immer mit dem Innehalten und der Selbstreflexion. Zugegebenermaßen kein leichtes Unterfangen für die Betroffenen. Wobei Frauen dafür vielleicht noch eher motiviert werden können als Männer. Ansonsten ist die Verbüßung der Freiheitsstrafen in vielen Fällen nur eine kurze Unterbrechung des Gewaltzirkels, ohne anhaltenden Effekt.

Therapiemöglichkeiten gäbe es auch für pädosexuell orientierte Frauen und solche, die sexualisierte Gewalt anwenden. Das deutschlandweite Präventionsnetzwerk „Kein Täter werden", das leider schon allein vom Namen her Frauen nicht anspricht, bietet an sich auf der Homepage ein kostenloses und durch Schweigepflicht geschütztes Behandlungsangebot an. Adressaten sind Menschen, die auf Kinder gerichtete sexuelle Fantasien haben, aber keine Übergriffe begehen wollen und therapeutische Hilfe suchen. Im Rahmen der Therapie erhalten sie Unterstützung, um mit ihrer pädophilen Neigung leben zu lernen, sie zu akzeptieren und in ihr Selbstbild zu integrieren. Ziel ist es, sexuelle Übergriffe durch direkten körperlichen Kontakt oder indirekt durch den Konsum oder die Herstellung von Missbrauchsabbildungen im Internet – Stichwort Kinderpornografie – zu verhindern.

Von Täterinnen werden die Anlaufstellen kaum frequentiert. Daraus den Schluss zu ziehen, dass es kaum welche gibt, wäre sehr vorschnell. Viel wahrscheinlicher ist es, dass Frauen, die sexualisierte Gewalt anwenden, bislang ungehindert im Dunkelfeld agieren, selbst kaum einen Leidensdruck und damit auch keine Therapiemotivation haben. Sehr wahrscheinlich wird den Opfern auch nicht geglaubt, und die Rufe der Opferschutzstellen verhallen. Das sollte sich mit zunehmender Erhellung dieser noch im Dunklen liegenden Problematik in naher Zukunft ändern.

Abschließende Gedanken
Wut ist ein Geschenk, wie der Friedensnobelpreisträger Ghandi, sagte. Laut seinem Enkel Arun Ghandi (2017) wusste er auch ganz persönlich, wovon er sprach, er hatte selbst ein reichlich cholerisches Temperament. Aber Wut ist nur für denjenigen ein Geschenk, der sie in konstruktive Bahnen lenken kann. Wer das Leben anderer zerstört, vernichtet auch einen Teil seines eigenen. An unerträgliche Grenzen gelangt, verschränkt sich der Lebens- mit dem Todeswunsch. Es kommt zur „Vergegnung", wie der dialogische Philosoph Martin Buber (1986) das Verfehlen echter Begegnung zwischen Menschen nennt.

Der Starverteidiger Ferdinand von Schirach (2014) meinte: „Oft ist es nur der Zufall, der den Einzelnen zum Täter oder Opfer macht."

Stimmt das?

Es stimmt, aber es stimmt auch nicht.

Menschen gestalten ihr Schicksal selbst. Verantwortung übernehmen wenige dafür. Auch Gewalttäterinnen unterscheiden sich darin nicht von anderen.

Wer stets nur das Gute oder nur das Böse im Blick hat, verliert das Ganze aus den Augen. Das eine ohne das andere gibt es nicht. Auch im guten Glauben können fürchterliche Gewalttaten geschehen. Auch im Guten schlummert Böses. Und das sog. Böse macht gewaltsam den Weg frei für potenziell Gutes. Destruktivität schafft Neubeginn. Die Ordnungen im Leben sind stets in Bewegung, im Zerbrechen und im neuen Werden.

Literatur

Buber M (1986) Begegnung. Autobiographische Fragmente. Lambert Schneider, Heidelberg

Emeka TQ, Sorensen JR (2009) Female juvenile risk: Is there a need for gendered assessment instruments? Youth Violence Juvenile Justice 7:313–330

Ghandi A (2017) Wut ist ein Geschenk. Das Vermächtnis meines Großvaters Mahatma Ghandi. Dumont Verlag, Köln

Hare RD (1991) The Hare psychopathy checklist-revised. Multi-Health-Systems, Toronto

Kobbe U (Hrsg) (2019) Lilith im Maßregelvollzug. Ein frauenforensischer Praxisreader. Pabst, Lengerich

Marschall E, Miller AH (2019) Examining gender-specific and gender-neutral risk factors in women who sexually offend. Crim Justice Behav 46:511–527

v. Schirach F (2014) Die Würde ist antastbar. R Piper & Co, München

de Vogel BM, Lancel M (2019) Gender-sensitive violence risk assessment: predictive validity of six tools in female forensic psychiatric patients. Crim Justice Behav 46:528–549

de Vogel V, Bouman YHA, Lancel HM, Stam J (2016) Gewalttätige Frauen. Eine Multicenter-Studie über Genderunterschiede in der forensischen Psychiatrie. Forensische Psychiatrie Psychotherapie 23:279–302

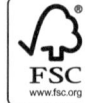

MIX
Papier aus verantwortungsvollen Quellen
Paper from responsible sources
FSC® C105338

If you have any concerns about our products,
you can contact us on
ProductSafety@springernature.com

In case Publisher is established outside the EU,
the EU authorized representative is:
**Springer Nature Customer Service Center GmbH
Europaplatz 3, 69115 Heidelberg, Germany**

Printed by Libri Plureos GmbH
in Hamburg, Germany